HIPPIE-BUSINESS

Autobiographie

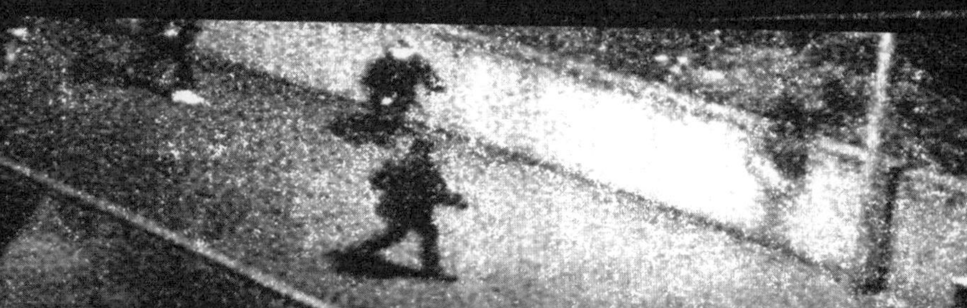

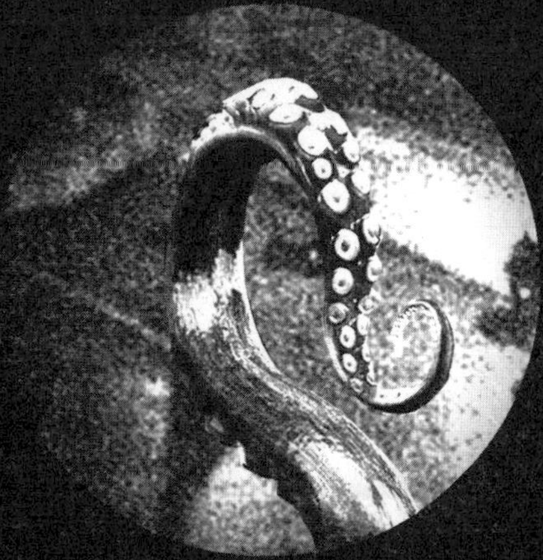

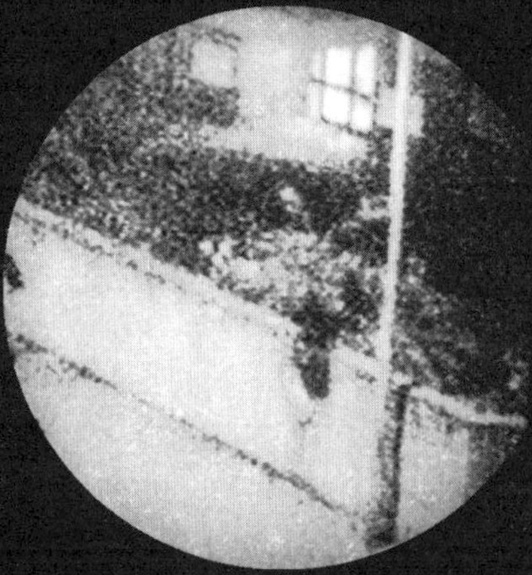

Leaf Fielding

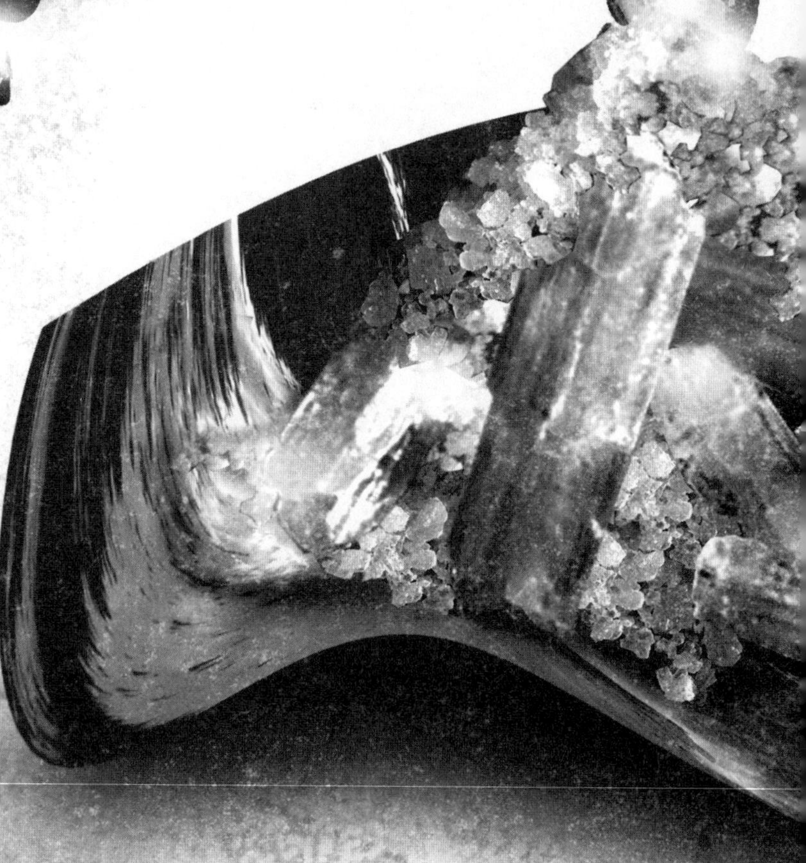

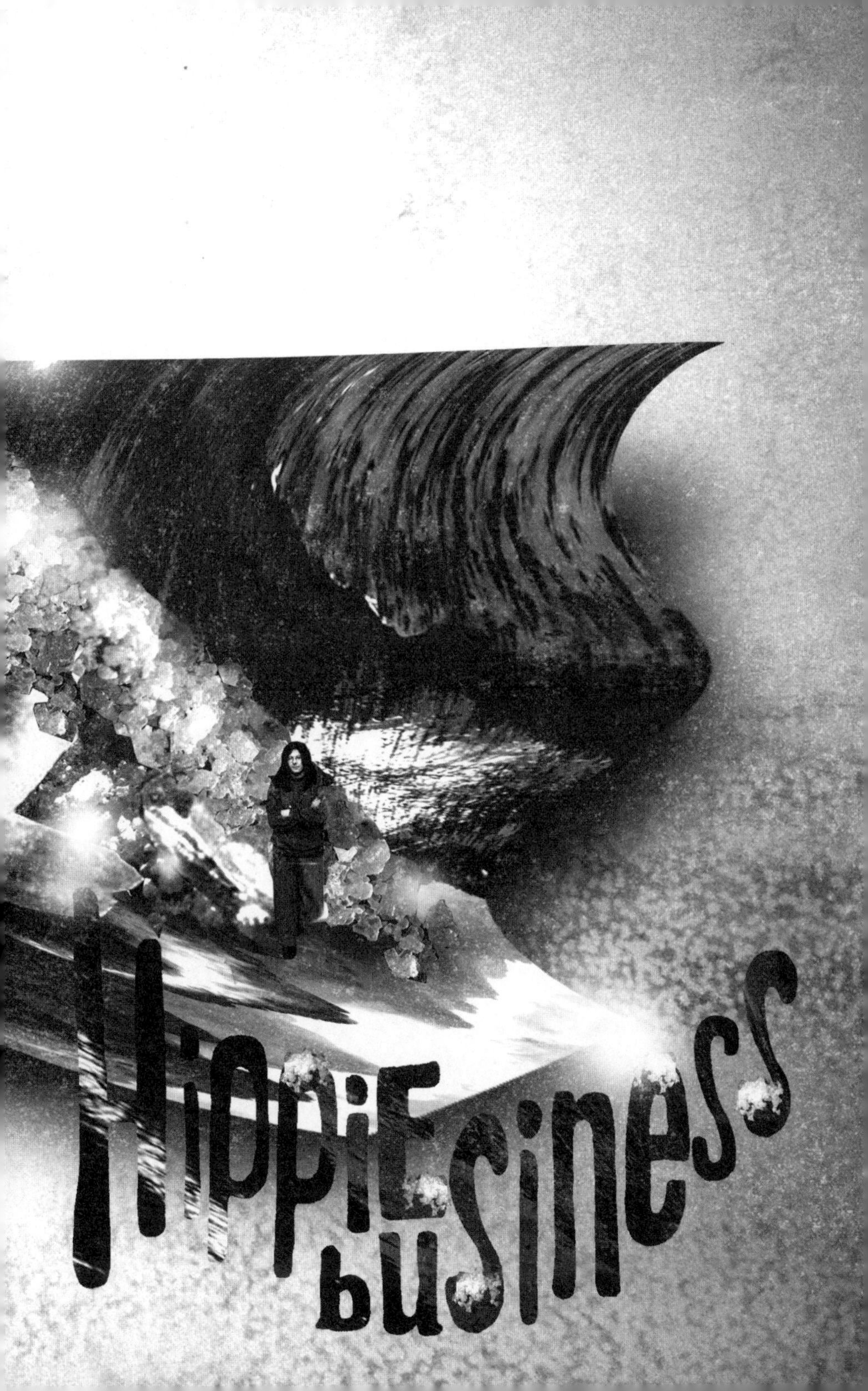
Hippie business

ISBN 978-3-8493-0004-3

1. Auflage 2012

Die Originalausgabe erschien
2011 bei Serpent's Tail,
an imprint of Profile Books Ltd
3A Exmouth House
Pine Street
London EC1R 0JH
website: www.serpentstail.com

Illustrationen:
Patric Sandri

Übersetzung:
Marion Hertle, München

Korrektorat:
Annegret Schenkel, Leipzig

Umschlaggestaltung:
Bon Bon Büro, Berlin
unter teilweiser Verwendung der
Originalillustration.

Gestaltung, Konzeption und Satz:
Bon Bon Büro, Berlin

Druck und Bindung:
CPI books GmbH, Ebner & Spiegel Ulm

WALDE+GRAF

www.waldegraf.de

Ich widme dieses Buch Sue,
meiner härtesten Kritikerin und größten Stütze

Wer sich aufmacht, die Welt auf den Kopf zu stellen, darf sich nicht beklagen, wenn er in ihrem Getriebe hängenbleibt.

Frederik Pohl und
C. M. Kornbluth,
Eine Handvoll Venus und
ehrbare Kaufleute

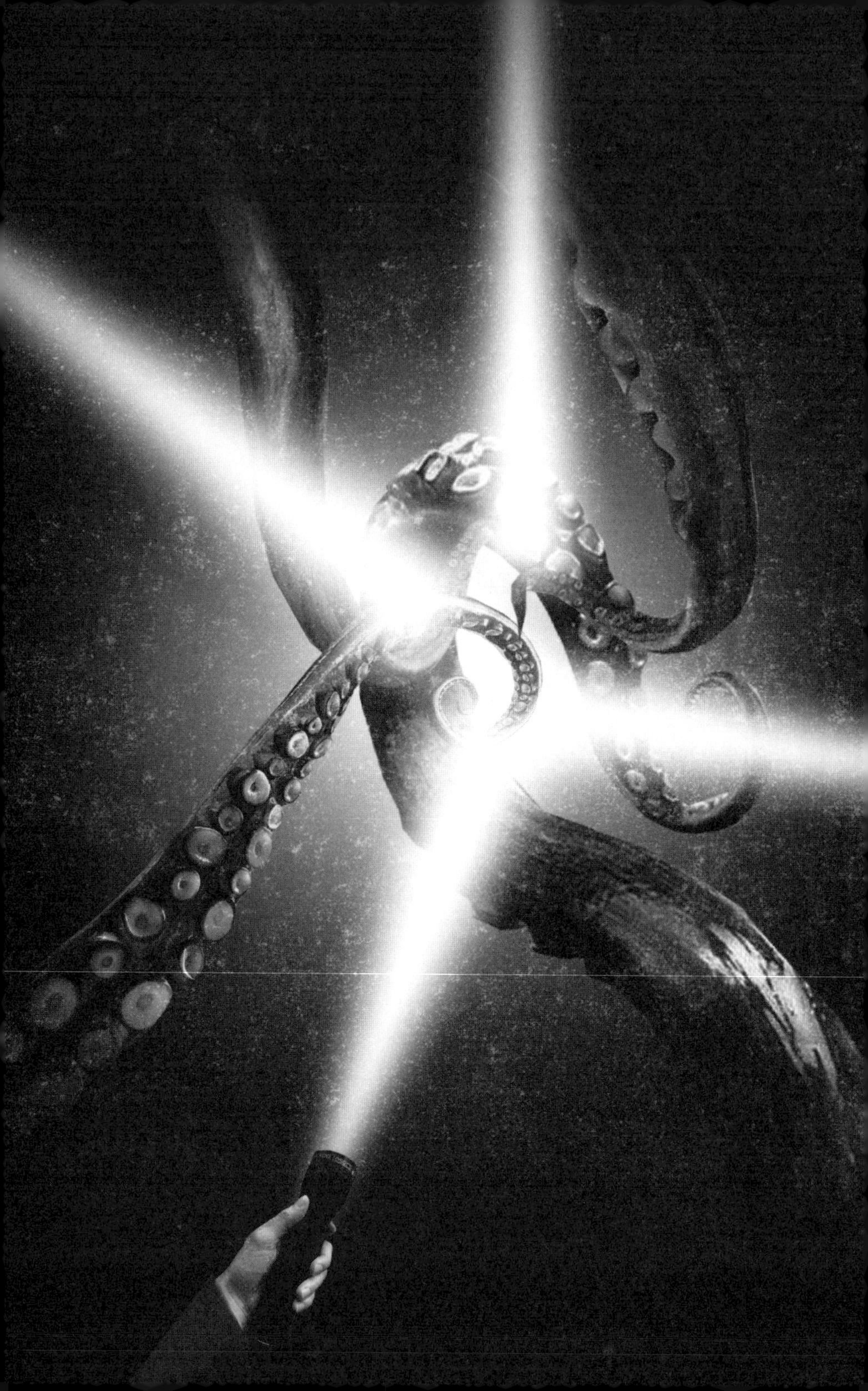

OPERATION JULIE

26. März 1977

Ich fuhr aus dem Schlaf hoch. Der Lichtstrahl einer Taschenlampe durchbohrte die Dunkelheit und blieb auf meinem Gesicht hängen. Ich hob die Hand vor die Augen und wurde von einem Oktopus aufs Bett gepresst – Hände überall.

„Hab ihn!", rief eine triumphierende Stimme.

„Mach das verdammte Licht an! Lasst uns mal sehen, was wir da haben."

Das Licht ging an. Durch die gespreizten Finger über meinem Gesicht konnte ich erkennen, dass ich von mehreren Männern festgehalten wurde.

„Was tun Sie da?" Das war mein schlimmster Alptraum. Ich versuchte meinen Kopf zu drehen und nach Mary zu sehen, aber jemand hielt meine Haare so fest, dass ich mich keinen Zentimeter bewegen konnte. „Loslassen!", brüllte ich.

„Fresse, du Fotze", zischte mir jemand ins Ohr. „Also los, Jungs, schnappen wir ihn uns."

Sie zogen mich vom Bett und stellten mich auf die Beine. Jetzt hielten mich nur noch zwei fest. Die anderen drei bauten sich bedrohlich vor mir auf. Einer hatte eine Pistole gezogen. Mary versteckte sich unter der Decke. Eine finster aussehende Frau stand neben ihrem Bett. Die Luft war erfüllt von Schweiß und Adrenalin. Der Typ links, ein großer unrasierter Schläger in rotem Sweatshirt und Jeans, starrte mich wütend an. Triumph und Hass kämpften auf seinem Gesicht um die Oberhand. Van Goghs *Sonnenblumen* leuchteten unpassend über seiner Schulter hervor. Ohne seinen Blick von mir abzuwenden, bellte das rote Sweatshirt: „Holt seine verdammte Hose und bringt ihn runter!"

Meine Arme waren frei und ich konnte die Feinrippunterhosen anziehen, die man mir zugeworfen hatte. Als ich sie anhatte, wurde ich im Polizeigriff nach unten gezerrt.

Wir waren mitten in Wales und verbrachten das Wochenende bei unseren Freunden Russ und Jan. Ein Dutzend Männer, ebenfalls mit Sweatshirts und Jeans bekleidet, waren damit beschäftigt, ihr Haus auf den Kopf zu stellen. Uniformierte Polizisten standen herum und sahen dabei zu. Ein schmuddliger, bewaffneter Langhaariger bewachte die Tür. Ich wurde vor einen älteren Mann mit Schaffelljacke gestoßen, der etwas abseits stand. Er belehrte mich über meine Rechte und fragte mich, ob ich irgendwas zu sagen hätte. Fassungslos und mit benebeltem Kopf stand ich da. Draußen war es dunkel. Ich schaute zur Uhr auf dem Kaminsims. Kurz nach fünf. Wir waren erst vor drei Stunden ins Bett gegangen, die Bäuche voll mit Curry und Wein. In meinem Kopf hämmerte es. Ich fühlte mich, als müsste ich jeden Augenblick kotzen. Plötzlich musste ich unbedingt kacken.

„Ich muss auf's Klo."

„Okay." Der Boss wandte sich an meine Eskorte. „Passt auf ihn auf! Er darf die Tür nicht schließen. Lasst ihn keine Sekunde aus den Augen."

Ich blieb ein bisschen auf der Schüssel sitzen und versuchte, mein kaputtes Hirn in Fahrt zu bringen. Vor drei Tagen hatte ich Russ 112 000 LSD-Trips übergeben, die er direkt weiterverkaufen sollte. Hatte er sich überhaupt bewegt? Wir waren ja beide völlig fertig gewesen – und gab es für mich irgendeine Chance, schnell wieder nüchtern zu werden?

„Beeil dich! Hier ist noch einer, der aufs Scheißhaus muss."

Ich wusch mir die Hände und schaufelte mir kaltes Wasser ins Gesicht, um wach zu werden. Bitte lass das einen Alptraum sein, flehte ich den Gott der Ereignisse an. Aber es war kein Traum, es roch stark nach Realität. Als ich aus der Toilette trat, taumelte Russ hinein. Er sah so übel aus, wie ich mich fühlte. Man gab mir meine Kleider und die Brille, und ich wurde zu Mary geschickt, die angezogen auf dem Sofa saß und auf den Boden starrte.

„Es tut mir so leid, Süße", sagte ich und zog meine Hose hoch.

„Maul halten", rief einer der Wächter. „Hier wird nicht gequatscht."

Marys lange blonde Haare fielen über ihr Gesicht und verbargen ihren Gesichtsausdruck. Ich setzte mich und nahm ihre Hand. Kurz darauf kamen auch Russ und Jan. Zwei uniformierte Polizisten wurden abgestellt, um uns zu beobachten.

„Was ist los, Megan?", fragte Jan eine Polizistin.

„Kann ich nicht sagen, Jan", gab Megan mit stark walisischem Akzent zurück. „Tut mir echt leid, Süße, aber wir befolgen nur die Anweisungen. Ihr dürft nicht sprechen."

Der Durchsuchungstrupp verteilte sich im ganzen Haus, leerte Schubladen und Schränke, nahm alles auseinander, was er kriegen konnte.

Das Schweigen war unheimlich. Alles wurde in beschriftete Plastiktüten gepackt. Mir wurde immer elender zumute, als ich sah, wie methodisch sie Russ' Haus ausweideten.

„Was tut ihr da?", rief Jan dem Mann in der Schaffelljacke schon fast hysterisch zu. „Sie können uns nicht so behandeln! Ich bin schwanger …"

Während Megan und der Constable versuchten, Jan zu beruhigen, flüsterte ich Russ zu: „Bist du clean?"

Er nickte.

„Gut. Sag nichts. Das wird schon."

„Hey!", brüllte der bewaffnete Hippie an der Tür die Wächter an. „Passt auf, dass diese Mistkerle nicht reden. Haltet sie ruhig, oder ihr steht gleich draußen im Regen. Kapiert?"

„Yessir", murmelte der örtliche Bulle.

Ich saß auf dem Sofa, hatte meinen Arm um Marys Schultern gelegt und mein Mut sank immer weiter. Ich versuchte, die anschwellende Hoffnungslosigkeit abzuwehren, hätte aber genauso gut versuchen können, die Flut aufzuhalten. Während die Zivilbullen systematisch Russ und Jans Haus auseinandernahmen, wuchs in mir das Gefühl, dass mein Leben in tausend Teile zerbrach. Die Polizisten ignorierten uns. „Wir haben euch!", signalisierten sie. „Wir sammeln nur noch die Beweise."

Jan fing an zu weinen. Megan begann auch zu heulen. Die Tränen der Polizistin gaben mir den Rest. Am liebsten hätte ich mitgeheult.

„Fielding!"

Als mein Name fiel, sah ich auf. Zwei Polizisten führten mich in die Küche. Das rote Sweatshirt legte Handschellen um mein linkes Handgelenk und zog sie mit mehreren Klicks enger. Das andere Ende schloss er um seine rechte Hand.

„Los jetzt, wir gehen", sagte er und riss an den Metallhandschellen, die sich tief in mein Fleisch schnitten. So fühlte es sich also an, gefangen zu sein.

„Was ist hier los?", fragte ich das rote Sweatshirt, als wir Richtung Süden nach Carmarthen fuhren. Keine Reaktion. Ich versuchte es noch mal. „Wohin fahren wir?"

Weder er noch der Fahrer beantworteten meine Fragen. Ich gab auf und sah zum Fenster hinaus, betrachtete die Landschaft, bemerkte die ersten Vorboten des Frühlings, und mir wurde plötzlich klar, dass ich nichts von ihm mitkriegen würde. Wie Säure brannte sich dieser

Gedanke fest. Meine Augen schmerzten, aber ich wollte auf keinen Fall, dass sie mich weinen sahen.

Schweigend überquerten wir die Severn Bridge Richtung Osten und folgten der M4. Ohne etwas wahrzunehmen starrte ich aus dem Fenster, während eine Flut von Fragen meinen Kopf überschwemmte. Wie lange würden sie Mary festhalten? Was sollte ich ihr nur sagen, wenn ich sie wiedersah? Wann würde das sein? Dann begann ich mir Sorgen darüber zu machen, wie sich Russ im Verhör halten würde. Und ich selbst? Warum hatte man mich von den anderen getrennt abgeführt? Hatten sie auch die anderen geschnappt? Ich klammerte mich an die Hoffnung, dass es nicht so war.

Mir kam in den Sinn, was für ein fürchterlicher Schlag das für meinen Vater sein würde. Obwohl er bei der Army außer Dienst war, arbeitete er immer noch in Whitehall in Westminster. Ich hatte ihm schon mehrfach Schande bereitet, aber das waren, verglichen mit dem hier, Kinkerlitzchen gewesen. Er war der Meinung, dass meine wilden Hippie-Tage der Vergangenheit angehörten, seit ich mich mit diesem netten Mädchen namens Mary niedergelassen hatte. Mein Bioladen, so glaubte er, bescherte mir ein respektables Auskommen, und meine Freizeit verbrachte ich im Garten mit meinem Gemüse, den Hühnern und Bienen. Das stimmte auch alles, aber es war eben nur ein Teil der Wahrheit.

Tatsache war, dass mich mein erster LSD-Trip so umgehauen hatte, dass er meine gesamte Existenz veränderte. Seit zehn Jahren machte ich mittlerweile die Leute von Acid abhängig.

Der Fahrer nahm die Ausfahrt bei Swindon und kam vor der Polizeiwache zum Stehen. Meine Mieter, ein unschuldiges junges Pärchen, das die Wohnung über meinem Laden bezogen hatte, verließen gerade das Gebäude. Warum zur Hölle waren die hier? Ich zögerte das Aussteigen so lange heraus, dass sie gerade an mir vorbeigingen, als ich die Tür öffnete.

„Was ist passiert?“, fragte ich.

Sie hatten keine Chance zu antworten; als ich den Mund aufmachte, zog mich ein Polizist Richtung Wache. An einem Tisch nahm ein Sergeant meine Personalien auf. Dann ging er zum Schwarzen Brett und schrieb meinen Namen auf den Zellenbelegungsplan. Sofort entdeckte ich Henry und Brian. Die flackernde Flamme der Hoffnung, an die ich mich geklammert hatte, war verloschen. Wir waren geliefert.

„Geben Sie mir Ihre Brille und Ihren Gürtel“, sagte der Sergeant.

CONVICTED PRISONER

REG. No.	AGE	LOCATION
F01465	29	A 3 -40

NAME	FIELDING
te of Conviction and tails of Sentence	-8. MAR. 1978 8 YRS IMP
PPELLANT	From To
CLASS	*STAR / ORD. *Delete and/or insert other class as appropriate.
WORK for which fit or ny restrictions	
PARTY ~~to~~ ~~hich allocated~~	ECOLOGICAL FASCIST
INING OUT	

„Was? Warum?“, fragte ich.

„Damit Sie sich nicht umbringen können.“

Die Zellentür schlug hinter mir zu. Meine Verbindung zum Rest der Welt war abrupt unterbrochen. Ich war allein, in den Händen des Feindes. Bis jetzt hatte ich versucht, mir einzureden, dass ich aus dieser Situation wieder irgendwie rauskommen würde, aber in einer Zelle ist es fast unmöglich, positiv zu denken.

Der grell ausgeleuchtete Würfel war klein genug, dass ich sogar ohne Brille alles erkennen konnte. Die Wände glänzten und waren kahl. Es gab ein Klo, ein Betonbett und sonst nichts. Ein kleines Fenster aus Glassteinen ließ nur trübes Unterwasserlicht rein. Ich stellte mich aufs Bett und drückte mein Gesicht gegen das Glas. Nichts war klar zu erkennen.

Die Luft war erfüllt vom säuerlichen Geruch der Angst. War ich das? Ich schnupperte an meiner Achselhöhle – ich stank. Der Geruch meines Körpers gesellte sich zu dem der Gespenster dieser Zelle. Wie viele verängstigte Leute hatte man wohl schon in diesem winzigen Raum eingesperrt? Ich musste mich bewegen, ging drei Schritte vorwärts, drehte um, wieder drei Schritte zurück, drehte um … Nach einer Weile setzte ich mich aufs Bett. Kurz darauf legte ich mich hin und begann hilflos zu weinen. Ich weinte um Mary und meine Freunde in den Nachbarzellen, aber am meisten um mich selbst. Was für ein Chaos. Was für eine verdammte Scheiße.

Irgendwann hatte ich mich ausgeheult und lag wie ein Häufchen Elend da, voller Angst vor dem bevorstehenden Verhör. Die bleiernen Minuten vergingen und verschwanden aus meinem Bewusstsein, eine nach der anderen. Schließlich drehte sich der Schlüssel und die Tür ging auf. Ich ballte die Fäuste und stellte mich meinen Befragern.

„Sie müssen die Liste Ihrer Besitztümer unterzeichnen“, sagte der Bulle zu mir. Ich folgte ihm den Flur hinab.

„Sag nichts“, hallte es aus einer Zelle. Ich erkannte Henrys Stimme.

Zurück in der Zelle versuchte ich den Roman zu lesen, den ich hatte mitnehmen dürfen, konnte mich aber nicht konzentrieren. Meine Gedanken drehten sich permanent um die bevorstehende Tortur. Ich konnte immer nur denken, wie hoffnungslos das alles war.

Wir hatten natürlich die ganze Zeit über gewusst, welche Folgen unsere Taten haben konnten, und Brian, Henry und ich hatten einige Male darüber gesprochen, was wir tun würden, sollten wir je verhaftet werden.

Aber dieses ganze theoretische Geschwätz war jetzt, da uns die Polizei in ihren Fängen hatte, völlig irrelevant. Sie konnten mit uns machen, was sie wollten. Mein Magen drehte sich um, als die Tür aufgerissen wurde. Ich bekam nur ein Tablett mit dem Mittagessen. Ich hatte keinen Appetit. Eine Stunde später ging die Tür wieder auf. Sie kamen, um mich zu holen.

Ich hatte keine Ahnung, was bevorstand, rechnete aber mit dem Schlimmsten. Die beiden Männer führten mich nach oben. Oben ist gut, registrierte der geschrumpfte, aber nicht völlig ausgelöschte auf-das-Beste-hoffende-Teil meines Hirns. Prügel kriegt man im Keller.

Filmklischee, tönte es aus einer dunklen Ecke in meinem Kopf. Hat nichts mit der Realität zu tun. Wer sind diese Typen überhaupt?

Sie sahen aus wie heruntergekommene Acid-Freaks nach einem langen Festival, aber das waren sie nicht – sondern Undercover-Cops. Sie führten mich in ein schäbiges Büro, das mit einem Schreibtisch, drei Stühlen und einem Aktenschrank möbliert war. An der Wand hing ein Kalender.

Man bot mir einen Stuhl und eine Zigarette an, ich nahm beides. Womit Runde eins an die Bullen ging. Sie stellten sich vor: Detective Sergeant Pritchard und Detective Constable Bentley – Martyn und Steve. Unrasiert und ungewaschen wirkten sie mehr wie Hippies als ich. Sie saßen hinter dem Tisch und sahen mich eine Zeitlang an.

„Ich denke, du weißt, warum du hier bist.“ Pritchard brach das Schweigen. Er war untersetzt, rotzig, hatte langes, fettiges blondes Haar und sah aus wie einer der Raufbolde, die in den Pubs auf Ärger aus waren.

„Wo ist meine Frau?“, fragte ich. Meine Stimme klang fest und klar und vermittelte eine Stärke, die ich nicht hatte.

„Sie ist in Polizeigewahrsam, bis wir weiter ermittelt haben.“

„Sie hat keine Ahnung“, sagte ich. „Ihr könnt sie gehen lassen.“

„Ach ja? Von was hat sie keine Ahnung?“ Pritchard strich sich über den Bart und grinste.

Ich hatte beschlossen, überhaupt nichts zu sagen, wollte aber erst einmal Mary aus der Schusslinie kriegen.

„Das Hasch auf dem Kaminsims gehört mir. Sie hat damit nichts zu tun. Sie raucht nicht.“

„Hör zu, Leaf“, sagte Pritchard, „das Hasch ist weder hier noch dort. Du hast viel größeren Ärger an der Backe als ein bisschen Dope. Du hast große Probleme, Mann, echt.“ Er sah mich mit einem Blick an, in dem Sympathie mitschwang. „Wie bist du nur in diese ganze Scheiße geraten?“

Das hatte ich mich auch schon gefragt.

„Ich weiß wahrscheinlich mehr über dich als deine Eltern“, fuhr er fort. „Wir observieren dich seit Monaten. Du bist nirgendwohin gegangen, hast niemanden getroffen oder angerufen, ohne dass ich davon weiß.“

Der bluffte sicher nur. Ich hatte doch am Telefon nichts gesagt, oder? Aber warum hatte, als ich das letzte Mal beim Versteck nahe Fleet gewesen war, dieser Hubschrauber ewig am Himmel gekreist? Ich hatte mir eingeredet, dass die Verkehrspolizei die M3 überwachte. Hatten die etwa *mich* beobachtet? Und wie viel wussten die wirklich?

Pritchard zog einen prall gefüllten Ordner hervor und donnerte ihn auf den Tisch. „Das ist deine persönliche Akte, Leaf. Wir haben dich am Wickel. Hier kommst du nicht mehr raus. Wir wissen, dass du eine Schlüsselposition in der Gang innehast. Wir müssen nur noch rauskriegen, wie wichtig du genau bist. Bist du Strippenzieher oder nur einer der Handlanger?“

„Ich habe keine Ahnung, wovon ihr redet! Welche Gang? Was für Handlanger?“

„Pass mal auf, du tust dir mit dieser Show keinen Gefallen. Aber im Augenblick reicht das. Wir sind seit 36 Stunden wach und brauchen Schlaf.“ Er stand auf. „Du und ich, wir unterhalten uns morgen mal in aller Ruhe. Ich gehe davon aus, dass du mit uns zusammenarbeitest ... wenn du auch nur ein bisschen Verstand hast, meine ich. Heute Nacht solltest du über drei kleine Buchstaben nachdenken. Du weißt, welche ich meine.“ Er beugte sich vor, bis er mit seiner Nase fast meine berührte und spie mir die Buchstaben ins Gesicht. „L...S...D!“

Ich hab mich schon an allen möglichen komischen und unbequemen Orten abgelegt, aber diese erste Nacht in der Zelle war die schlimmste meines ganzen Lebens. Türen wurden zugeschlagen, Stiefel trampelten den Flur hinauf und hinab, Stimmen waren zu hören. Immer wieder öffnete sich der Spion in der Tür und ein Auge sah zu mir herein. Ich schlief kaum, lag auf dem Betonbett und meine Gedanken prallten immer wieder von den Wänden ab.

Hatten sie uns wirklich schon seit Monaten beobachtet, oder sagte Pritchard das nur, um mich zu demoralisieren? Je länger ich darüber nachdachte, umso rätselhafter wurde alles. Russ’ Haus hatte vor

Ermittlern nur so gewimmelt, und bei Brian und Henry hatte es sicher ähnlich ausgesehen. Sie waren sogar in meinem Laden gewesen und hatten meine Mieter verhaftet. Das überzeugte mich mehr als alles andere vom Ausmaß dieses Fahndungseinsatzes. Es sah tatsächlich so aus, als wären wir geliefert.

Wenn es also kein Entkommen gab, war es sicher am besten, meine Schuld einzugestehen. Aber wenn ich den Mund hielt – vielleicht kam ich da ja irgendwie wieder raus ... Wo waren die Beweise gegen mich? Warum hatte ich nicht nach einem Anwalt gefragt? Wie viel Druck würde die Polizei auf mich ausüben? Würden sie schweres Geschütz auffahren? Wie würde ich damit klarkommen? Die ganze Nacht lang drehte sich in meinem Kopf alles um diese Fragen, auf die ich keine Antwort hatte. Vor allem fragte ich mich, wo Mary war, und hoffte, dass er ihr gut ging. Sie fehlte mir entsetzlich.

Der Morgen begann mit Schlüsselrasseln und einem Polizisten, der mir eine Tasse Tee und fettige Eier brachte. Er stellte mein Frühstück auf den Boden und schlug die Zellentür zu. Als Brians Birmingham-Akzent im Flur erklang, legte ich mein Ohr an die Tür und hörte, wie mein alter Freund abgeführt wurde. Ich ging auf und ab, legte mich aufs Bett, stand wieder auf und lief erneut umher. Ich hätte alles gegeben für eine Kippe, hätte alles gegeben, wenn es einfach vorbei gewesen wäre.

Die Stunden vergingen qualvoll langsam, eine nach der anderen. Als die Zellentür schließlich geöffnet wurde, wappnete ich mich für Runde zwei mit den Untersuchungsbeamten.

„Hofgang!“ Ein uniformierter Bulle stand in der Tür.

Hofgang bedeutete, dass man mit Handschellen im unterirdischen Parkhaus herummarschierte. Erleuchtet von trübem, gelbem Scheinwerferlicht bogen sich Betonsäulen unter dem enormen Gewicht der Polizeiwache obendrüber. Unsere Schritte klangen hohl. Wasser tropfte von der niedrigen Decke und sammelte sich in schwarzen Pfützen.

„Bist'n ziemliches Superhirn, oder?“, sagte der Bulle und durchbrach meine traurigen Gedanken über das Leben, aus dem ich gerade kam.

„Was?“

„Klar. Bist schon berühmt. Die BBC hat gestern Nacht extra eine Viertelstunde länger Nachrichten gebracht – nur wegen euch Burschen. *Operation Julie* – so nennen sie es. 800 Polizisten im Einsatz und mehr als hundert Festnahmen. Der größte Drogeneinsatz bisher, vielleicht sogar der größte Kriminaleinsatz überhaupt.“

Er redete, als wäre er nur ein Trottel, der sich unterhalten will, aber ich hatte das Gefühl, dass er mich vor der nächsten Fragestunde verunsichern wollte. Ich tat, als hätte ich ihn nicht gehört. Wir gingen schweigend weiter, und dann sagte er: „Okay, das reicht."

Pritchard tauchte hinter einer der Betonsäulen auf, griff nach den Handschellen und führte mich nach oben.

Pritchard und Bentley hatten saubere Klamotten an, waren frisch gewaschen und rasiert. Irgendwie wirkten sie so weniger bedrohlich. Gestern hatte Pritchard das Reden übernommen. Jetzt erzählten sie mir abwechselnd von unserem Komplott. Ein paar Dinge schossen weit über das Ziel hinaus, aber das meiste stimmte ziemlich genau. Woher genau wussten sie das? Hatten sie uns tatsächlich so gründlich observiert, oder hatte bereits einer von uns geplaudert?

„Du siehst, wir bluffen nicht. Wir wissen, worum's geht. Also, packst du jetzt aus?" Pritchard sah mich fragend an.

„Ich glaube, ihr verwechselt mich mit jemandem. Ich habe nicht die leiseste Ahnung, wovon ihr sprecht."

„Pass auf, Leaf", warnte er mich. „Spiel hier keine Spielchen. Das bringt dir rein gar nichts. Dass du da mitmischst, steht außer Frage. Wir kennen die gesamte Kette. Ich erzähl dir nicht, dass wir jedes Detail wissen, aber die paar Lücken schließen sich schnell. Alle reden. Du bist einer der wenigen weißen Flecken. Unser Chef ist überzeugt, dass du bis zum Hals mit drinsteckst. Steve und ich denken, dass sie dich vielleicht benutzt haben. Wir wollen dir die Chance geben, uns die ganze Geschichte selbst zu erzählen. Du machst es dir deutlich einfacher, wenn du mitspielst. Wenn nicht … stehst du da wie einer der Anführer."

Ich inspizierte meine Füße und sagte nichts.

„Stell dich nicht dumm", drängte er weiter. „Du glaubst, ich erzähl dir was, und dass ich dasselbe mit den anderen mache, um euch gegeneinander auszuspielen."

Natürlich tat ich das. Ich hatte genügend Filme gesehen. Er sah mir fest in die Augen, und ich hielt ihm stand.

„Du glaubst mir wirklich nicht, oder? Saudumm. Bleib hier. Ich bin gleich zurück. Ich zeig dir mal, was dein Freund Russ über dich zu sagen hat." Er stand auf, ging um den Tisch, flüsterte mir ins Ohr: „Wart's nur ab", und ging hinaus.

Bentley gab mir eine Zigarette und Feuer. Er legte seine langen Beine auf den Tisch, lehnte sich zurück, blies den Rauch aus und sagte:

„Ich war ein paar Mal in deinem Laden. Als Kunde. Netter Laden, gute Vibes. Hübsches Geschäft, das du da hast."

„Ich will einen Anwalt sprechen", verkündete ich, als es mir endlich wieder einfiel.

„Entspann dich", sagte er. „Das kommt alles nicht in den Bericht. Wir können reden, was wir wollen. Es zählt nur, wenn zwei Beamte anwesend sind. Tja, wärst du nur bei deinem Biozeug geblieben, Leaf."

Das hatte ich mir beim Hofgang auch gedacht. In die länger werdende Stille sagte Bentley: „Vor ein paar Monaten saß ich mit ein paar Kiffern zusammen, die sich alle mit einem guten Afghanen abgeschossen hatten. Hörten Floyd und lungerten auf Matratzen auf dem Boden rum. Ein paar Joints machten die Runde, du kennst das ja …"

Ich nickte.

„Als ich den Joint meinem Nachbarn gab, fielen ein paar glühende Brocken Dope auf seinen Pulli. Er wischte sie ab und verschüttete dabei den Tee der Tussi neben sich. Sie verbrühte sich, sprang zur Seite und krachte in den Plattenspieler, und die Nadel kratzte über das ganze Album. Ein Typ auf der anderen Seite des Raums sprang auf, um die Platte zu retten, rutschte aber auf einem Teppich aus und stieß gegen die Glühbirne …"

Das Chaos breitete sich aus, bis das ganze Zimmer in Aufruhr war. Bentley erzählte die Geschichte gut, und ich hatte Mühe, nicht zu lachen.

„Dann, als sich alles beruhigte", fuhr er fort, aber in diesem Moment ging die Tür auf und Pritchard trat ein. „Das glaubt ihr nicht", sagte er. „Ich wollte dir Russ' Geständnis bringen … aber er schreibt noch dran! Zehn Seiten bisher und vieles davon über dich."

„Moment mal, ich sage nichts, ehe ich nicht mit einem Anwalt gesprochen habe."

„Wie du willst." Er klang enttäuscht, als hätte ich ihn irgendwie im Stich gelassen. „Du bist geliefert, das ist dir klar. Du schadest dir nur selbst, wenn du dich nicht ergibst. Die Zusammenarbeit verweigern macht sich nicht gut bei der Urteilsverkündung. Aber das reicht für heute. Bring ihn runter, Steve."

Als ich ging, fügte er hinzu: „Nächstes Mal zeige ich dir, was Russ über dich gesagt hat. Ich habe übrigens mit deiner Frau gesprochen. Wir glauben ihr, dass sie nichts mit dem Acid-Ring zu tun hat, und haben sie gehen lassen."

Am Abend wurde ich wieder vorgeführt. Pritchard hatte Papiere vor sich liegen. Russ' Geständnis, behauptete er. Er ging es durch, Blatt für Blatt, fasste den Anfang zusammen und las dann, als er zu den Stellen kam, die mich betrafen, Wort für Wort vor. Ich hörte geschockt und schweigend zu, als er mir vortrug, wie Russ und ich uns kennengelernt, und was wir miteinander gedreht hatten. Am Ende beschrieb Russ unsere letzte Übergabe. Es schloss mit den Worten: „Letzten Dienstag blieb ich in Leafs Haus in Binfield Heath. Am nächsten Morgen bekam ich 112 000 Trips von ihm übergeben."

112 000 war keine Zahl, die man sich einfach ausdachte. Russ hatte definitiv geplaudert. In meinem unbeschreiblichen Elend ignorierte ich Pritchards Mahnungen, endlich zu reden, und klammerte mich an mein hoffnungsloses Schweigen, als die beiden ihre Fragen auf mich abfeuerten.

Zurück in der Zelle dachte ich über Russ nach. Ich mochte und bewunderte den Typen seit Jahren. Ihm fiel zu jeder Gelegenheit ein dummer Spruch ein, und er war cool geblieben, als wir in Marokko in Schwierigkeiten geraten waren. Was hatten sie mit ihm angestellt? Hatten sie ihn überzeugt, dass sein Kind im Gefängnis auf die Welt kommen würde, wenn er nicht aussagte? Armer Russ. In meiner ganzen Angst musste ich mich an die Losung aus meiner Jugend halten: Verpfeif nie deine Kumpels. Niemals. Bis zum Hals in der Scheiße zu stecken ist übel genug; und es wird nur schlimmer, wenn man den Mund aufmacht.

„Russ schiebt dir die ganze Schuld zu", begann Pritchard am nächsten Morgen. „Wenn du uns nicht deine Seite der Geschichte lieferst, stehst du da wie sein Boss."

„Ich will telefonieren. Ich will einen Anwalt", sagte ich.

„Keine Anrufe. Du kriegst in angemessener Zeit einen Anwalt. Okay, du willst keine Aussage machen, aber solange du hier bist, kannst du uns genauso gut helfen, dein bisheriges Leben zu rekonstruieren – oder willst du da auch nicht mit uns kooperieren?"

Ich willigte ein und lieferte ihnen eine sehr geschönte Version meines Lebenslaufs. Dann erzählten sie von ihrer Vergangenheit. Beide arbeiteten schon lange undercover und wussten viel über die Drogenszene. Eine von Bentleys Drogengeschichten brachte mich dann doch zum Lachen. Meine Wachsamkeit schwand. Die letzten 50 und noch was Stunden war ich allein gewesen mit meinen fiebrigen Gedanken. Ich hatte niemanden, mit dem ich reden konnte – außer diesen Typen.

Die verschiedenen Verhöre verschwammen zu einem einzigen. Pritchard und Bentley erzählten mir immer wieder, dass die anderen alle Schuld auf mir abluden und dass ich es zu meinem eigenen Schutz richtigstellen sollte. Als ich gerade wieder zu einer Sitzung geführt wurde, traf ich Brian auf dem Weg nach unten. Als wir auf gleicher Höhe waren, murmelte er: „Die haben uns. Wir sind am Arsch. Ich hab gestanden. Sag über mich, was du willst. Ist völlig egal."

Oben angekommen sagte mir Pritchard abermals, dass ich, wenn ich meine Schuld eingestand, mit einer kurzen Strafe davonkäme. Wenn ich aber weiterhin behaupten würde, unschuldig zu sein, und dann meine Schuld bewiesen wurde – was unweigerlich bevorstand –, würde ich im Knast sitzen, bis ich alt und grau war.

Ich hatte keine Widerstandskraft mehr und sagte aus, dass ich mit LSD gehandelt hatte.

Am nächsten Tag wurden wir alle vom Untersuchungsrichter in Swindon in Untersuchungshaft genommen. Bei der Vernehmung traf ich das erste Mal auf den Anwalt, den Mary für mich gesucht hatte. Er bestätigte, was der Bulle im Parkhaus gesagt hatte: Dass in der Nacht von Operation Julie 800 Polizisten an Razzien in 87 Häusern und Wohnungen teilgenommen hatten. Über 100 Personen waren verhaftet worden.

Während der Verhandlung ging es drunter und drüber, und ich hatte Gelegenheit, mit ein paar meiner Komplizen zu sprechen. Die meisten hatten ausgesagt. Nur der große Henry hatte geschwiegen.

Beim nächsten Verhör drängte Pritchard auf mehr Informationen. „Wir wollen Details", sagte er und schlug mit der Faust auf den Tisch. „Namen, Daten, Orte … und Verstecke."

Ich weigerte mich, über irgendjemand anderen zu sprechen, aber ich wollte insofern kooperieren, dass ich über die Trips sprach, die ich bei Erics Sammelstelle gelassen hatte. Sie würden sie sowieso finden. Bei der Verhandlung vor dem Untersuchungsgericht hatte mir Eric gesagt, dass er der Polizei von seinem Abholservice erzählt und angeboten hatte, ihnen das Lager zu zeigen. Er dachte, es sei leer. Dass das nicht stimmte, war meine Schuld.

Pritchard brachte mich mit einem Polizeiwagen nach Fleet. Uns folgte eine Wagenladung Polizisten. Ich zeigte ihm, wo er parken konnte, und führte die Gruppe dann durch den Wald zum Versteck. Einige der Polizisten waren bewaffnet. Sie schwärmten zwischen den Bäumen aus, um einen Flucht- oder Rettungsversuch zu verhindern.

Ihre Sicherheitsmaßnamen waren fast surreal. Wer sollte denn kommen, um mich zu retten – die Acid-Armee? Die Polizei hatte uns vielleicht eine Zeitlang beobachtet, aber sie hatten keine Ahnung, wer wir wirklich waren. Sie waren in voller Montur angerückt, um die Love-&-Peace-Brigade hochzunehmen. Keiner von uns hatte Waffen. Wir waren die letzten Hippie-Aktivisten, gewaltfreie Revoluzzer, die die Welt durch chemische Erleuchtung revolutionieren wollten.

Zitternd nahm ich meine freie Hand aus der Hosentasche und zeigte auf die Stelle, an der die Trips versteckt waren. Unter großer Aufregung wurde der Container ausgegraben. Ich selbst wurde über dem ganzen Jubel vergessen und stand mit Handschellen an meinen Aufpasser gefesselt mit dem furchtbaren Gefühl daneben, dass das alles nur viel schlimmer machte.

Pritchard kam mit dem Behälter herüber. „Das sind hunderttausend, oder?"

„Hmmm", ich nickte.

„Yes!", rief er und schlug in die Luft. „Das ist der Weltrekord! Jungs, wir haben den Weltrekord!"

Die Beamten der Operation Julie warfen ihre Mützen in die Luft, hüpften im Kreis herum und jubelten.

Es begann zu regnen, zuerst nur ein bisschen, dann mit einer Beharrlichkeit, die nur bedeuten konnte, dass es sehr lange regnen würde. Frierend, nass und in Handschellen stand ich da und fragte mich, wie mich der bizarre Verlauf meines Lebens nur in so ein gottverdammtes Chaos führen konnte.

DIE ABBEY

1956

Viele Jungs weinten im Schlafsaal der Kleinsten in der ersten Nacht im Internat. Am nächsten Tag durften wir in der großen Pause vor den anderen Klassen raus. In unseren kratzigen neuen Uniformen drängten wir uns wie Küken um die Milchausgabe, plapperten und sahen uns nervös um. Eine andere Klasse schob sich laut aus der Schule und ging in unsere Richtung. Plötzlich war ich umringt von vier größeren Jungs.

„Wie alt bist du, Kleiner?"

„Fast acht."

„Was hat der an den Ohren?"

„Ekliger kleiner Rotzlöffel, oder?", sagte einer und schnippte gegen mein Ohrläppchen. Das war Bully Johnson. Beim Frühstück hatte man mir von ihm erzählt.

„Hör auf!" Ich funkelte ihn böse an.

„Sag mir nicht, was ich zu tun habe, Zwerg! Los, wir kämpfen. Zieh deine Jacke aus", rief Bully Johnson und riss sich seine vom Leib.

Ich war wie erstarrt, ehe er mich auf die Nase schlug und mich damit aus meiner Lähmung riss. Getroffen stürzte ich mich auf ihn und warf ihn zu Boden. Er hatte mich schnell unten und nagelte mich auf dem Kies fest. Ich würgte an dem Blut, das mir aus der Nase lief, und der Kampf war vorbei.

Ich hatte zwar den Kampf verloren, aber man akzeptierte mich und brachte mir sogar ein wenig Respekt entgegen, weil ich ihn zu Boden gebracht hatte. Jungs, die diesen Aufnahmetest nicht bestanden, wurden so lange gequält, bis sie ihre Eltern überreden konnten, sie von der Schule zu nehmen. An der Abbey School gehörte Gewalt zum Alltag.

Ein paar Tage nach dem Kampf erwischte mich der Direktor, wie ich die Vordertreppe nahm, und befahl mir, vor seinem Büro zu warten. Schließlich öffnete sich seine Tür. Der Geruch von abgestandenem Rauch quoll heraus. Mit einem gelb verfärbten Finger winkte mich der Direktor herein. Ich stand zitternd in dem Raum voller Bücherregale, während er verschiedene Stöcke aus seinem Ständer probierte, sie prüfend bog und damit ausholte. Er lächelte, als er sagte: „Also Fielding, die Stockschläge sind erst vorbei, wenn ich dir sage, dass du aufstehen kannst. Dann sagst du ‚Danke, Sir', und gehst. Und jetzt beugst du dich über den Stuhl." Er drückt seine Kippe aus und deutete auf einen Essstuhl mitten im Raum. „Fass an die Sprossen unter dem Sitz und halt dich fest."

Ich merkte, wie er sich in Position brachte und die Distanz zwischen uns ausmaß. Mein Herz pochte gegen meine Rippen. Ich hörte, wie er Luft holte, wie etwas durch die Luft sauste, und dann explodierte mein Hintern vor Schmerz. Unwillkürlich richtete ich mich auf.

„Bück dich, verdammt!"

Ich bückte mich und der nächste Schlag folgte sofort, fraß sich in meinen schmerzenden Hintern und trieb mir die Tränen in die Augen. Ich musste mir auf die Lippen beißen, um nicht zu schreien. Er schlug vier Mal zu. Es tat unglaublich weh. Ich versuchte, nicht zu flennen, als ich sein Büro verließ.

Die Bluthunde warteten im Flur.

„Wie viele Schläge?"

„Blutet es?"

Ein Dutzend Jungen führten mich zur Toilette, um es sich anzusehen.

„Nein, blutest nicht. Hat dich geschont." Enttäuscht zog sich die Meute zurück.

Allein, mit meinen Hosen um die Knöchel, ließ ich den Tränen freien Lauf. Das war nicht fair! Am ersten Tag hatte man uns erlaubt, diese Treppe zu benutzen. Ich zog gerade meine Hosen hoch, als mein Bruder Roger erschien.

„Alles okay?", fragte er.

Mein Hintern stand in Flammen, aber ich nickte und wischte mir über die Nase.

„Gut gemacht", sagte er und tätschelte meine Schulter. „Hör mal, Nigs, du musst hier selbst deinen Mann stehen. Ich bin der einzige neue Junge in der Klasse und alle wollen mit mir kämpfen. Ich kann mich nicht auch noch um deinen Kram kümmern. Und ich glaube, wir können nicht mehr miteinander spielen. Die Jungs in meiner Klasse geben sich nie mit jüngeren ab. Tut mir leid. Aber du verstehst das, oder?"

„Ja", antwortete ich kümmerlich.

„Dann reiß dich mal zusammen. Nächste Woche hast du Geburtstag! Denk an die ganzen Geschenke!"

Ich hatte meine Zweifel, ob ich noch eine Woche durchhalten würde. Roger drückte meinen Arm und flüsterte: „Pass auf, wenn du das Gefühl hast, dass du schlechter dran bist als die anderen, dann denk dran:

Wir sind auf dem Internat wegen der Umstände in unserer Familie. Alle anderen sind hier, weil ihre Eltern sie weggeschickt haben."

Der Schulalltag folgte einem festen Zeitplan, dessen Taktung von der Schulglocke verkündet wurde. Sie rief uns zum Aufstehen, den Mahlzeiten, zu den Schulstunden und läutete die Pausen, die Zeit zum Spielen, Post schreiben, Süßigkeiten essen, Hausaufgaben machen, Gebete beten ein und sagte uns, wann die Versammlungen und Messen begannen. Unserer Erziehung und unseren körperlichen Bedürfnissen wurde Rechnung getragen, aber unser reglementiertes Leben war kalt und frei von jeder Zuneigung.

Am Ende des ersten Trimesters nahmen wir den Bus zu Grandma Fielding in Ipswich. Auch Daddy konnte sein Regiment für ein paar Tage verlassen und stieß über Weihnachten zu uns. Unsere Schwester Judy, die bei Tante Con und Onkel Bob lebte, reiste aus Somerset an. Sie brachte die Geschenke mit, die sie zum fünften Geburtstag bekommen hatte. Es war super, dass wir zusammen sein konnten, aber zum zweiten Mal überschattete die Abwesenheit unserer Mutter das Weihnachtsfest. Ich bin mir sicher, dass auch die anderen an sie dachten, aber niemand sagte etwas oder sprach die Trauer über ihren Tod offen aus.

Stattdessen erzählten Roger und ich Daddy von unserer neuen Schule. Schon damals gab es ein paar Dinge, die wir unmöglich erzählen konnten. Wie alle Internatsschüler hatten wir unsere Köpfe so programmiert, dass wir zwischen zwei verschiedenen Realitäten mühelos hin und her wechseln konnten.

Daddy war oft bei der Armee eingespannt, so auch am Tag unserer Schulfeier. Für ihn sprangen Tante Joan und Onkel Norman Ballard ein, die in der Nähe von Woodbridge wohnten.

Was steht da, Nigs?", fragte Onkel Norman und zeigte auf die Tafel in meiner Klasse. Ich kniff die Augen zusammen, aber musste näher ran, um es lesen zu können.

„Die Abbey heißt Sie herzlich … "

„Das hab ich mir doch gedacht! Du bist kurzsichtig. Mach dir keine Sorgen, wir machen einen Termin beim Augenarzt für dich aus." Meine Brille bekam ich dann ein paar Tage vor Ende des Schuljahrs, zu einer Zeit, in der wir alle fiebrig auf die großen Ferien warteten und die Stunden zählten. Sogar das Kollegium verfiel, so schien es mir, in Erwartung auf das Kommende, in eine Art Delirium. Das Gute an der Abbey School erkannte ich genau in diesen seltsam flirrenden Augenblicken gegen Ende des Schuljahrs: Die Schule machte uns alle gleich – während des Schuljahrs hatten wir alle keine Familien, ging es in die Ferien, verschwand jeder in ein anderes Leben.

Mein Bruder und ich packten unsere Koffer und fuhren ans Meer. Wir schliefen in einem schäbigen Bed & Breakfast in Felixstowe. Roger und ich teilten uns ein Zimmer. Grandma schlief mit der kleinen Judy in dem anderen. Die Tage verbrachten wir in Grandmas blitzblanker Strandhütte. Drei Hütten weiter wohnten unsere Cousins und Cousinen, die Kinder von Tante Joan und Onkel Norman, die wir das Jahr über schon mehrfach besucht hatten. Ich liebte diese kostbaren Tage, wenn wir in den liebevollen Kreis des Familienlebens eintreten konnten. Die Zwillinge, Annie und Judy, waren zwei Jahre älter als ich und Peter ein paar Monate jünger. In Felixstowe waren wir Rogers kleine Gang. Wir schwammen, spielten, streunten den ganzen Tag herum, am Strand, auf den Klippen und in den verlassenen Bunkern von Brackenbury Fort, aber die meiste Zeit über suchten wir nach Schätzen.

Die teerigen Wellenbrecher von Felixstowe hingen voller Blasentang. Ich musste vorsichtig sein, wenn ich von einer schlüpfrigen Bay in die nächste kletterte, um meine neue Brille nicht in der Nordsee zu verlieren. Unten an den Wellenbrechern klebten rosafarbene Muscheln, Krabbenzangen und spröde Seesterne. Die ganze Zeit über suchten unsere Augen die sich ständig verschiebende Küstenlinie ab. Das ruhelose Wasser spülte die Kiesel unter unseren Füßen weg, während wir nach Stücken von baltischem Bernstein suchten, die manchmal an der Küste angeschwemmt wurden.

Viel zu schnell war es dann wieder Zeit für die trostlose Busfahrt nach Woodbridge. Roger und ich holten unsere Koffer und traten die Rückreise in die Hölle an. Wir hatten eine halbe Stunde Zeit, um uns von Kindern wieder in Internatsschüler zu verwandeln, und sprachen im Bus kaum miteinander. Wir waren damit beschäftigt, unsere Rüstung anzulegen, uns wieder zu wappnen. Dann stiegen wir aus dem Bus und gingen den langen Hang zur Abbey hinauf. Mein Koffer zerrte mir fast den Arm aus den Gelenken.

Die Internatsschüler waren alle hart wie Stahl oder versuchten es zumindest. Der Zweite Weltkrieg war noch nicht lange vorbei und an der Schule herrschte ein streng militärischer und nationalistischer Geist. Hunderte von Kriegscomics zirkulierten, die meisten unserer Spiele drehten sich um den Krieg, und wenn wir nicht draußen herumrannten und uns gegenseitig abschossen, waren wir drinnen und bauten Miniatur-Panzer, -kriegsschiffe oder -kampfflugzeuge zusammen.

Hinter diesem Soldatengehabe verbarg ich meine geheimen Wünsche. Ich dachte mir lange Geschichten mit unglaublich glücklichem Ausgang aus: Ich würde der jüngste Kricketspieler Englands werden … Meine Mutter kehrte als Nationalheldin nach ihrer langen Mission hinter dem Eisernen Vorhang zurück …

Aber lieber wäre ich gestorben, als diese Tagträume irgendjemandem anzuvertrauen. Und es gab noch andere Gefühle, über die ich nicht hätte sprechen können: Gefühle großer Intensität und Ergriffenheit, die sich meiner bemächtigten, wenn ich beispielsweise in einer kühlen Winternacht in den Himmel sah – in den göttlichen Himmel. Ich war erfüllt von einer kindlichen Spiritualität, von dem Glauben an Bibelgeschichten, und auf meiner Haut spürte ich im Gottesdienst den Flügelschlag der Engel, und ich liebte die Weihnachtslieder, die das Jahr beendeten.

Weise Männer und Hirten, die Eisenzeit, Romulus und Remus, Faschingsdienstag, schriftliche Division, George und der Drachen, Pferdeküsse, sich foppen und Kräfte messen, dumme Kartentricks erlernen … Ich war neun und versuchte, bei allem dabei zu sein.

Fünf Jahre lang fuhren Roger und ich in den Ferien nach Ipswich. Grandma war unser Fels in der Brandung, aber sie hatte eine sehr strenge, altmodische Vorstellung davon, was Kinder sind und was sie dürfen – und wir waren für fast alles zu jung.

Bei gutem Wetter durften wir in den Broomhill Park. An Regentagen oder wenn es kalt war, spielten wir endlos lang Karten oder lasen die Kinderbuchklassiker, die auch unser Vater als Junge gelesen hatte. Roger und ich verbrachten diese Tage zwar in einem Reihenhaus in Ipswich, aber wir waren umgeben von Clanmitgliedern, Rittern, Legionären und Piraten. Lesen mochte ich sehr.

Ansonsten pendelten wir zwischen der Schule und Grandma. Manchmal kam Judy zu Besuch. Auch Daddy schaute vorbei, wann immer er konnte, aber das war nicht allzu oft. Seine seltenen Besuche in Ipswich waren Zeiten unglaublicher Intensität für uns, verzweifelte Versuche, unsere zersplitterte Familie ein Wochenende oder einen Sonntagnachmittag lang zu vereinen.

Ich erinnere mich an einen Sommer, in dem wir zwei wunderbare Wochen mit Daddy und den Ballards am Strand von Felixstowe verbrachten. Danach wurde er zum Major befördert und nach Hongkong gesandt, um eine Artilleriebrigade zu übernehmen. In den nächsten drei Jahren sahen wir ihn zwei Mal.

AUF SAND GEBAUT

1960

Im September 1960 wechselte ich mit elf Jahren von der Abbey School in die Woodbridge School und tauschte die kurzen gegen die langen Hosen der immergleichen grauen Uniform.

„Das Wichtigste, was ihr hier lernen werdet …", sagte uns Frischlingen der Heimleiter Basher Lewis vor dem vollen Pokalschrank stehend, „ist Teamgeist. Allein seid ihr nichts. Als Teil eines Queens-Teams seid ihr unbesiegbar."

Wir mussten jedes Spiel von Queens besuchen und das jeweilige Team anfeuern. Jeder Schüler musste alles geben für die Ehre des Hauses. Basher war immer dabei, humpelte an der Seitenlinie entlang, schwenkte seinen Gehstock und jubelte für seine Jungs immer lauter als die anderen Heimleiter. Unser kleines Internat gewann fast jeden Pokal. Andere Häuser legten Wert auf Kreativität oder akademische Fähigkeiten, aber in Queens stand es an allererster Stelle, einen Ball treten, schlagen oder fangen zu können.

Im ersten Jahr wurde man geschont, den Härten des Internatsalltags und den Repressalien der älteren Schüler wurde man erst im Jahr darauf, im sogenannten *Remove,* ausgesetzt.

Jungs im Remove mussten all die niedrigen Aufgaben ausführen, die im Alltag eines Internats anfielen. Wir putzten die Gemeinschafts- und Umkleideräume, waren dafür zuständig, dass keiner der Öfen ausging, und fungierten als Krankenschwestern und *fags* der Aufsichtsschüler.

Fags waren Diener, zu deren Aufgaben es gehörte, Stiefel zu polieren, Hemden zu bügeln, Toast und Tee zu machen und das Zimmer des Aufsichtsschülers sauber zu halten. Zuerst wurde ich nicht eingespannt, musste dann aber einspringen und mich um einen Aufsichtsschüler namens Murdoch kümmern, als sein fag krank wurde.

Murdoch war ein richtiges Arschloch. Ich konnte vollkommen verstehen, warum ihn seine Eltern aufs Internat geschickt hatten – das hätte ich auch getan. Murdoch schmierte sich Gel ins Haar und verbrachte viel Zeit damit, es zu kämmen und sein fieses Grinsen im Spiegel zu üben.

Eines Tages stieß ich ihm beim Türöffnen gegen seinen Ellbogen.

„Sorry, Murdoch."

„Du kleines Arschloch!", kreischte er. „Herrgott!" Er massierte seinen angeschlagenen Ellbogen und rief dann plötzlich: „Raus, raus mit dir!", schlug mich am Kopf und warf mich aus dem Zimmer. Fünf Minuten später rief er mich wieder zu sich.

„Mir gefällt es nicht, wie du deine Sachen erledigst, Fielding", maulte er. „Und deine Einstellung gefällt mir auch nicht. Ich werde dir eine Lektion erteilen." Aufsichtsschülern war es erlaubt, Jüngere mit einem Slipper oder Turnschuh zu schlagen. Murdoch genoss das sehr und versah seinen Turnschuh für diese Zwecke mit einer Bleiplatte. Er schlug mehr Jungs als jeder andere und sah jedes Mal zu, wenn andere versohlt wurden.

Es gab unzählige Dinge, für die man in der Schule bestraft werden konnte, vor allem wenn man unordentlich und verträumt war wie ich. In den folgenden Wochen fand Murdoch eine ganze Reihe von Gründen, um mich zu schlagen.

Die Tortur wurde eine Weile ausgesetzt, als Daddy uns aus Hongkong schrieb, dass er am Ende des Jahres heiraten würde. Roger und ich bekamen die Erlaubnis, an dieser Winterhochzeit auf der Isle of Man teilzunehmen. Judy war schon dort, als wir bei Grandma in Ipswich ankamen. Wir hatten sie so selten gesehen in den letzten Jahren, dass sie sich eher wie eine Cousine als wie eine Schwester anfühlte.

„Ist das nicht großartig", rief ich aufgeregt. „Wir werden wieder eine richtige Familie!"

„Niemand kann unsere Mutter ersetzen."

Rogers Antwort war eine Bombe, die direkt durch das wacklige Boot schlug, das ich mir gebaut hatte, um nicht zu ertrinken.

Wie konnte ich das nur vergessen? Wie konnte ich meine eigene Mutter vergessen? Einen Augenblick lang schämte ich mich, aber in Wirklichkeit war die Erinnerung an sie hellwach. So wie bei folgender Episode, die ein paar Jahre zurücklag:

„Wer hilft mir beim Frühstück?", fragte Daddy pfanneschwenkend.

„Ich, ich!" Ich war ein kleines bisschen langsamer als mein Bruder.

„Na ja, jetzt, wo Roger neun ist, kann er mir beim Braten helfen." Daddy reichte meinem Bruder die große Pfanne. Er nahm sie und sackte unter ihrem Gewicht ein wenig zusammen. „Du bist für den

Schinken und den Black Pudding zuständig. Ich verlass mich auf dich. Und du, Nigs – wie alt bist du?"

„Fast sieben", antwortete ich grummelig. Er wusste doch, wie alt ich war!

„Sechseinhalb."

„Bin ich nicht, Roger! Sechseinhalb war ich vor Ewigkeiten."

„Das reicht." Daddy hob die Hand. „Nigs, du kannst die Bohnen umrühren und auf den Kaffee aufpassen. Kriegst du das hin?"

„Klar."

Daddy hatte zwei Pfannen voll mit Eiern, Tomaten, Pilzen und geröstetem Brot. Die Küche war erfüllt vom Duft nach Essen. Als alles fertig war, trug er ein Tablett für Mummys Samstagsverwöhnprogramm nach oben – Frühstück im Bett.

Wenn wir unser riesiges Mahl in der Küche verspeist hatten, gingen Roger und ich nach oben, um Mummys leeres Tablett zu holen.

„Dürfen wir zum Lesen wieder hochkommen, Mummy?", fragte ich. Normalerweise durften wir.

„Ja, wenn ihr Daddy beim Spülen geholfen habt."

Sie hatte mir lesen beigebracht, ehe ich eingeschult wurde. Am liebsten mochte ich es, wenn ich mich ins Bett neben sie kuscheln und den Kopf an ihre Seite legen durfte. Dann legte sie ihren Arm um meine Schulter und wir waren bereit, in den magischen Wald der Wörter einzutreten. Damit eröffnete sie mir eine neue Welt. Es gab das echte Leben, in dem man ständig herumrannte und Dinge tat, und es gab diese andere Welt der Fantasie, in der selbst kleine Bücher Riesengeschichten für einen bereithielten.

Nach dem Abendessen war es für gewöhnlich Zeit fürs Versteckspielen, um das Zubettgehen hinauszuzögern. Mummys Stimme wurde leiser, als ich mich auf Zehenspitzen nach unten stahl. Wo konnte ich mich verstecken? Roger hatte schon das Schlafzimmer belegt. Ich kroch in den Wäschetrockenschrank. Als ich sie auf der Treppe hörte, musste ich mir auf die Lippen beißen, um ganz leise zu sein. Mummy trat an den Schrank.

„Ist da jemand drin?", fragte sie.

„Nein", antwortete ich und kapierte erst, als ich es gesagt hatte, dass sie mich ausgetrickst hatte.

Sie riss die Tür auf, zog mich in ihre Arme und küsste mein Gesicht ab. „Stimmt", sagte sie lachend und kitzelte mich auf dem Weg zum Schlafzimmer. „Wo hat sich dein Bruder wohl versteckt …?"

Ein paar Wochen später saßen wir mit dem Babysitter im Wohnzimmer und warteten darauf, dass unsere Eltern nach Hause kamen. Sie waren schon ewig weg. Als es an der Tür klingelte, überholte ich meinen Bruder. Onkel Bob und Tante Con standen auf der Schwelle.

„Wo sind Mummy und Daddy?", fragte ich.

„Ach Jungs", sagte Tante Con mit seltsamer Stimme.

Ich hielt es für ein Spiel und rannte nach draußen, weil ich dachte, Mummy würde sich hinter der Stechpalme verstecken. Da war sie aber nicht. Ich rannte ums ganze Haus. Als ich wieder vorne ankam, hatte Tante Con Judy auf dem Arm und weinte.

Irgendwas stimmte nicht.

Onkel Bob kniete vor Roger und mir. Seine dicke Brille ließ seine Augen riesengroß aussehen. Mit schwerer Hand nahm er meinen Oberarm. „Ihr müsst jetzt ganz tapfer sein, Jungs. Es hat einen Autounfall gegeben. Euer Daddy ist im Krankenhaus. Mummy ist beim lieben Gott."

„Nein, das ist nicht wahr! Das ist nicht wahr!" Ich schrie ihn an und schlug auf ihn ein. Aber mein Weinen und Schlagen brachte sie nicht zurück. Auch beten half nichts. Ich flehte Gott an und schlug meinen Kopf an den Kamin. Nichts, was ich tun konnte, brachte sie uns zurück. Sie war für immer weg. Ich trommelte mit meinen Fäusten auf den Boden ein. Nein! Das konnte nicht wahr sein.

Großeltern, Tanten und Onkel kamen und gingen und zogen Wolken des Kummers hinter sich her. Tante Con blieb, um sich um uns zu kümmern. Wochen später kam Daddy mit verbundenem Kopf zurück und roch ganz schrecklich nach Whiskey.

Nach dem Tod meiner Mutter zog ich mich mit sechs Jahren in mich selbst zurück. Die frühe Erkenntnis, dass das Leben auf Sand gebaut ist, dass man sich auf nichts verlassen kann, veränderte mein Leben für immer.

Wir durften nicht mit zur Beerdigung. Dadurch gelang es einem Teil von mir, ihren Tod zu verleugnen. Ich klammerte mich an die winzige Hoffnung, dass es mysteriöse Erwachsenengründe dafür gäbe, warum sie weggehen musste, die man uns nicht sagen konnte.

Ich saß im Erker von Omas Fenster und hielt Wache. Ich wollte auf gar keinen Fall weggehen, weil ich fürchtete, sie zu verpassen. Ich wollte im Fenster auf ihre Rückkehr warten, damit sie wusste, dass zumindest ich sie nicht aufgegeben hatte.

Im Nachhinein fühlte es sich an, als hätte ich Jahre an diesem Fenster verbracht. Ich ließ mich nur selten ablenken, und die Schuld fraß mich fast auf, wenn ich mich dabei erwischte, dass ich Spaß hatte. Welcher Junge konnte schon lachen und spielen, wenn seine Mummy verschwunden war? Nach einer Weile konnte ich mir ihr Gesicht nicht mehr vorstellen, und ich merkte, dass ich sogar meine Erinnerungen an sie verlor.

Nun war ich dreizehn. Und die verbliebenen Erinnerungen an meine Mutter schwirrten durch meinen Kopf, als wir zur Isle of Man flogen, um die Hochzeit meines Vaters mit einer Frau zu feiern, die wir noch nie gesehen hatten.

„Alter, schau dir das an!"

Roger schubste mich. Froh um die Ablenkung beugte ich mich über ihn und spähte aus dem kleinen Fenster, um die winzigen Autos auf den Autobahnschleifen zu sehen. Besser gleich mal meine Ansprüche anmelden: „Auf dem Rückweg sitz ich am Fenster!"

Es war für uns alle unser erster Flug. An Grandmas schmalen Lippen konnte ich sehen, dass sie ganz und gar nicht glücklich war. Als sich das Flugzeug nach unten neigte, um auf der Insel zu landen, wurde Judy schlecht.

Daddy holte uns am Flughafen ab und brachte uns ins Hotel. Alle waren schwer mit den Hochzeitsvorbereitungen beschäftigt und wir waren überall im Weg. Wir lernten Daddys Braut mitten in einer Krise wegen der Kleider der Brautjungfern kennen. Katie war überhaupt nicht so, wie ich sie mir vorgestellt hatte. Ich hatte eine warmherzige und freundliche Frau erwartet, aber sie sah aus wie eine gepanzerte Schuloberin, klein und untersetzt mit großem Busen und leichtem Damenbart.

„Oh, ich hab schon so viel von euch gehört. Wie schön, euch endlich kennenzulernen", rief sie mit einer Stimme voller falscher Töne. „Ich hab euch Geschenke gekauft."

Ich packte meines aus. Es war ein metallener Bierkrug mit einem Boden aus Glas und einem eingravierten Drachen auf der Seite.

„Wow, danke", sagte ich als Echo der anderen.

„Na, wollt ihr ihr nicht einen Kuss geben?“, sagte Daddy ein bisschen gereizt und winkte uns zu sich.

„Sorry, klar, natürlich.“ Als ich an der Reihe war, küsste ich die hingehaltene Wange. Ihr Make-up schmeckte widerlich. Obwohl ich mir unbedingt über die Lippen wischen wollte, wusste ich, dass das schlechte Manieren waren, und zwang mich, stillzuhalten. Mir fiel nichts mehr ein, was ich hätte sagen können, und den anderen auch nicht. Wir standen unbehaglich herum, ein falsches Lächeln in die Gesichter geklebt, bis Daddy sagte „Nun, wir haben keine Zeit mehr zu vertrödeln, wir müssen weitermachen. Ist noch so viel zu organisieren.“

„Jetzt weißt du, was ich meine“, sagte Roger, als wir wieder in unserem Hotelzimmer waren und ich meine Lippen wusch, um den ekligen Kosmetikgeschmack loszukriegen.

Am Tag der Hochzeit quetschten sich Roger und ich in gestärkte Hemden. Wir banden Krawatten, legten Anzüge an und gelten unsere Haare. Grandma und Judy kamen in ihren besten Kleidern aus ihrem Zimmer. Los ging’s zur Kirche. Auf dem Weg beschwerte sich Grandma die ganze Zeit, dass ihre Füße wehtaten. Nach den Reden fuhren Daddy und Katie in einem Konfettisturm davon. Mein Bruder und ich flogen wieder zurück. Die Schule wartete auf uns.

Murdoch hatte sich etwas Neues für mich überlegt. Zwei Wochen lang ließ er mich büßen, weil ich ein einziges Mal schmutzige Schuhe angehabt hatte. Vier Mal am Tag musste ich mich bei ihm melden, jedes Mal anders gekleidet: Armeeuniform, Spielkleidung, Sonntagsanzug und Turnanzug. Er inspizierte mich nach jedem Kleiderwechsel. War nicht alles makellos, schickte er mich wieder weg, um das zu korrigieren.

„Diese Schuhe sind dreckig, du Wurm. Geh und polier sie.“

Für das Umziehen ging meine ganze Freizeit drauf, und ich konnte unmöglich allen Aufgaben im Haus oder der Schule nachkommen. In der großen Pause rannte ich so schnell ich konnte in die Queen School. Völlig hektisch zog ich mich um. War er bei allen Inspektionen zufrieden, schaffte ich es gerade noch rechtzeitig zu meiner nächsten Stunde. Wurde ich aber zurückgeschickt, kam ich zu spät und hatte keine Zeit, die richtigen Bücher einzupacken. Die Strafen häuften sich, hier ein Aufsatz mit 500 Wörtern, dort Nachsitzen oder hundert Mal schreiben: „Ich muss pünktlich zum Unterricht erscheinen und alle meine Bücher mitbringen.“

Aber ich hatte keine freie Minute, um irgendwelche Sätze oder Essays zu schreiben. 100 Zeilen, die ich nicht pünktlich abgab, wurden zu 200; 200 nicht geschriebene wurden zu Stockschlägen. Wurde ich dabei erwischt, wie ich die Zeilen während der abendlichen Hausarbeiten schrieb, bekam ich den Turnschuh zu spüren.

Am letzten Tag meiner zweiwöchigen Umkleidezeit erwischte mich Murdoch dabei, wie ich nach dem Löschen der Lichter meine Zeilen auf der Toilette schrieb. Dafür bekam ich noch eine Woche. Das machte mich fertig. Nachdem mein Peiniger einen anderen Aufsichtsschüler überredete, bei dem Spaß mitzumachen, schwebten ständig drei oder vier Strafen über meinem Kopf und ich wurde zwei bis drei Mal die Woche geschlagen. Ich schwamm in einem Meer aus Schmerz und konnte kaum noch den Kopf über Wasser halten.

Die Desillusionierung setzte ein. Scheiß auf den Teamgeist – und scheiß auf das System, unter dem dieser Sadismus blühen konnte. Ich wusste nicht, wie ich mich wehren oder diese Hetzjagd aufhalten konnte. In mir brodelte hilflose Wut.

An Ostern nahmen wir den Zug zu unserem neuen Zuhause – ein Wohnviertel für verheiratete Offiziere auf einem Armeegelände am Rande von Bushey. Judy war schon dort und sah ziemlich jämmerlich aus. Wir versammelten uns im Wohnzimmer.

„Jetzt, da wir alle zusammen sind", begann Dad, „stellen wir erst mal klar, wie dieser Haushalt funktioniert. Mein Job ist es, das Geld nach Hause zu bringen, von dem die Familie lebt. Der Job eurer Mutter ist es, den Haushalt zu führen. Zu Hause macht ihr, was sie euch sagt."

Das verhieß nichts Gutes.

„Warum ist sie so schrecklich?", fragte uns Judy, als wir zum ersten Mal allein waren. „Ich kann überhaupt nichts richtig machen."

„Judy!" Katies herrische Stimme schallte durchs Haus. „Komm her, Mädchen, und räum dieses Chaos auf."

„Es ist mir egal, ob ihr mich mögt oder nicht", fuhr uns Katie an, als wir zum ersten Mal stritten. „Aber ihr werdet mich respektieren und mir gehorchen."

Sie war eine furchteinflößende Frau mit eisernem Willen. Der Dienstalltag des Militärs war ihr neu, aber sie ging gleich in die Offensive. Sie kommandierte jeden herum, dem sie sich nicht fügen musste. Dazu gehörten auch die Frauen von Jungoffizieren und unsere Familie.

Roger und ich waren am Ende der ersten Dinnerparty noch wach. Nachdem die letzten Gäste mit fröhlichen Gute-Nacht-Wünschen gegangen waren, schloss Katie die Tür und fiel direkt über Daddy her.

„Wie kannst du es wagen?", rief sie. „Wie kannst du es verdammt noch mal wagen!"

„Was ist los?"

„Ich muss mir das nicht gefallen lassen." Ihre Stimme wurde zu Eis. „Ich fahre wieder heim auf die Insel. Was würdest du dann machen, hä? Was würdest du deinen tollen Freunden dann erzählen?"

„Wovon sprichst du eigentlich? Was habe ich denn getan?"

„Du hast mir vor den Eastmans widersprochen, das hast du getan. Ich hab mich gefühlt wie ein Vollidiot." Sie redete sich geifernd und Füße stampfend in Rage. „Und du brauchst nicht glauben, dass ich nicht gesehen hätte, wie du dieser Anderson-Tussi schöne Augen gemacht hast. Es war widerlich, wie du dich verhalten hast."

„Moment mal, da hast du was falsch verstanden."

„Da haben wir's, du widersprichst mir schon wieder! Alle haben gesehen, was da los war."

„Süße, die Andersons sind alte Freunde. Das ist nur ein Spiel. Gar nichts passiert da, versprochen."

„Nenn mich nicht ‚Süße', John Fielding! Ich lass mir das nicht gefallen, und damit basta. Wenn du das noch mal machst, pack ich meine Sachen und bin weg. Das kannst du mir glauben."

Hätte sie es nur getan. Gesellschaftliche Anlässe sind ein wichtiger Teil im Leben eines Offiziers. Nach jedem einzelnen flippte Katie aus und beschuldigte Dad, sie vor seinen Untergebenen niedergemacht zu haben, zu flirten oder sich betrunken auf alle möglichen Arten zum Affen zu machen. Nach mehreren fürchterlichen Streiten akzeptierte er offenbar, dass er nicht gewinnen konnte. Sie war zu Extremen bereit, die ihm völlig fernlagen. Zu unserem Schrecken kapitulierte er. Katie wurde Oberhaupt unserer Familie.

Roger und ich hatten bestimmte Pflichten zu erledigen, aber wir konnten den Großteil des Tages woanders verbringen. Judy hatte diese Möglichkeit nicht und wurde fortwährend kritisiert für die unzähligen Arbeiten, die sie verrichten musste. Das Schlimmste war, dass Dad nicht dazwischenging.

„Eure Mutter ist für das Haus zuständig", war alles, was er sagte, wenn wir ihn darauf ansprachen.

„Sie ist nicht unsere Mutter", murmelten wir.

Im November brachte Katie eine Tochter zur Welt. Judy bekam nach Susans Geburt noch mehr Aufgaben übertragen, musste die Windeln waschen, mit dem Baby spazieren gehen und auf sie aufpassen. Wir wussten, dass es nicht Susis Schuld war, aber wir waren wütend, weil die Kluft zwischen ihrem wohlbehüteten Leben und den Mühen ihrer Aschenputtelschwester so riesig war.

Roger und ich pendelten hin und her zwischen dem brutalen Internatsleben und einem Zuhause, das von dieser Person belagert und regiert wurde. Mein einziger Trost war, dass Murdoch Woodbridge verlassen hatte. Er war weg für immer. Sonst gab es nichts, worüber man sich freuen konnte. Fast alles in diesem trüben Leben war Pflicht oder verboten.

An einem Besuchssonntag, an dem ich dringend Zuflucht suchte, rief ich bei den Ballards an. „Hallo Tante Joan. Hier ist Nigel. Ich wollte fragen, ob ich heute bei euch vorbeikommen darf."

„Natürlich, Nigs. Freu mich immer, dich zu sehen." Ihre Stimme klang abgespannt. Zum ersten Mal merkte ich, dass ich für meine netten Verwandten eine Last war.

Ich nahm den Bus nach Wickham Market und machte mich dann auf den langen Weg zu ihrem Haus in Easton. Es war ein schöner Februartag, kalt, aber klar. Die kahlen Bäume hoben sich vom blassen Winterhimmel ab. Plötzlich wurde mir klar, dass ich vollkommen auf mich allein gestellt war – ein seltsames Gefühl. Zuerst war es komisch, aber nach einer Weile begann es mir zu gefallen. Mein Blick fiel auf ein einzelnes Blatt an einem Baum. Nur dieses eine Blatt war seit Herbst dort hängen geblieben. Unter meinem Blick löste es sich, fiel taumelnd zu Boden und landete vor meinen Füßen.

Das rührte mich sehr. Etwas Wichtiges war geschehen. Auch wenn nicht ganz klar war was. Denn ich war fünfzehn und durchlief viele Veränderungen.

Ich hatte aufgehört, an die Phrasen vom Teamgeist zu glauben. Wenn ich nicht allein war, hing ich meistens mit den Rebellen der anderen Häuser rum, rauchte und redete vom Aufruhr.

Während ich rebellierte, passte mein Bruder sich zunehmend an. Zu Beginn unserer gemeinsamen Schulzeit hatten wir uns alles bedeutet, aber unsere Pfade hatten sich schon vor langer Zeit getrennt. 1964 verließ Roger die Schule und ging zur Armee.

Ich machte die mittlere Reife, erklomm die nächste Stufe, war aber der Einzige im Haus, der kein Aufsichtsschüler war. Der neue Heimleiter meinte, er könne sich nicht auf mich verlassen. Wie recht er damit hatte. Ich verspürte keinerlei Wunsch, ein Regime zu unterstützen, das ich zu hassen gelernt hatte. Ich wollte keine faire Chance, keine Gelegenheit, einem armen Kind das Leben zur Hölle zu machen. Irgendjemand muss ja schließlich den Kreislauf der Gewalt durchbrechen.

Ohne die Aufgaben eines Aufsichtsschülers hatte ich viel Freizeit, aber wenig Ahnung, was ich damit anfangen sollte. Schon bald würde ich wieder zu den blutigen Anfängern gehören und als kleinstes Rädchen in dem mir Angst machenden Gefüge, das sich Jobmaschine nannte, meinen unbedeutenden Platz einnehmen. Alles war so unglaublich deprimierend, dass ich versuchte, gar nicht erst darüber nachzudenken. Ich verbrachte stattdessen viel Zeit damit, den Piratensender *Radio Caroline* zu hören, oder durch die Schulaula zu wandern, um meinem Klassenkameraden Brinsley Schwartz und seinem Kumpel Nick Lowe zuzuhören, die dort mit ihrer Rock'n'Roll-Band The Democrats für das nächste Konzert probten.

Wenn ich nicht lernte oder Musik hörte, verschlang ich Bücher. Ein gutes Buch holte mich raus aus dem trüben Schulalltag und beförderte mich in eine andere Welt. Ich trampte mit Jack Kerouac in *Gammler, Zen und hohe Berge* durch Amerika. George Orwell nahm mich mit zu den Pennern und katapultierte mich dann mit einem fliegenden Teppich nach Katalonien, mitten hinein in den Spanischen Bürgerkrieg. Ich bewunderte die Anarchisten, deren Freiheitskampf genau meinem Verlangen entsprach, mein Leben selbst bestimmen zu können. Nachdem ich Orwell für mich entdeckt hatte, las ich alles, was ich zum Spanischen Bürgerkrieg finden konnte, und begann mich mehr mit Politik zu beschäftigen. Ich erkannte, dass ich mich gegen die autoritäre Prägung des Empires wehrte. Jetzt brodelten in meinem Blut fremde Gedanken über Freiheit und Gleichheit.

In meinem letzten Jahr in Woodbridge war ich größtenteils mir selbst überlassen. Der neue Heimleiter wollte mich isolieren, damit ich die Jüngeren nicht mit meiner Unzufriedenheit infizierte. Aber ich wollte keine Revolte auslösen, ich wollte nur einfach nicht, dass man weiter auf mir herumtrampelte.

Obwohl ich die Tage zählte, bis ich gehen konnte, hatte ich keine Ahnung, was ich nach der Schule tun sollte, außer dass ich irgendwie

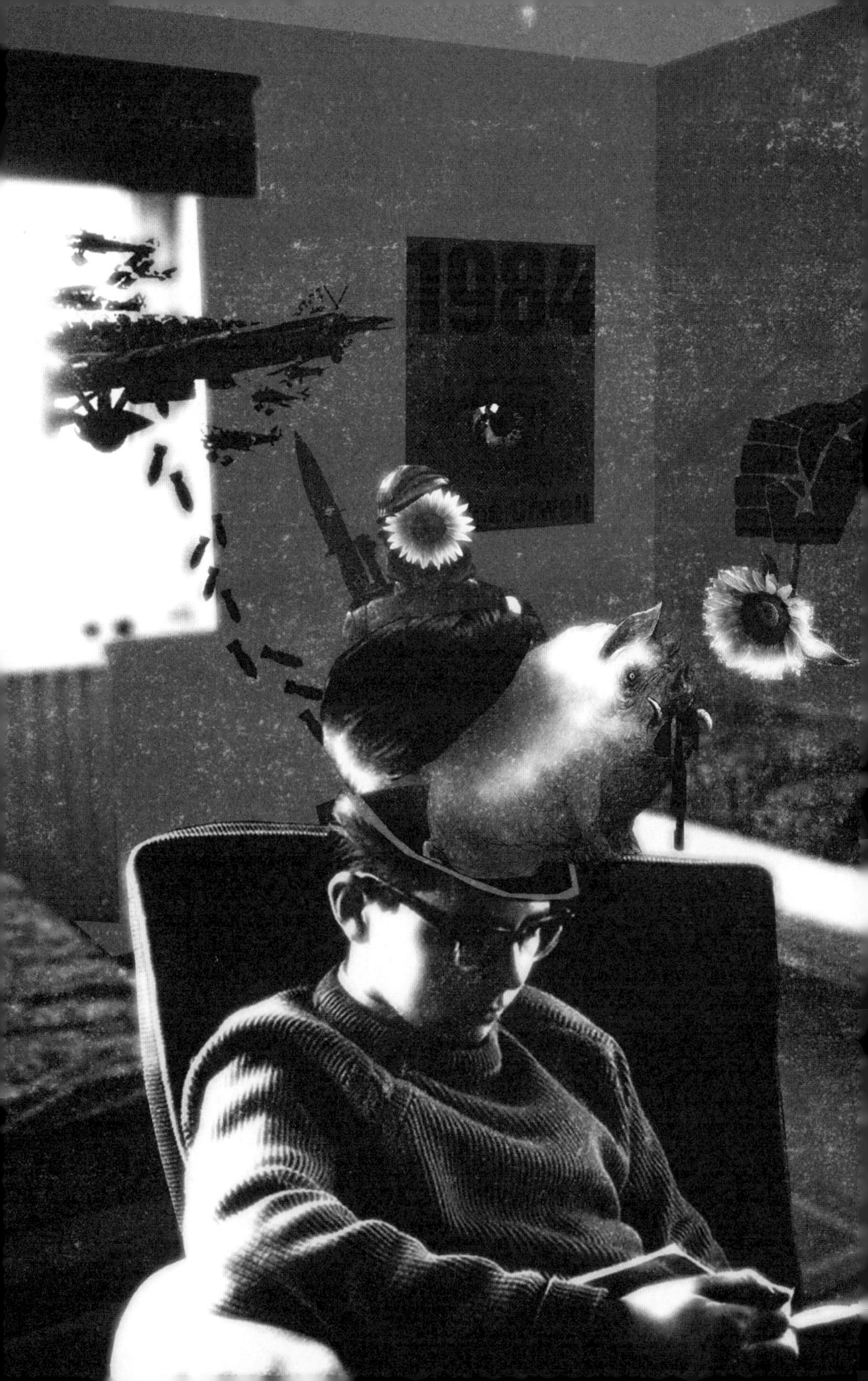
1984

studieren wollte. Um mich von den anderen abzuheben, fügte ich in meiner Bewerbung unter dem Punkt sonstige Interessen hinzu: Faschismus.

Ich wurde zu einem Vorstellungsgespräch nach Reading eingeladen. Das Gremium bestand aus zwei Indern und einem Weißen.

„Erzählen Sie uns von Ihrem Interesse am Faschismus", forderte mich einer von ihnen auf. „Sehen Sie sich selbst vielleicht als Faschisten?"

„Auf keinen Fall", antwortete ich. „Faschismus ist eines der größten Übel der Welt. Der Sieg über die Nazis in Deutschland hat das Problem nicht beseitigt, denn Ansätze zum Faschismus gibt es in jeder Gesellschaft."

Ich versuchte, nicht so zu klingen, als hätte ich alles einstudiert. Ich meinte wirklich, was ich sagte – und das half. Die Stimmung wurde deutlich besser. Wir sprachen über die Diktatur in Spanien und Portugal, wir diskutierten über Orwell und dann über Literatur im Allgemeinen. Am Ende wurde ich gebeten, draußen zu warten. Fast sofort riefen sie mich wieder herein.

„Wir bieten Ihnen hier einen Studienplatz an, natürlich immer noch abhängig von Ihren Noten", setzte der Vorsitzende an. „Ich muss sagen, dass es eine große Überraschung war, Sie kennenzulernen – angesichts der Informationen, die wir über Sie vorliegen hatten."

„Wie bitte?"

„Der Bericht Ihres Heimleiters war der schlechteste, den ich je über einen Schüler gelesen habe. Er hat Sie als derart entsetzlichen Menschen gezeichnet, dass er uns neugierig gemacht hat, Sie kennen zu lernen."

SOMMER IN DEN SIXTIES

1966

Im Sommer 1966 war das Leben voller Verheißungen. Das ganze Land war im Freudentaumel, nachdem England Fußballweltmeister geworden war, und ich war total euphorisiert, weil ich wusste, dass ich nie wieder zur Schule gehen musste.

Zusammen mit Tausenden anderen Erstsemestern kam ich eine Woche vor Semesterbeginn an der Universität von Reading an. Wir hatten sieben Tage, um uns zurechtzufinden, uns für die Kurse einzuschreiben und uns bei den Arbeitskreisen und Clubs einzutragen, die uns interessierten.

Bei einer Eintrittsveranstaltung der Anarchistengruppe stritten sich die Mitglieder endlos darüber, ob sie sich an die Uni-Regel halten sollten, dass Arbeitskreise zu bestimmten Uhrzeiten stattzufinden hatten. Ich fing den Blick eines anderen Erstsemesters ganz hinten im Raum auf und rollte mit den Augen. Er lachte. Wir brachen gemeinsam auf, spazierten die Redlands Road hinunter und wühlten das braune und goldene Laub auf dem Gehsteig auf.

„Heiße Jack," sagte er. Er hatte lange Haare und kam aus dem Norden. Er war klein und flink und hatte so helle Augen wie eine Amsel.

„Hi Jack. Ich bin Nigel. Was hältst du von der Anarchistengruppe?"

„Pfff", machte er verächtlich. „Mittelschichtswichser. Echte Liberalisten würden sich einen Dreck drum scheren, was die Universität will."

Bei Bratkartoffeln und Rührei in der Uni-Cafeteria erzählte mir Jack von sich. Auch er rebellierte gegen die erdrückende Autorität seiner Kindheit. Sein Vater war Bergbaukumpel aus Nottingham, ein doktrinärer Kommunist, der sich sklavisch an die Parteilinie hielt. Jack streichelte seinen Ziegenbart und sprach leidenschaftlich über die frühen anarchistischen Schriftsteller wie Bakunin und Kropotkin, von der Ersten Internationalen, der Geschichte der Arbeiterbewegung und deren Verrat durch die Kommunisten. Ich war hingerissen. Ich hatte noch nie einen Kommunisten getroffen, ganz zu schweigen von einem anarchistischen Sohn eines Kommunisten. Jack hatte noch nie jemanden getroffen, der ein Internat besucht hatte. Wir waren fasziniert voneinander und legten jeweils mit der Hilfe des anderen die Schrecken unserer Kindheit ab, sprachen über Politik, Ideen, Mädchen und Musik.

Wir zementierten unsere Freundschaft, indem wir uns in einem abgedunkelten Zimmer *Blonde on Blonde* anhörten, stunden- und tagelang, Woche um Woche. Dylans spartanische Lieder zeichneten weite Seelenlandschaften, die die dunklen Höhlen meiner Jugend ausleuchteten und mich immer noch verfolgen.

Mein Bafög im ersten Jahr wurde nach dem Einkommen meines Vaters bemessen und betrug 150 Pfund. Dad sollte es auf den vollen Betrag aufstocken – 340 Pfund. Ich sprach in den Weihnachtsferien mit ihm.

„Dad, ich brauche mindestens 100 Pfund für das nächste Semester."

„Hab ich dir das nicht schon oft genug gesagt?", fragte er genervt. „Ich hab dir schon hundert Mal gesagt, dass ich dich unterstütze, bis du achtzehn bist, und dann bist du auf dich selbst gestellt. Jetzt bist du achtzehn, Nigel. Deine Finanzen sind ab jetzt dein Problem, nicht meins."

„Was? Das ist nicht dein Ernst … Von was soll ich denn leben?"

„Natürlich ist das mein verdammter Ernst. Wovon du lebst, ist dein Problem. Wenn du kein Geld hast, suchst du dir besser einen Job."

Ich war zu entsetzt, um etwas dazu zu sagen, und stürmte aus seinem Arbeitszimmer. In meinem Zimmer verdaute ich die Neuigkeiten, als Katie ohne anzuklopfen hereinkam. Ihr Kopf war leicht nach hinten und zur Seite geneigt – ein sicheres Zeichen dafür, dass Streit anstand.

„Was sagst du dazu?", schnappte sie und warf mir ein nasses Handtuch vor die Füße.

„Ein Handtuch?"

„Spar dir deine schlauen Sprüche, Nigel Fielding!"

„Ach so, dir wär's lieber, wenn ich dumm wäre."

„Du hältst dich für verdammt schlau, aber du stellst dir selber ein Bein, du junger Trottel. Ich dulde es nicht, dass mein Bad so aussieht …" Das anschwellende Grollen in Katies Stimme kündigte einen ihrer berserkerhaften Wutanfälle an. Aber das war mir egal. Ich hatte genug.

„Mach dir keine Sorgen um dein Scheißbad. Ich werd's nicht mehr benutzen. Ich hau ab."

Völlig pleite kehrte ich nach Reading zurück. Um Geld zu sparen, kündigte ich meine Bude in der Caversham Road und quartierte mich in einem zweigeteilten, möblierten Zimmer in Westcroft ein. Es befand sich in einem großen Landhaus, in dem auch Jack wohnte.

Ich teilte das Zimmer mit einem jamaikanischen Studenten.

Errol war der erste Schwarze, mit dem ich sprach, und mein neuer bester Freund war der Sohn eines Bergmanns … die Universität zeigte mir, in was für einem beengten Umfeld ich aufgewachsen war.

Errol war schlau und sarkastisch. Er nahm sein Politikstudium sehr ernst und saß immer lang in der Bibliothek. Abends, ehe wir das Licht löschten, lagen wir auf unseren Betten und unterhielten uns.

„Was willst du nach der Uni machen?“, fragte er mich eines Nachts.

„Keine Ahnung … rumreisen, mir die Welt anschauen, bis ich mich entscheide.“

„Ich hab einen Plan. Ich hab Ehrgeiz. Mein Ziel ist es, mit einem guten Abschluss nach Jamaika zurückzukehren und mir einen gut bezahlten Job in Kingston zu suchen. Ich werde mich in der Lokalpolitik engagieren und Abgeordneter werden und mich für meine Wähler einsetzen. Dann sehen wir weiter …“

„Errol, das ist so verdammt bürgerlich! Ich kann's kaum glauben, dass du das gesagt hast. Du bist so ein schlauer Typ …“

„Hör auf!“, fuhr er mich wütend an. „Du hast doch keine Ahnung und keinen Plan, meinst aber, dass du meine Ziele verurteilen kannst. Ihr jungen weißen Rebellen seid so vorhersehbar, das ist echt traurig. Wenn euer Protest gegen den Staat vorbei ist, kapiert ihr, wie die finanzielle Realität aussieht, sucht euch einen Job und nistet euch in einem Wirtschaftssystem ein, in dem die Industrienationen die Ressourcen der Erde plündern.“

„Die was?“

„Die Industrienationen, die Erste Welt – Amerika und Westeuropa. Ihr lebt auf dem Rücken der armen Länder.“

„Ich nicht. Von mir redest du da nicht, Errol. Ich gehöre nicht zum System.“

„Das kommt schon noch, wart's nur ab.“

„Da liegst du falsch, Errol. Das passiert mir nicht. Nicht mir.“ Obwohl ich mit Überzeugung gesprochen hatte, war ich in der Defensive, meiner selbst nicht mehr sicher und fragte mich: „Vielleicht doch? Kann mir das passieren?“

Nachdem ich die Miete für das Semester bezahlt hatte, hatte ich noch genau zwei Pfund. Damit konnte ich mich noch eine Weile ernähren – für einen Sixpence bekam ich ein Mittagessen in der Cafeteria oder ein paar dicke Erdnussbuttersandwiches von der Kaffeefee in der St. Davids Hall – aber ich musste irgendwas unternehmen, und zwar schnell, sonst war ich blank.

St. David' war kein Wohnheim. Es war das Auffangbecken für die Schüler, die in Buden in der Stadt wohnten. St. David' war direkt neben der Bar der Students' Union und bestand aus einem Lesesaal, zwei Gemeinschaftsräumen und einer Küche. Am anderen Ende des verrauchten Junior-Gemeinschaftsraums hatte eine Gruppe von Erstsemestern spät nachts immer ein Kartenspiel am Laufen. Ich holte tief Luft und gesellte mich dazu.

Flash Andy, dieser Angeber, teilte mit der Fluppe im Mund die erste Runde aus. Er hatte den Kopf zur Seite gelegt und blinzelte, um den Zigarettenrauch nicht ins Auge zu kriegen. Andy sah gut aus und war frech und gab voller rastloser Energie zu allem seinen Senf ab.

„Und noch ein drittes Ass zu meinen beiden anderen", sagte er und teilte sich selbst die letzte Karte aus. Er legte einen Penny in die Mitte. „Bin dabei."

Als wir alle gesetzt hatten, sagte er zu seinem linken Nachbarn: „Du bist dran, Rod."

Rod und Andy waren die Grundpfeiler der Kartenrunde. Andere kamen und gingen, aber die beiden waren jede Nacht da. Ganz in Schwarz gekleidet war Rod der Ruhepol, er schwieg, während sein Freund Andy unablässig plauderte und in Bewegung war. Ohne seine Karten anzusehen flüsterte er: „Gehe blind mit", und legte eine Münze in die Mitte.

„Bin dabei", sagte ich und legte meinen Penny neben seinen.

„Drei Pence und zeigen", wagte sich der blonde Jim, der Schachzauberer, vor.

„Man kann einen Blinden nicht erhöhen", gab Andy dem anderen Neueinsteiger trocken zu verstehen. „Du kannst zwei Pence setzen, wenn du deine Karten angeschaut hast."

„Dann zwei Pence."

„Raus." Barry warf seine Karten hin. Andy folgte ihm.

„Sechs Pence blind." Rod war nicht mehr zu bremsen.

„Bin dabei." Ich warf eine Silbermünze in die Mitte. Ich wusste, weiter konnte ich nicht gehen, ohne meine Karten anzuschauen.

Auf der anderen Seite des Gemeinschaftsraums gab es irgendeinen Aufruhr und wir drehten uns alle um.

„Nichts", sagte Andy verächtlich. „Die Rugby-Idioten verkloppen sich mal wieder. Schaut euch die Trottel doch nur an. Egal", fügte er zu

Jim gewandt hinzu, der noch zögerte. „Einen Shilling, wenn du noch dabei bist.“

„Okay, einen Shilling.“ Jim sah nicht glücklich aus.

Rod lugte in seine Karten und warf sie mit einem gemurmelten Fluch auf den Tisch. Jetzt war ich dran.

„Sechs Pence blind.“ Ich grinste Jim an. Ich hatte ihn am Wickel.

„Spinnst du?“, jaulte er. „Du weißt noch nicht mal, was du hast.“

„Um dich zu schlagen, braucht's nicht viel.“ Ich sah ihn an und wartete ab.

Er dachte zu lange nach und warf dann seine Karten hin. Ich hatte einen Shilling und neun Pence gewonnen und wusste noch nicht mal, was ich für Karten gehabt hatte. Ich mischte, ohne sie mir anzusehen. Was für ein Beginn! Und das war erst der Anfang.

Die Kartenrunde fing erst an, nachdem die Bar geschlossen hatte. Die anderen Spieler hatten ein paar Drinks intus und spielten zum Spaß mit dem Geld, das sie übrig hatten. Ich war nüchtern. Ich war dort, um mir was zu essen kaufen zu können, und nahm es sehr ernst, obwohl ich mit den anderen lachte und Witze machte.

Karten spiele ich, seit ich denken kann. Roger und ich hatten es von Grandpa Davies in Wales gelernt, als ich fünf war, und seitdem mischten und teilten wir aus. Hier wurde nicht groß gemischt, also zählte ich die Karten und merkte mir, was weg war, und hatte dadurch einen ganz guten Überblick, was in dem sich ständig bewegenden Blatt drin war. Das verschaffte mir einen Vorteil gegenüber meinen unbekümmerten Spielerkumpels. Zusätzlich beobachtete ich, wie sich jeder Einzelne verhielt, kriegte ihre verräterischen Angewohnheiten raus, wenn sie versuchten, zu verbergen, dass sie ein gutes Blatt hatten, oder die kleinen, eindeutigen Bewegungen, die sie machten, wenn sie protzten.

Ich hatte auch schlechte Tage, aber nicht so viele wie gute. Für gewöhnlich lag ich am Ende der Nacht vorn. Ich erhöhte meinen Grundeinsatz auf einen Fünfer, dann auf vernünftige zwei Pfund. Nach einer desaströsen langen Nacht fiel meine Reserve auf 30 Shilling. Aber ich arbeitete mich wieder zurück. Ich lebte von meinen fünf Sinnen und hielt mich über Wasser. Zumindest musste ich mich niemandem verpflichtet fühlen. Ich stand morgens auf, wann ich wollte, und tat, worauf ich Lust hatte. Zum ersten Mal, seit ich ein kleiner Junge war, hatte ich das wohlige Gefühl, dass das Leben gut war.

An Ostern nahmen Jack und ich am *Aldermaston March* teil. An den Wochenenden trampten wir durch Südengland, positionierten uns vor amerikanischen Luftwaffenstützpunkten und demonstrierten gegen Atombomben. Meistens gingen wir nach unseren Aktionen nach Hause, aber manchmal, wenn wir weit gereist waren, suchten wir jemanden, der uns bei sich aufnahm.

Es fand sich immer jemand. Zwischen denen, die sich stark genug fühlten, für den Frieden auf die Straße zu gehen, herrschte eine gewaltige Solidarität. Oft hockten ein paar Dutzend von uns zusammen, und wir redeten bis es hell wurde, rauchten und tranken schwarzen Kaffee und verhandelten die Probleme der Welt.

Demos am Wochenende und Kartenspielen bis drei oder vier Uhr morgens führten unweigerlich dazu, dass ich mein Studium schleifen ließ. Ich bemühte mich, den Philosophiekursen zu folgen, weil sie mich faszinierten, aber die anderen Fächer vernachlässigte ich. Zum ersten Mal in meinem Leben war ich frei, und das stieg mir zu Kopf. Ich verplemperte zu viel Zeit damit, zu protestieren und Spaß zu haben, aber das merkte ich erst, als die ersten Prüfungen anstanden.

Philosophie nahm ich im Sturm, aber bei meinen beiden anderen Fächern rasselte ich durch. Wenn ich also nicht alle drei Fächer bei der Nachprüfung bestand, flog ich raus.

Im Frühsommer 1967 machten unglaubliche Geschichten über die Hippies in San Francisco die Runde. Grelle Zeitungsartikel behaupteten, Popstars in London würden sich mit Haschisch und Marihuana berauschen und das neue Album der Beatles *Sergeant Pepper's Lonely Hearts Club Band* enthielt angeblich Anspielungen auf die bewusstseinserweiternde Droge LSD – die mächtigste Droge von allen.

Ich hatte noch nie etwas mit Drogen zu tun gehabt. Und meine Freunde auch nicht. Wilde Gerüchte kursierten am Campus, aber wir schafften es nie, ihnen auf den Grund zu gehen. Je schwieriger es wurde, rauszufinden, um was es überhaupt ging, umso mehr wollten Jack und ich es wissen.

Ein paar Zweitsemester und zwei Jungs aus der Stadt lebten über uns im Dachgeschoss von Westcroft. Im Juni sahen wir sie im Garten spielen, sie machten irgendeinen hirnverbrannten Mist, aber hatten definitiv Spaß dabei. Wir vermuteten, dass sie high waren. Es schien unsere bisher beste Chance zu sein, und Jack und ich jagten uns gegenseitig die Treppe herunter. Schließlich standen wir nebeneinander, und als sich die Tür ein wenig öffnete, übernahm Jack das Reden.

„Hi Tom, alles klar?"

„Was ist los?"

„Also, hm, wir haben uns gefragt, äh ..." Er räusperte sich und fing noch mal an. „Wisst ihr, wo wir ein bisschen Hasch herkriegen könnten?"

Stille.

„Ihr wisst schon, das Harz", fügte ich hinzu, um zu zeigen, dass wir uns auskannten.

Die Tür ging auf. Lenny stand neben Tom. Was ihm an Größe fehlte, glich er mit Aggressivität aus.

„Was wollen die?", fragte er Tom und sah uns angewidert an, als wären wir Zeugen Jehovas.

„Die wollen was klarmachen", gab er zur Antwort. Und zu uns gewandt: „Sorry, kann euch nicht weiterhelfen."

„Nee, wir haben nix." Lenny grinste breit.

Was sagt man darauf? Ich hing in der Luft und fragte mich, wie wir hier wegkamen, ohne wie völlige Idioten dazustehen, als Tom beiläufig sagte: „Ich hab ein bisschen LSD ... aber das ist wahrscheinlich zu hart für euch."

„Nee, gar nicht", sagte ich ohne nachzudenken.

„Überhaupt nicht", bekräftigte Jack. „Wir würden sehr gern etwas probieren."

Sie baten uns rein und wir einigten uns darauf, dass ich mein neues Hendrix-Album gegen zwei Trips eintauschte. Tom gab uns je einen Zuckerwürfel. Jack und ich sahen uns mit einem Warum-nicht?-Blick an und aßen sie auf der Stelle.

Es begann mit einem gelösten, schwummerigen Gefühl im Bauch und einem kitzligen Vibrieren am ganzen Körper. Ich hatte das Gefühl zu wachsen. Jack bestaunte eine Weintraube, während er sie schälte. Er sah hoch. Unsere Blicke trafen sich und blieben aneinander kleben.

„Das ist es!"

„Hast du das gedacht oder ich?" Jacks Grinsen pulsierte und strahlte große Energiewellen aus.

„Beide zusammen", antwortete ich. Sprechen war schwierig, denn meine Zunge war so groß wie mein Mund. Lachen schien die einzige Lösung.

Vor Lachen völlig überdreht taumelten wir nach draußen. Die Welt, die aus ihrem Dornröschenschlaf erwachte, nahm mich so bewusst auf wie ich sie. Das Leben glitzerte und zwinkerte von jeder Blume, jedem Blatt, jedem Insekt und jedem Baum. Die Energie des Universums floss durch uns hindurch. Ich konnte alles in mikroskopisch genauen Details sehen, aber es geschah so schnell, dass ich überhaupt keine Zeit zum Überlegen hatte.

Völlig verblüfft davon, wie großartig das Leben war, schwankten wir die Straße runter und ließen uns auf eine Wiese fallen. Eine gefühlte Ewigkeit konnten wir nichts anderes tun, als still und reglos an einen Baum gelehnt auf dem Boden zu sitzen, inmitten einer Arena des kosmischen Tanzes. Jack saß neben mir, er war mein Copilot. Wir steuerten den Planeten um die Sonne. In telepathisch verknüpften Abständen sahen wir uns mit leuchtenden Augen an.

Ich segelte durch Zeit und Raum, brütete über den großen Fragen des Lebens, schaffte es aber nicht, mich mit einer davon wirklich intensiv auseinanderzusetzen. Muster entstanden vor meinen Augen und Gedanken und flogen durch mein Hirn wie eine Vogelschar. Ich war eins mit der Schöpfung. Ich sah Jack an und er mich. Ihm ging es genauso. Wir waren keine Individuen mehr, sondern ein Teil des großen Ganzen geworden.

Die Fenster der Wahrnehmung waren sperrangelweit geöffnet. Ich konnte die Unendlichkeit sehen, genau wie William Blake. Ich dachte darüber nach, Jack diesen Gedanken zu erklären, aber überhaupt damit anzufangen wäre viel zu kompliziert gewesen, lächerlich, es überhaupt in Betracht zu ziehen.

„Worüber lachst du?", fragte er.

„Über alles. Wow! Das ist unglaublich."

„Ja. Zu viel."

Er hatte recht. Ich war mir über alles um mich herum zu 100 Prozent bewusst, und ungefiltert wurde ich von all diesen Eindrücken bombardiert. Seine unglaubliche Präsenz, der kleine Mückenstich an meinem Zeh, ein Flugzeug, das über uns schwebte, wie sich die Sonne durch die Buchenblätter ergoss, die penetrante Ameise, die über meine Jeans marschierte, der Wind in dem jungen Weizen, der Schweiß auf der Brücke meiner Brille, Vogelgezwitscher aus der Hecke, der Geruch der Blüten, das Gurgeln in meinem Bauch und alles andere, auf das meine überempfindlichen Sinne reagierten.

„Stimmt", sagte ich ernst. „Alles viel zu viel."

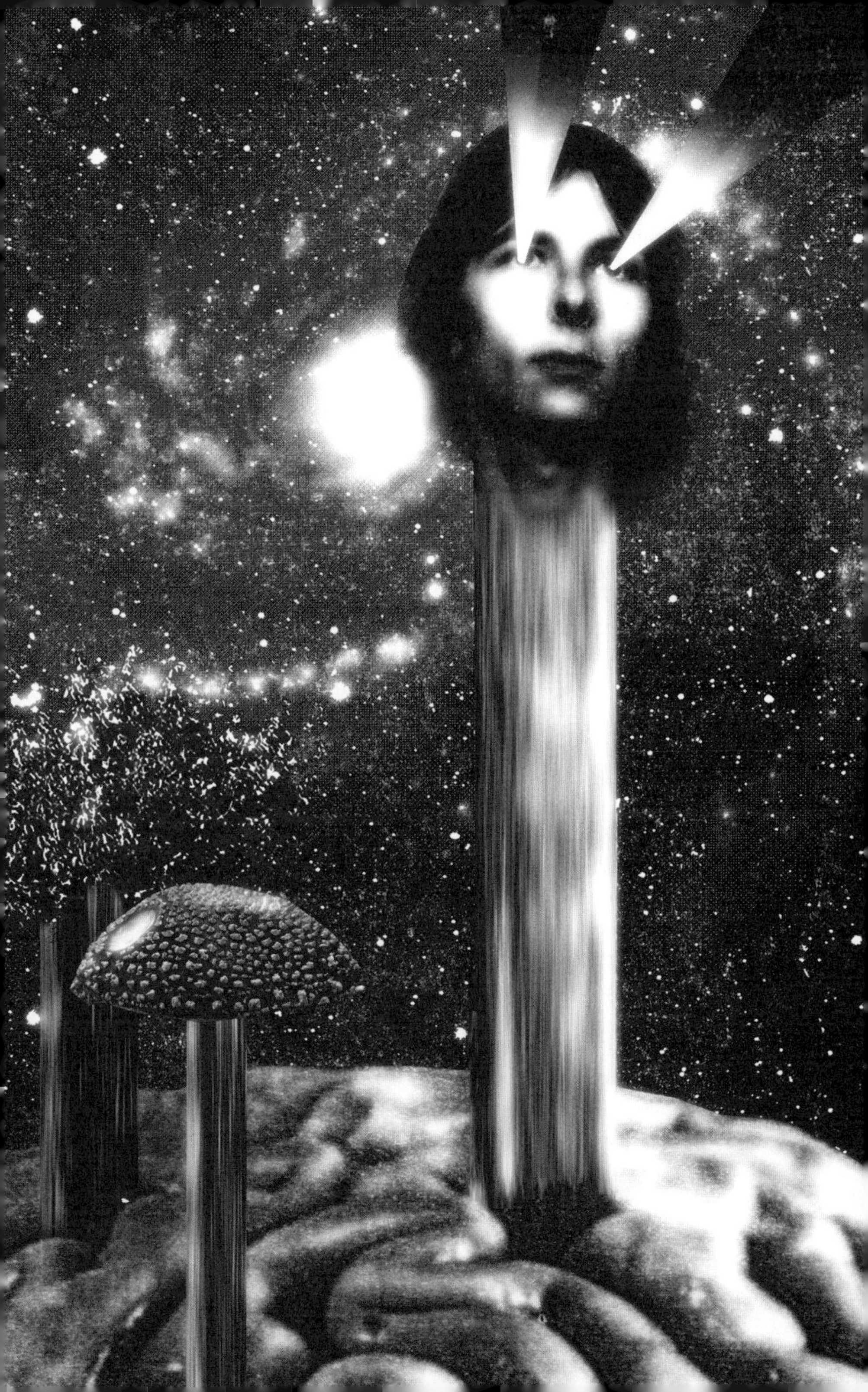

Als wir aufhörten zu lachen, standen wir beide wieder. Er zeigte auf die Straße. „Tiefstes Berkshire."

Ich war ein menschlicher Archetypus und machte jede Erkundungsreise, die jeder Mensch jemals gemacht hat, seit wir die Erde bevölkern. Ich beobachtete mich dabei, wie ich mich vorwärtsbewegte, Gefahren abwog, nach neuen Möglichkeiten suchte, empfangsbereit für allerlei Schätze. Bei einem unwillkürlichen Perspektivenwechsel sah ich mich selbst, beobachtete mich dabei, wie ich mich aus dem schmalen Fenster meines Bewusstseins lehnte und den weiten Horizont absuchte, und ich sah, wie sich der eigentliche Kreislauf des Lebens vor mir entfaltete. Mir ging auf, dass mein Leben – die selbstverständliche Tatsache, dass ich lebte – ein Geschenk war, ein schier unvorstellbares Geschenk, das man so frei von allen Zwängen leben sollte wie eben möglich.

„Schau!" Mehr konnte ich nicht sagen zu dem Spinnennetz zwischen zwei Ästen, auf das ich zeigte.

„Oh, wow!" Jack bestaunte dieses Wunder. „Zu viel."

Der unstete Flug eines Schmetterlings rührte mich zu Tränen des Glücks. Die ganze Schöpfung war von ihrem eigenen inneren Licht erleuchtet, alles – sogar ich. Ich war so wunderbar – auf meine Art – wie alles andere auch. Auch ich war ein Wunder der Schöpfung, nicht nur ein Trottel. Aber das natürlich auch.

Mein Magen, der zwischen meinem Geist und meinen Füßen herumschwappte, verdeutlichte perfekt, was für eine Art Mensch ich war: In meinem Zentrum gab es nichts Solides. Die Hälfte der Zeit über wusste ich noch nicht einmal, welche Meinungen ich vertrat. Ich folgte einfach nur dem Beispiel der Leute, die ich bewunderte, und tat so, als teilte ich ihre Ideen und Gedanken. Ich war ein Heuchler. Ich hatte dieses Acid genommen – ohne eine Ahnung, auf was ich mich einließ –, um nicht wie ein Idiot dazustehen vor jemandem, der direkt durch mich hindurchsah.

Die traurige Wahrheit war, das musste ich mir eingestehen, dass ich völlig überflüssig war.

Ich trabte nach Hause und dachte darüber nach, dass ich zu nichts zu gebrauchen war, und trottete zum Müll. Das war der einzige Ort für solche wie mich. Als ich in die Mülltonne stieg, bekam ich einen derartigen Lachanfall, dass ich mich in ihrem Inneren verkeilte und sie kaputt machte. Nach dem, was ich heute gesehen hatte, musste ich mir keine Gedanken mehr über die richtige Einstellung zum Leben machen. Das lag hinter mir. Was für eine Erleichterung!

Ich war ein Idiot gewesen, aber ich wusste auch, dass ich stets gekämpft und versucht hatte, mein Bestes zu geben. Mein Herz weitete sich vor Mitleid für den armen Jungen, der ich früher gewesen war, und ich fing an zu heulen. Mit der Erinnerung an diese dunklen Tage kamen die Einsamkeit und der Schmerz, die ich nach dem Tod meiner Mutter verschlossen und weggepackt hatte, wieder hoch.

Und dann erschien zum ersten Mal seit Jahren ihr Gesicht vor meinem inneren Auge. Sie saß lachend in der Küche von Grandpa Davies in Rhyl. Augenblicklich brach dieser ganze glückliche Sommer über mich herein. Tanten in leichten Sommerkleidern, die lachten und kicherten, während sie in der Küche große Sandwichberge zubereiteten. Roger und ich rannten mit unseren Cousins rein und raus, die Treppen rauf und runter, im Hintergrund die Rufe, dass wir auf die Kleinen aufpassen sollten. Gartenpartys, am Strand oder auf den Hügeln – der perfekte Sommer mit Gingerbier, Kuchen und Gelächter zog an mir vorüber, und meine Mummy winkte zum Abschied und blies mir einen Luftkuss zu.

Der Tag verblasste, als ich wieder zu mir kam. Ich saß immer noch bei der zerborstenen Tonne im Hinterhof und streckte mein gekrümmtes Rückgrat. Eine Last war von mir gewichen; irgendwie hatte ich die Möglichkeit gehabt, mich von meiner Mutter zu verabschieden. LSD war unglaublich. Man konnte nicht nur den ganzen weiten Bogen des Lebens erkennen, sondern auch ins Innere blicken und Dinge über sich selbst verstehen, die man vorher nicht gewusst hatte. „Das ist der wichtigste Tag meines Lebens", sagte ich mir.

Viel älter und weiser ging ich die Treppe hoch und öffnete die Tür. Rote Klangwellen schwappten über mich und Hendrix war in meinem Kopf und fragte: „Are you experienced, not necessarily stoned, but out of your mind?"

Ja. Absolut.

Die Welt hatte plötzlich vom Schwarzweiß- in den Farb-Modus gewechselt. Ich hatte gesehen, dass die verdammte Schöpfung ein schillernder Tanz voller Energie war. Letztendlich sind wir alle eins.

„Wo kriegen wir noch mehr her?" Jack und ich waren nach unserem Trip Feuer und Flamme und sprachen tagelang über nichts anderes. Auch er hatte sich eins mit der Natur gefühlt, das Leben als Energie und die Welt im kleinsten Sandkorn erkannt. Er wusste um die Überbeanspruchung der Sinne, beschrieb die gleichen halluzinogenen

Flashbacks und Zeit- und Raumverzerrungen. Unser Leben war auf den Kopf gestellt worden und seitdem um einiges besser – da waren wir uns einig. Unsere Freunde mussten dieses Wunderzeug unbedingt auch ausprobieren. Jeder musste das!

Wir überredeten Tom, uns seinem Kontakt vorzustellen, und kauften eine Pipettenflasche mit 50 Trips Acid. Ein Tropfen auf einem Zuckerwürfel war ein Trip. Wir begannen aufgepeppte Zuckerwürfel an unsere Freunde zu verteilen. Als wir nichts mehr hatten, kauften wir eine neue Flasche. Nicht jeder wollte es versuchen, aber so ziemlich alle, die es taten, waren genauso euphorisch wie wir und wollten es ebenfalls ihren Freunden zeigen. Die psychedelische Wahrnehmung breitete sich im ganzen Land aus und der magische Kreis der Konsumenten wuchs täglich.

In unseren Augen strahlte das Licht der Freude; wir waren über das Elixier des Lebens gestolpert, die Substanz, die die Menschheit verändern würde!

DIE JULIE-BANDE

1977

Nach einer Woche in Polizeigewahrsam wurden am 1. April die 30 verbleibenden Operation-Julie-Verdächtigen mit Handschellen in einen großen Bus voller Polizisten verladen: Henry und Brian, die das Unternehmen geleitet hatten, Russ und Eric, die Jungs, die ich belieferte, Smiles, Russ' wichtigster Hintermann, und ein paar andere. Wer waren die anderen? Beim Einsteigen gab es ein paar Versuche zu sprechen, aber sobald wir losgefahren waren, wurden die meisten still.

Im Zentrum eines großen Konvois von Polizeiwagen und Motorrädern fuhren wir die Autobahn Richtung Westen runter. Wie ein Verhungernder starrte ich auf die vorbeiziehende Landschaft. Wie viele Jahre würden vergehen, ehe ich wieder Holz riechen würde?

Die zwei Frauen wurden im Pucklechurch Prison bei Bath abgesetzt, wir Männer wurden nach Bristol gebracht. Der Bus fuhr durch die Einfahrt und die großen Türen des Horfield Prison schlossen sich hinter uns und wurden verriegelt.

Zu unserer Gruppe gehörten zwei Ärzte, zwei Apotheker, ein Lehrer, ein Schriftsteller, ein Musiker … ich glaube, der Knast von Bristol hatte so etwas wie die Julie-Bande noch nie gesehen. Umgeben von Dutzenden von Wärtern wurden wir zur Aufnahme gebracht, wo uns schließlich die Handschellen gelöst wurden. Ich rieb mir die Handgelenke und schaute quer durch den Raum zu Russ.

„Hey Leaf", sagte er mit einem Lächeln, „du bist doch gut mit Kreuzworträtseln. Wie steht's damit? Postbote mit schwerer Last …" Er sah mich erwartungsvoll an wie ein junger Hund.

Ich konnte einfach nicht mit ihm reden.

„Wie viele Briefchen?" Eric beugte sich vor.

„Hunderte, verfickt noch mal."

Sie lachten. Die zwei Jungs aus Bristol, die mit uns im Raum waren, lachten auch. Vorhin hatten sie noch laut ihr Schicksal verflucht, am gleichen Tag im Knast zu landen wie unsere Gang.

„Das dauert den ganzen verdammten langen Tag, Spider", stöhnte der Größere. Er prahlte damit, dass er jetzt seine dritte Schicht in Horfield absaß und diesmal wahrscheinlich drei Jahre wegen schwerer

Körperverletzung absitzen müsse. Joe kannte sich aus und machte sich einen Spaß daraus, uns Neulinge in die Details einzuweihen.

„Sie messen Größe und Gewicht und untersuchen dich auf Narben und Muttermale und so'n Scheiß. Dann wollen sie deine Adresse, dein Geburtsdatum wissen und das ganze Zeug. Alles, was du in den Taschen hast, wird in ein Buch eingetragen und kommt in die Kiste mit deinem Eigentum und deinen Klamotten. Nach dem Strippen gibt es die Entlausungsdusche. Stinkt furchtbar, was, Spider?"

„Ja, verdammt übel." Joes Kumpan mit dem verrückten Blick hatte sich eine gepunktete Linie um den Hals tätowieren lassen mit den Worten CUT HERE (Hier durchtrennen). Spider hatte schlechte Zähne und sprach, als wäre er ein Luftbefeuchter. Hoffentlich kam ich nicht mit ihm in eine Zelle.

Nachdem ich meine Kleider abgegeben hatte, musste ich unter diese stinkende Dusche, trocknete mich mit einem Handtuch aus Sandpapier ab, stellte mich in Reih und Glied, und irgendwann bekam ich meine U-Haft-Klamotten: weiße Unterhosen und Unterhemd, ein blau-weiß gestreiftes Hemd, kratzige braune Hosen, eine braune Jacke, graue Socken und schwarze Schuhe. Als alle angezogen waren, legte uns ein etwa 40-jähriger Wärter an die Leine und führte uns zu unseren neuen Quartieren.

Der D-Flügel für die U-Haft war ein großes viktorianisches Backsteingebäude, das aus vier langen, höhlenartigen Stockwerken mit Zellen auf beiden Seiten bestand. Es hallte furchtbar, war heiß und stickig und roch nach Abwasser und Bohnerwachs. Unsere Ankunft erregte die Aufmerksamkeit einer Gruppe Gefangener mit Schrubber und Eimer. Sie stupsten sich gegenseitig an und nickten in unsere Richtung.

„Hey, das ist die Julie-Bande", brummte einer, als wir vorbeigingen.

Während wir vor dem Büro des Wärters herumstanden und darauf warteten, auf Zellen verteilt zu werden, mischte sich der Putztrupp unter uns und sprach hinter vorgehaltenen Händen mit uns.

„Hi, bin Sid. Besorg dir alles, was du willst. Reden wir nachher."

Nach ein paar Minuten des Wartens und Herumstehens wurden wir unseren Zellen zugewiesen und mit Bettzeug, Plastikbesteck und einem Plastikkrug ausgestattet. Mit unserem ganzen Kram in den Händen stiegen wir die Metalltreppe zum obersten Flur hoch. Der Südflügel war für uns geräumt worden. Die Zellen maßen 2,5 auf 3,5 Meter. Ursprünglich waren sie für eine Person gedacht, jetzt hausten drei darin.

Links neben der Tür stand ein Stockbett, rechts davon ein normales. Ich war in einer Zelle mit Eric und Andy. Eric kannte ich seit Jahren, aber Andy hatte ich noch nie gesehen, er war unser Ersatzchemiker. Henry und Brian hatten das Labor vom Rest der Organisation ferngehalten.

Zur Bettenverteilung zogen wir Streichhölzer. Andy bekam das obere und ich das Einzelbett.

Zuerst war ich nur froh, den Fängen der Bullen entronnen zu sein; das ging uns wohl allen so. Keine Verhöre mehr. Hier konnten wir zumindest miteinander reden, rauskriegen, wie schlimm alles stand, und nach Trost suchen. Aber wir wussten, wie es um uns stand. Wir waren richtig aufgeflogen, allen wichtigen Strippenziehern standen lange Gefängnisstrafen bevor. Belastende Aussagen vor der Polizei hatten das Vertrauen, das durch jahrelange Freundschaft entstanden war, schwer beschädigt. Wir fragten uns alle, wer von uns sich aus dieser Scheiße befreien würde, indem er über die Köpfe seiner alten Freunde stieg. Ich lag gedankenverloren auf meinem Bett, als die Zellentür entriegelt und aufgerissen wurde.

„Fielding, Besuch. Setz deinen Arsch in Bewegung!"

Ich stopfte mein Hemd in die Hose und fuhr mir mit den Händen durchs Haar, während der Wächter mich über den Hof in den Besucherbereich führte. Das konnte nur Mary sein. Ich schluckte verkrampft, als ich mich an den kleinen quadratischen Tisch setzte und wartete. Sie kam mit ausgestreckten Armen auf mich zu. Ich stand auf. Wir umarmten uns. Ich presste mich an ihren warmen Körper und hielt sie fest. Sie roch wunderbar. Ich wollte nicht loslassen und ihr in die Augen sehen müssen.

„Ich dachte, du hättest damit schon vor Jahren aufgehört", sagte sie leise, als wir voneinander abließen und uns setzten.

„Hab ich", machte ich einen kümmerlichen Versuch. „Aber dann habe ich wieder damit angefangen. Du warst immer auf irgendeinem Flug oder mit Jetlag zu Hause, dir ist nie was aufgefallen. Tut mir leid, Honey. Es tut mir so leid, dass ich dich da mit reingezogen habe. Wie war's bei der Polizei? Haben die dich anständig behandelt?"

Sie nickte.

„Was ist mit deiner Familie?"

„Du machst ihnen keine Freude."

„Nein, natürlich nicht. Aber wie sind sie zu dir?"

„Oh Leaf …"

Sie ließ sich über die Tischkante in meine Arme fallen. Es war eine unbequeme, verdrehte Position für uns beide. Wir lehnten uns zurück, als der Wärter im Besucherzimmer zu uns herüberkam und fragte, ob wir Tee wollten. Ich hatte kein Geld und musste Marys Antwort abwarten. „Ja, bitte. Zwei Mal, kein Zucker."

„Weißt du, dass die den ganzen Laden durchsucht haben?", fragte sie, beugte sich vor und legte ihre Ellbogen auf den Tisch.

„Ja." Ich beugte mich auch vor, sodass sich unsere Köpfe fast berührten. „Ich hab unsere Mieter gesehen, wie sie aus der Polizeiwache in Swindon kamen. Geht's ihnen gut?"

„Es hat ihnen natürlich zugesetzt, aber jetzt geht's ihnen gut. Für die ist das jetzt Vergangenheit ..."

Wir saßen schweigend da, während ich die Botschaft verdaute. Ich war dankbar, als der Tee kam. Als ich erklärte, was im Laden gemacht werden musste, verstummte ich plötzlich, denn mir wurde schlagartig bewusst, dass ich sagen konnte, was ich wollte – aber helfen konnte ich nicht mehr. Mary musste jetzt mit allem alleine klarkommen. Unser gemeinsames Leben war vorbei – zumindest für ein paar Jahre.

„Alle waren ganz fantastisch, vor allem Martin. Er und Lou haben mich gerettet." Martin war mein Partner im Bioladen. Mary redete tapfer weiter, während ich wie betäubt schwieg. „Mart lässt dir ausrichten, dass mit dem Laden alles okay ist, aber den Restaurant-Plan haben wir erst mal auf Eis gelegt. Ich übernehm jetzt deine Arbeit. Größtenteils verpacke ich hinten nur, aber manchmal muss ich im Laden aushelfen. Es ist so verrückt. Ich habe das Gefühl, dass mich alle Kunden ansehen und sich fragen, ob ich auch dabei war. Das ganze Land spricht über Operation Julie. Jeder im Dorf weiß es. Ich habe keine Ahnung, was ich denen sagen soll ... Oh Gott, ich sollte mal mit meinen Problemen aufhören, schließlich hast du ja den ganzen Ärger am Hals." Sie sah mich ernst an. „Geht's dir einigermaßen? Kommst du klar?"

„Ja." Es gelang mir, nicht weiterzusprechen. Hätte ich noch ein Wort gesagt, wäre ich zusammengebrochen.

„Wirklich?" Sie sah mich liebevoll und besorgt an.

Dieser Besuch war ziemlich gut gewesen, bis sie mich mit diesem Blick angesehen hatte. In dem Augenblick hätte ich alles gegeben, wirklich absolut alles, um einfach in Ruhe gelassen zu werden und für immer glücklich mit meiner geliebten Mary zu leben – aber dafür war es viel zu spät. Ich hatte es in den Sand gesetzt.

„Leaf, hörst du zu? Ich hab gesagt, dass dir Besucher etwas mitbringen können, solange du in U-Haft bist. Sag mir, was erlaubt ist, und ich bring es dir mit. Mart kommt dich übermorgen besuchen …"

Der Tag im Knast begann um sieben Uhr morgens mit einer scheppernden Klingel, dem Geräusch der sich öffnenden Zellen und dem Gebrüll „Raus mit euch, raus!"

Wir konnten kurz unsere Nachttöpfe leeren, aufs Klo gehen, uns waschen, rasieren und frisches Wasser mit in die Zelle nehmen. 50 Leute prügelten sich um zwei Klos, zwei Urinale und drei Waschbecken in den paar Minuten vor dem Frühstück.

Für die Mahlzeiten stiegen wir die vier Treppen runter, kriegten das Essen auf ein Metalltablett geklatscht und aßen dann wieder in unseren Zellen. 23 Stunden am Tag waren wir eingesperrt, manchmal sogar 24.

Wenn es nicht regnete, gab es morgens eine Stunde Sport. Der kleine Sportplatz war umgeben von Zellenblöcken und wurde von einem hohen Maschendrahtzaun, der mit Nato-Draht versehen war, begrenzt. Hinter dem Zaun war ein schmaler Streifen, in dem Wärter mit Schäferhunden patrouillierten, und dahinter versperrten uns die alten Backsteinmauern des Gefängnisses den Blick auf die Welt. Wir gingen immer nur im Kreis.

Beim Hofgang waren wir nicht mit unseren Zellengenossen zusammen. Abgesehen von der Essensschlange war das die einzige Möglichkeit, mit anderen zu sprechen. Zuerst drehte ich meine Runden immer mit meinem alten Kumpel Brian, dann eine Weile mit seinem Partner Henry. Danach freundete ich mich mit dem eigentlichen Chemiker unsere Truppe, Richard Kemp, an. Richard war groß und hager. Er humpelte, aber ich musste trotzdem schnell gehen, um mit ihm Schritt zu halten.

Richard war ein Mann ganz nach meinem Geschmack. Wir unterhielten uns ausführlich und angeregt während dieser einstündigen Freigänge. Auch er hatte der Welt auf die Sprünge helfen wollen und war weit gekommen. Er hatte mehrere Kilo Acid hergestellt, genug für mehrere Millionen Trips. Während seiner chemischen Synthesen hatte er zufällig einen Weg gefunden, den komplizierten Prozess zu verkürzen, um aus den Rohzutaten, Ergotamin-Tartrat oder Ergotamin-Maleat, LSD zu machen. Diese Methode hatte das reinste Acid hervorgebracht, das die Welt bis dato gesehen hatte, reiner noch als das Zeug, das die *Sandoz*-Labore in der Schweiz herstellten, wo Albert Hofmann am 19. April 1943 zufällig das LSD25 entdeckt hatte.

Das alles erzählte er mir eines Tages, während wir unsere Runden drehten, und endete mit: „Und schau dir an, wohin uns unser Idealismus gebracht hat." Seine verzagte Handbewegung umfasste die Gefängniswände, den D-Flügel und den Strafblock.

„Na ja, wir sind nicht die Ersten, die für das, woran sie glauben, hinter Gitter gewandert sind", gab ich zurück, „und wir werden ganz sicher nicht die Letzten sein. Irgendwann werden wir entlastet, denkst du nicht? "

„Vielleicht. Aber das bringt uns jetzt auch nichts."

Die Klingel beendete einen weiteren Hofgang.

Andy, Eric und ich mussten mehr oder weniger unsere gesamte Zeit miteinander verbringen. Wir hörten Radio mit dem Gerät, das Mary mir gebracht hatte, wir lasen, schrieben, unterhielten uns, spielten Karten oder lagen auf unseren Betten und dachten an das Leben, das wir verloren hatten, oder die Zukunft, die uns bevorstand.

Ich hatte Glück gehabt mit meinen Zellenkumpanen. Eric war ein guter Typ, immer gut drauf, selbst angesichts unserer Misere. Er gehörte zur typisch englischen Salz-der-Erde-Fraktion – klein, jovial, ein bisschen dicklich. Sein schütter werdendes Haar trug er so kurz wie die schmutzig-blonden Stoppeln in seinem Gesicht. Wenn er nachdachte, strich er unablässig mit der Hand über seinen Dreitagebart.

Bevor wir hochgenommen worden waren, hatte Eric das *Last Ressort* geführt, eine schicke Cocktailbar in London. Er hatte unglaublich viele Geschichten und Ideen auf Lager, mit denen er uns unterhielt. Gemeinsam lernten wir am Radio Arabisch und bauten gedanklich ein Wettsyndikat auf, das nach einem System funktionierte, von dem Eric gehört hatte: Wir setzten einen Zehner auf den zweiten Favoriten im ersten Rennen. Gewannen wir, hörten wir auf – mit ein paar Kröten Überschuss. Wenn nicht, verdoppelten wir den Einsatz beim zweiten Rennen und verdoppelten dann wieder und wieder – wenn nötig auch erst am Folgetag –, bis wir gewannen.

Wir machten einen Haufen Kohle. Bald waren wir mit theoretischen 40 000 Pfund im Plus und träumten von dem realen Geld, das wir nach unserer Entlassung mit diesem System machen würden. Unsere Gewinne stiegen weiter, bis wir mit 500 000 Pfund vorne lagen. Dann gerieten wir in eine Pechsträhne und verloren Spiel um Spiel, bis unsere Gewinne zusammengeschmolzen waren und wir für jede Wette hätten Millionen zahlen müssen, um unseren Schnitt zu machen.

„Es ist ein bisschen wie mit unserem Acid-Spiel", meinte Eric, als wir unser imaginäres Wettbüro wieder schlossen. „Du glaubst, alles läuft ganz prima und dass du es voll draufhast. Dann verlierst du plötzlich alles – und checkst, was für eine dämliche Idee das Ganze gewesen ist."

Andy wirkte mit seiner hohen Stirn immer abwesend, und schon nach ein paar Tagen im Knast wurde er von Knackis wie Wärtern „der Professor" genannt. Andy war der Jedermann aus dem Tarotkartenspiel, der mit dem Kopf in den Wolken durch die Welt spazierte, voller faszinierender Ideen, aber immer am Rand des Abgrunds. Er verfügte über ein enzyklopädisches Wissen und führte mich in die Häresie der Albigenser ein.

„Noch nie davon gehört", sagte ich skeptisch, „und ich kenn mich ganz gut aus mit europäischer Geschichte."

„Das steht nicht in den Lehrbüchern", erklärte er. „Die katholische Kirche und der französische Staat haben jahrhundertelang gemeinsam den Deckel draufgehalten. Die Kirche war im dreizehnten Jahrhundert wahnsinnig korrupt und viele Menschen im Languedoc hatten die Religion der Katharer angenommen – die auch Albigenser genannt wurden, weil die Stadt Albi ihre Hochburg war. Papst Innozenz III. rief gegen sie zum Kreuzzug auf. Das war die Gelegenheit, auf die der Adel aus dem Norden Frankreichs gewartet hatte: Mit dem Segen des Papstes zerstörten ihre Kreuzritter die unabhängige Region Languedoc, Stadt um Stadt, ein Massaker folgte dem nächsten. So hat Paris seine Herrschaft bis zum Mittelmeer ausgeweitet."

„Wow! Woher weißt du das alles?"

Andy ignorierte Erics Frage. Er war noch nicht fertig. „Der Papst entledigte sich so auch der Gnostiker. Ihr Fehler war es, Gott direkt anzurufen, sie brauchten keine Priester, die für sie durchklingelten. Hätten ihre Ideen Fuß gefasst, wäre die katholische Hierarchie überflüssig geworden. Also mussten die Gnostiker weg …"

Andy war ein Quell des Wissens. Wenn man sich in seinen Wissenspool fallen ließ, lief man Gefahr, darin unterzugehen. Nach langem Schweigen an einem endlosen Nachmittag schürzte er die Lippen und sagte: „Hat euch Brian oder Henry jemals davon erzählt, wie ich mal 150 000 Trips verloren hab?"

„Nein", antwortete ich. „Was war los?"

Andy sprang auf den Boden und setzte sich ans Ende meiner Liege. Er beugte sich verschwörerisch zu mir vor. Er erzählte gern und benutzte seine Hände, seine Stimme und Gesten, um seine Worte zu unterstreichen.

„Na ja, Acid synthetisch herzustellen, dauert lang und ist mühsam. Und man driftet ab. Am Ende einer Session hab ich mich einen Moment hingelegt, und als ich wieder auf die Uhr schaute, war es drei Uhr nachts. Das wär egal gewesen, nur hatte ich die Acid-Flasche nicht in den Kühlschrank gestellt."

Er schob seine blonde Tolle aus den Augen und glättete sein Haar. „Ich rannte noch oben, schnappte mir die Flasche und wollte gerade den Kühlschrank aufmachen, als ich es mir doch noch anders überlegte und die Temperatur prüfen wollte. Ich steckte ein Thermometer in die Flasche …" Er machte eine dramatische Pause und sah uns nacheinander mit einem Das-glaubt-ihr-nicht-Blick an. „Ich war schon immer tollpatschig. Das Thermometer rutschte mir aus den Fingern und rauschte direkt durch den Boden der Glasflasche. Das ganze Acid spritzte über mich und auf den Teppich." Andys Lachen war tief und schmutzig. Es klang seltsam aus dem Mund eines Mannes, der aussah, als sollte er mit Robe im Hörsaal stehen.

„Bist du klargekommen?", fragte ich.

„Klar." Wieder schob er die widerspenstige Locke zurück. „Ich hab mich ausgezogen, hab die Klamotten in den Teppich gewickelt und alles in eine Plastiktüte gestopft. Dann hab ich geduscht. Mir ging's prima. Als wir hochgenommen wurden, hab ich die Polizisten vor dem Teppich gewarnt, aber die sind sicher auf'nen Trip gekommen, als sie ihn untersucht haben." Er lachte wieder. „Wahrscheinlich hatten die überhaupt keine Ahnung, welche Konzentration dieses Acid hat. Ein Gramm reicht für 5000 Trips."

Etwa ein Dutzend der Julie-Insassen hatten überhaupt nichts mit Acid zu tun, sondern waren walisische Haschimporteure, die als Beifang in das riesige Schleppnetz der Polizei geraten waren. Nach und nach wurden sie nach den wöchentlichen Untersuchungshaftverhören vor dem Richter von Swindon auf Kaution freigelassen.

Uns an den Hof des Richters zu karren und wieder zurück war eine enorme pseudo-militärische Aktion, die wöchentlich durchgespielt wurde. Aus den Zellen wurden wir in den großen Hof geführt. Der Bus fuhr erst durchs Tor, wenn wir paarweise mit Handschellen gefesselt worden waren. Zusammen mit einigen Wärtern stiegen wir ein und fuhren im Bus, der von mehreren Polizeiwagen und einem halben

Dutzend Motorrädern flankiert wurde, durch die Straßen. Die Bullen schalteten alle Sirenen und Blaulichter an und taten so, als ob sie den Premierminister zur Queen fahren würden.

Keiner der Hauptverdächtigen kam bei den Untersuchungshaftverhören frei. Die Staatsanwaltschaft widersetzte sich einer Kaution, mit der Begründung, dass wir immer noch irgendwo viel LSD versteckt hätten. Das stimmte zwar, aber sie verbreiteten gleichzeitig auch hirnrissige Gerüchte über Verbindungen zur IRA und den Baader-Meinhof-Leuten, und deuteten an, dass es Pläne gegeben hätte, das Trinkwasser von Birmingham mit Drogen zu versetzen. Diese abstrusen Geschichten rechtfertigten die enorme Polizeieskorte und die bewaffneten Scharfschützen bei Gericht. Außerdem stärkten sie das Profil der Julie-Ermittler und verdeckten die peinliche Tatsache, dass es ihnen – obwohl sie seit Jahren beobachtet hatten, wie wir LSD herstellten und vercheckten – offenbar nicht gelungen war, den Großteil unseres Acids aufzuspüren.

Bei dem dritten Verhör in Untersuchungshaft stellte sich heraus, dass sie mit einem Teil des sichergestellten Acid falsch umgegangen waren. Während ich darauf wartete, zum Verhör gerufen zu werden, öffnete ein Polizist die Tür der Verwahrungszelle und lehnte sich in den Türrahmen. Er war mittleren Alters und übergewichtig.

„Dieses Acid von euch …“ Er hielt inne.

„Ja?“, antwortete ich vorsichtig. Obwohl die meisten Operation Julie-Ermittler zu LSD keine Stellung bezogen hatten, hatten uns ein paar wissen lassen, dass sie uns für völlig verkommen hielten. Ich wartete darauf, was dieser hier zu sagen hatte.

„Ich war einer der Jungs, die das Seymour-Road-Labor aufgedeckt haben. Davon gehört?“

„Ja, hab ich. Willkommen im Club. Wie war der Trip?“

„Na ja, komisches Zeug, euer Acid da. Ich war im Bad, als sich die erste Wirkung zeigte. Es war, als hätte sich das Wasser um mich geschlossen, ich kann's nicht richtig erklären. Dann hab ich das Bild gesehen. Wow!“

„Welches Bild?“

„An der Badezimmerwand. Völliger Müll, dachte ich. Van Gogh. Ich hab's mir angeschaut und plötzlich kapiert. Diese Sonne brannte richtig am Himmel, man konnte spüren, wie sie das Maisfeld versengte und alles plattmachte …“ Er schwieg, peinlich berührt von dem Enthusiasmus in seiner Stimme. „Oh, hey, hab mich gar nicht vorgestellt. Wally.“

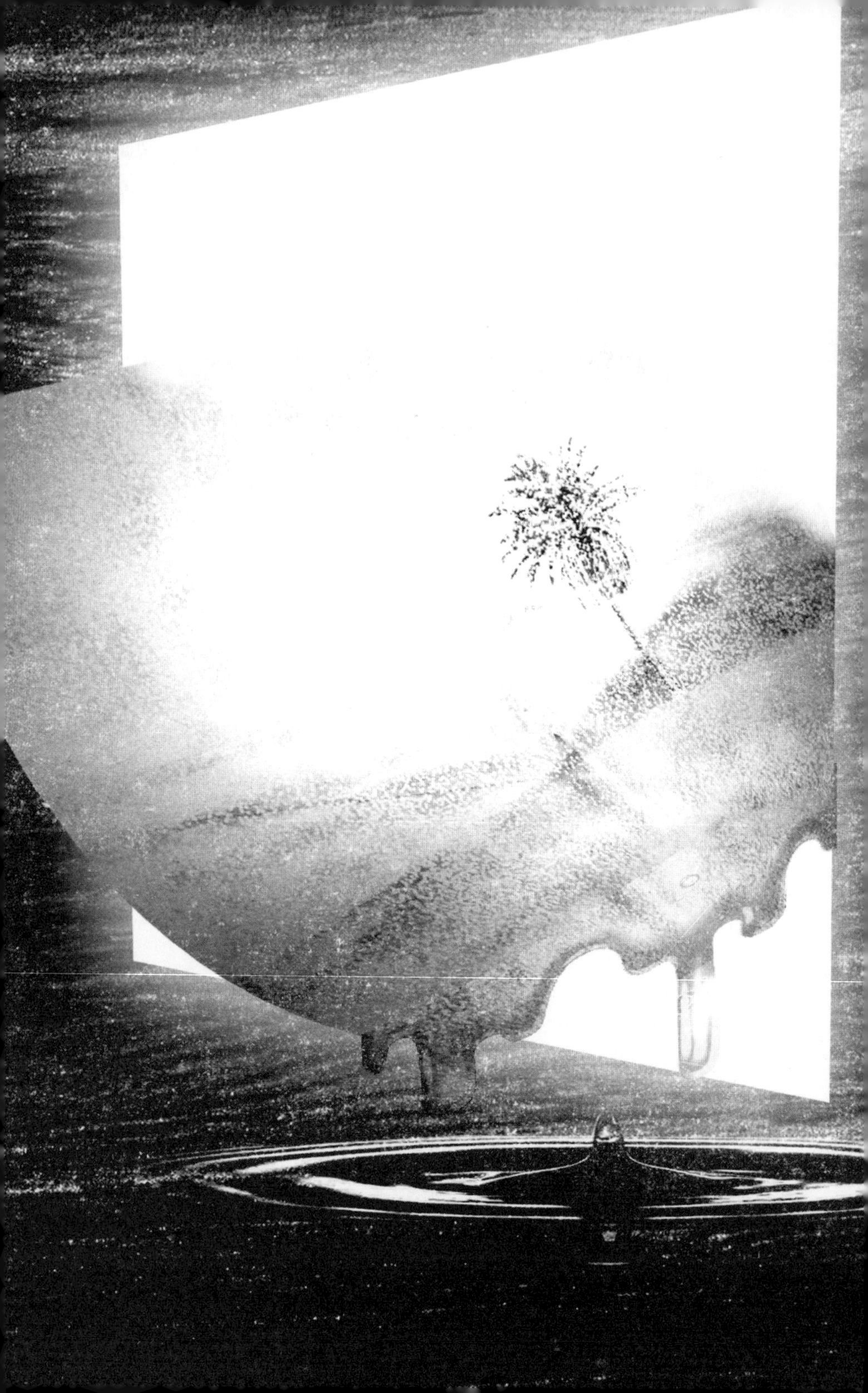

„Hey Wally. Ich bin Leaf. Und was ist nach dem Bild passiert?"

„Na ja, hab meine Jungs gehört, Andy und Dave, wie sie unten gelacht haben, also ging ich auch runter. Wir blödelten eine Zeitlang rum. Alles, was wir sagten, war wahnsinnig lustig. Wir wussten, dass wir nicht nüchtern waren, aber wir hatten vor, ins Pub zu gehen, also zogen wir los. In der Bar dachte Dave, sein Bierglas sei so schwer, dass er es nicht hochheben konnte. Andy schüttete sich sein Pint direkt auf Ex die Kehle runter und sagte immer: „Ich kann gar nicht glauben, dass ich das grade gemacht hab."

Wally sah mich mit seinen großen sanften Augen verlegen an. „Ich starrte auf die Muster meines Schaums, wie er auf der Innenseite des Glases runterrutschte. Ich glaube, ich habe noch nie so was Erstaunliches gesehen."

Lärm drang über den Flur und unterbrach unser Gespräch. Nach dem Verhör redeten wir weiter. Wally hatte entdeckt, dass sein Gehör außergewöhnlich scharf war. Wenn er sich konzentrierte, konnte er hören, was die einzelnen Menschen der verschiedenen Grüppchen im Pub sagten. Er wusste, schon allein durch die Art, wie die Gruppe dasaß und wie jeder Einzelne sprach und zuhörte, wie sie miteinander interagierten und in welcher Beziehung sie zueinander standen. Er erkannte Neid in einer Geste, Liebe in einem Blick.

„Ich hatte kein Recht, so viel zu wissen", sagte Wally fast ungehalten. „Mir wurde plötzlich klar, dass ich mich in einem illegalen Geisteszustand befand, und bei dem Gedanken bekam ich fast Panik, dass ich verhaftet würde. Dann fiel mir ein, dass es okay war, weil ich ja Polizist bin."

Er begann zu lachen und ich lachte mit.

„Vielleicht sehen wir uns nächste Woche", sagte er, als er ging.

Danach sah ich ihn noch einige Male. Er erzählte weiter, wie sie nach dem Pub einen großartigen Spaziergang gemacht hatten, von Ehrfurcht davon ergriffen, wie die sternenklare Nacht ihre wahre Schönheit an den seltsamsten Orten enthüllte. Sie gingen auf luftigen Gehwegen in Harmonie miteinander, zeigten sich die Wunder der Welt auf dem Weg zurück ins Haus der Träume. Zuhause führte dann ein Augenblick des Zweifels dazu, dass sie die Polizei anriefen und sich selbst einlieferten. Sie wurden ins Kingston Hospital gebracht.

„Wirklich zu schade", sagte ich mitfühlend.

„Oh ja. Großer Fehler. Grelles Licht, Fragen, Untersuchungen. Es war kein Vergnügen. Überhaupt nicht. Hat die anderen beiden direkt wieder auf den Boden geholt. Aber ich kann nicht anders, als immer wieder an den ersten Teil vor dem Krankenhaus zu denken."

Wann immer er konnte, hing Wally in meiner Zellentür in der Polizeiwache Swindon herum, vor und nach dem Verhör.

„Komische Sache mit eurem Acid da …", fing er jedes Mal an und wurde dann immer aufgeregter, wenn er die verborgenen Schätze im verbotenen Garten beschrieb, bis ihm plötzlich wieder seine Uniform und sein Job als Gefängniswärter einfielen und ihm die Worte stockten. Dann hüstelte er und sagte: „Natürlich ist es überhaupt nicht mein Ding. Auf keinen Fall würde ich das noch mal machen. Nein. Gin ist mein Gift. Damit fühl ich mich wohl. Und es ist nicht gegen das Gesetz."

„Aber Gin war in den USA während der Prohibition auch illegal, Wally. Und ist es immer noch in manchen Teilen der Welt. Die Drogengesetze sind nur eine Frage des Ortes, an dem du lebst, und der Zeit, in die du geboren wirst. LSD war in Großbritannien bis 1966 legal."

„Ja, komische Geschichte, das mit eurem Acid …" Wally sehnte sich danach, über seinen Trip zu reden, aber das konnte er natürlich nicht einfach in der Polizeikantine ansprechen. Ich war sein einziger Vertrauter. Ich begann Wally zu mögen und freute mich auf unsere Treffen. Er war ein Polizist, mit dem ich was gemeinsam hatte. Es war traurig, als unsere Gespräche vorbei waren. Das war Ende Juni, als die Julie-Bande zur Verhandlung übergeben und in ein anderes Gefängnis verlegt wurde.

Wie es bei Gefangenen so üblich ist, verloren wir uns in der Routine des Gefängnisalltags. Morgens, nach dem Hofgang, warteten wir, ob wir einen Lichtblick in Form eines Briefes erhielten, oder ob sich etwas anderes ereignete, das uns aus dem Sumpf unserer Gedanken holte. Nach dem Essen lagen wir auf den Betten und hofften, dass uns jemand besuchen kam. Ein Besucher pro Tag war erlaubt, zwanzig Minuten lang. Der Besucher durfte eine Mahlzeit und eine Flasche Bier oder eine halbe Flasche Wein mitbringen. Aber viel wichtiger als die Leckerbissen war der frische Wind von draußen und das Gefühl, dass man nicht einfach vergessen und seiner Existenz beraubt war.

Mary schaffte es, ein paar Mal die Woche nach Bristol herunterzukommen. Diese Besuche zerrissen mich. Es war wunderbar, sie zu sehen, aber ihre Stimme, ihr Geruch und wie sie sich anfühlte, und dann vor allem ihre Abwesenheit, wenn die kurzen Besuche vorbei waren, machten mir den Knast fast unerträglich. Sie sah abgespannt aus, aber sie bewies Mut und Durchhaltevermögen. Ihre Kraft er- und entmutigte mich gleichzeitig. Ich war stolz darauf, wie sie mit dieser schwierigen Situation umging, aber meine schwache Seite war bestürzt darüber, dass sie offenbar prima ohne mich klarkam – sie brauchte mich nicht mehr. Aber vielleicht ja doch, und sie setzte für die Besuche nur ein tapferes Gesicht auf? Ich jedenfalls tat das.

Sie koordinierte auch meine anderen Besuche, damit sich nichts überschnitt. Mart, mein Geschäftspartner, kam mich oft besuchen, wie auch meine Kumpels aus Reading. Nach ein paar Wochen tauchte auch mein alter Freund Scooter auf. Scooter und ich hatten früher verschiedene Deals miteinander laufen gehabt, und er fürchtete, dass die Polizei nur darauf lauerte, ihn hochzunehmen. Als klar war, dass er aus der Sache raus war, kam er mich regelmäßig besuchen und brachte mir für gewöhnlich ein bisschen Dope mit, das ich in meinem Mund versteckte.

Wenn ich high war, wurde mir meine schlimme Lage manchmal schmerzlich bewusst. Normalerweise sorgte es dafür, dass wir miteinander lachen konnten, oder es half mir, in die luftigen Regionen meines Geistes vorzudringen. Einer von uns schob Wache an der Tür, und wir standen abwechselnd mit der Tüte am Fenster und bliesen den Rauch raus. Eines Abends war ich von einem guten *Nepalesen* zugedröhnt. Auf *Radio Three* lief *Carmina Burana* und der halb gerauchte Joint fiel mir aus den Fingern. Er fiel auf den großen Hof, vier Stockwerke unter mir. Am nächsten Tag war ich als Erster im Hof und entdeckte das Ding sofort. Es lag neben den Füßen des diensthabenden Wärters. Nach ein paar Runden im Hof lenkte Brian den Wärter ab und fragte ihn irgendwas. Gleichzeitig kniete ich mich neben den Joint, um angeblich meine Schnürsenkel zu binden. Meine Finger wollten gerade nach dem Stummel greifen, als der aufmerksame Wärter sagte: „Gehst du jetzt schon von allein auf die Knie, Fielding?"

„Sicher nicht", antwortete ich und kickte die Tüte in den Rinnstein.

Obwohl ich meine Jungs um mich hatte, zogen sich die Tage in die Länge und hinterließen eine Spur aus Schleim. Langsam wurden aus diesen Tagen Wochen, dann Monate. Die Heizung ging aus. Der Sommer kam. Draußen in der Welt gewann Virginia Wade Wimbledon und die Queen feierte ihr silbernes Thronjubiläum. Im Hornfield-Knast gab es keine Straßenparty.

Die Nacht ist eine üble Zeit im Knast, nur die Tage sind noch schlimmer. Einschlafen war immer schwierig. Ich lag stundenlang im Dunkeln, zählte meine Verluste und fragte mich, was mir bevorstand. Schlief ich doch irgendwann, trieb ich frei in meinen Träumen herum und wachte in der Gefangenschaft wieder auf. Deprimierender kann ein Tag nicht anfangen. Jeden einzelnen hinter sich zu bringen fühlte sich an, als ob man einen Igel verschluckte. An den schlimmen Igel-Tagen, wenn die Stacheln gegen den Strich standen, tickte das Gefängnismetronom metrisch: 100 Sekunden in der Minute, 100 Minuten in der Stunde, 100 Stunden pro Tag.

Woche um endlose Woche lag ich auf meinem Bett und versuchte mich selbst zu befreien, indem ich die unglaublichen Ereignisse nach meinem ersten LSD-Trip noch einmal durchlebte, damals, als ich mich noch für unverwundbar hielt.

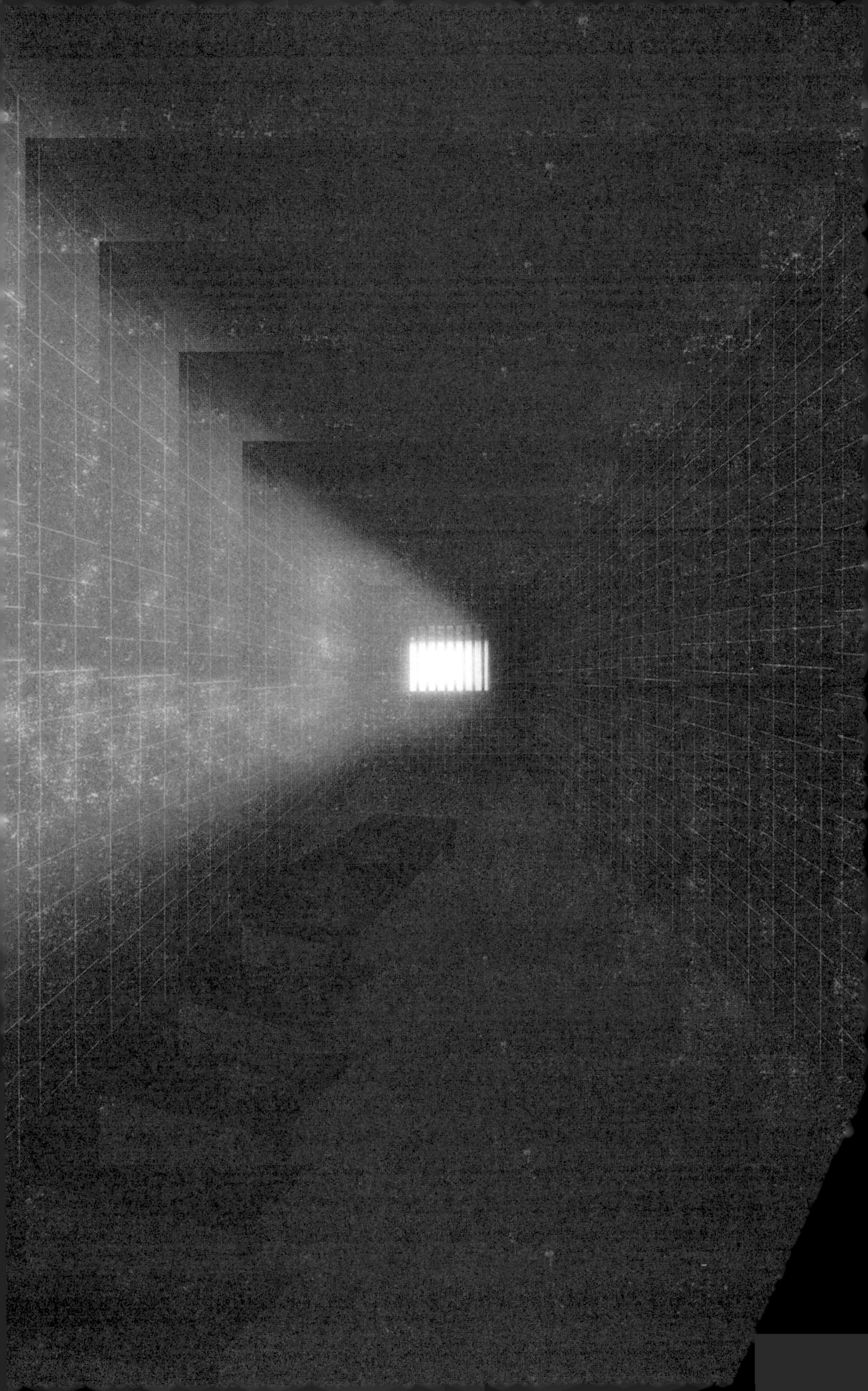

EIN BLATT IM WALD GOTTES

1967 – 1968

Die ersten Nachprüfungen an der Uni tauchten am Horizont auf und verschwanden dann in der fernen Vergangenheit. Ich nahm nicht teil. Auf diesem Weg, so sagte ich mir, stieg ich zumindest selbst aus, anstatt rausgekickt zu werden. Ein paar Gewissensbisse bescherte es mir natürlich schon, dass meine Hochschulkarriere mit dem Prädikat „Durchgefallen" endete, aber ich rief mir ins Gedächtnis, dass ich etwas viel Wichtigeres tat, als einen Abschluss zu bekommen. Meine Mission war es, den Planeten zu retten, indem ich der menschlichen Rasse zu einer viel höheren Bewusstseinsebene verhalf.

Ich wog die schimmernde, zerbrechliche Schönheit der Welt gegen die wachsende destruktive Kraft der Menschheit ab und geriet in Sorge. Mir war klar, wie wir zu dem geworden waren, was wir sind – unsere Natur ist geprägt vom permanenten Überlebenskampf, und die Ängste und der Argwohn, die das Leben unserer Vorfahren dominiert hatten, verfolgen uns noch immer.

Aber unsere technischen Fähigkeiten hatten den Grad unserer Weisheit weit überschritten. Die Welt war in zwei feindliche Lager gespalten – und jedes drohte dem anderen mit der Auslöschung. Irgendwas war gründlich schiefgegangen bei dem großen Abenteuer Mensch. Wenn wir das nicht auf die Reihe kriegten, ging es uns an den Kragen.

Gegen die üble Lage zu protestieren hatte wenig Sinn. Die Menschen mussten selbst erkennen, was geschah. Mit Acid standen die Chancen dafür ganz gut. Mir zumindest war es gelungen, und damit war ich nicht allein. Im Sommer 1967 waren 100 000 begeisterte Drogenjünger optimistisch, dass die Menschheit dabei war, die nächste Stufe auf der Evolutionsleiter zu erklimmen.

Was es dem Homo sapiens ermöglicht hatte, seine Umgebung zu beherrschen, hatte ihn auch an den Rand des Abgrunds geführt. Um zu überleben, mussten wir uns selbst in einen Homo tolerans verwandeln. LSD war das Mittel, das uns einen Ausweg vor dem Abgrund zeigte, indem es uns vor Augen führte, dass wir im Grunde alle eins waren – während es uns gleichzeitig die Zuversicht schenkte, unsere Eigenheiten und Unterschiede ausleben zu können.

Was für ein Spaß die Mission, die Welt zu retten, doch war! Was für ein Abenteuer! Wir waren über den Stein der Weisen gestolpert, also war es unsere verdammte und ehrenvolle Pflicht, das jedem näherzubringen. Als äußere Manifestation der kaleidoskopischen Vielschichtigkeit unserer Existenz legten wir die eintönige Zwangsjacke der Alltagsuniform ab. Wir trugen bunte Outfits, die uns umschmeichelten und im Wind wehten. Unsere Haare durften ungebremst wachsen. Wir schmückten uns mit Perlen, Glöckchen und Blumen, und wir tanzten.

Acid-Freaks hatten keinerlei Schwierigkeiten, sich gegenseitig zu erkennen, und das lag nicht nur an den Klamotten oder Haaren. Sie umgab eine Aura, die andere Acid-Freaks sofort wahrnehmen konnten. Im Grunde waren wir Psychonauten der einzige exklusive Club, der jeden willkommen hieß.

Wir hatten keinen Plan für eine alternative Gesellschaft, es war eine Regenbogenallianz, alle Farben waren willkommen. Wenn sich immer mehr Menschen den psychedelischen Drogen zuwandten, sich auf die neue Zeit einstellten und die alten Denkweisen ablegten, war ich mir sicher, dass die Dinosaurier, die der Vergangenheit nachhingen, zu einer unwichtigen Minderheit verkümmern würden, zu einer Kuriosität wie die Chelsea-Veteranen der British Army.

Ich tanzte durch die Grashüpfer-Tage des Sommers der Liebe, bei Partys, bei Sit-ins und Konzerten. Im Herbst ging uns das Acid aus. Weil wir für den Augenblick gelebt hatten, hatten wir wie die Grille in der Fabel nicht daran gedacht, uns einen Vorrat für den Winter anzulegen. Ein paar Wochen nach meinem neunzehnten Geburtstag tat ich pleite und verzweifelt das, was viele Teenager tun, wenn sie nicht mehr weiterwissen: Ich schluckte meinen Stolz und rief meinen Vater an, um zu fragen, ob ich wieder nach Hause kommen könnte.

„Wenn du deine Fahrt selber bezahlst", erwiderte er barsch.

Soldaten ziehen alle paar Jahre um, das eigentliche Zuhause ist sowieso die Armee. Jetzt stand das Haus meines Vaters in Strangways, in einer Reihe von Offiziershäuschen am Rande des Larkhill Camp in Wiltshire. Als einziger Hippie stach ich dort wie ein bunter Hund aus den ganzen Tarnfarben hervor und blamierte meinen Vater, den neuen Strategieleiter an der Artillerieschule.

Tagsüber arbeitete ich als Tankwart in der Werkstatt des Lagers. Abends malte oder las ich in meinem Dachzimmer. Manchmal, wenn der Mond zu sehen war, ging ich hinüber zu den Feldern von Stonehenge und hatte den Ort nur für mich. Das Leben in Larkhill hatte seine schönen Augenblicke, aber bei den Mahlzeiten hagelte es immer Kritik.

Der Generationenkonflikt eskalierte. Man musste schreien, um auf der anderen Seite gehört zu werden. Dad dachte, ich sei total verkommen, und sagte mir das auch deutlich. Ich hielt dagegen, dass er bereit sei, auf Befehl zu töten. Unsere Mahlzeiten waren Artilleriegefechte, bei denen wir von unseren tief verwurzelten Positionen aus aufeinander losgingen.

„Du, du bist ein … Kommunist, das ist es!“, rief Katie bei einem entgleisten Abendessen in der seltsamen Zeit zwischen den Jahren.

„Überhaupt nicht! Ich bin Anarchist! Die zwei könnten kaum unterschiedlicher sein.“

„Das reicht!“, schnappte Dad. „Anarchist, von wegen! Du weißt doch gar nicht, wovon du sprichst. Kein Wort mehr.“ Er brannte darauf, noch mehr zu sagen. Irgendwann konnte er sich nicht mehr zurückhalten. „Du kannst nicht dein Leben lang Benzin an Kanoniere verkaufen“, fuhr er mich an. „Wo soll das hinführen? Ich habe jahrelang den Gürtel enger geschnallt, um für deine Ausbildung zu zahlen. Such dir endlich einen richtigen Job.“

Er bearbeitete mich, dass ich mich beim öffentlichen Dienst bewerben sollte. Bei meinem Vorstellungsgespräch in Bristol schien alles glattzulaufen, bis mich jemand fragte, wie meine Meinung zum Torrey Canyon sei, dem Riesentanker, der bei den Scilly-Inseln gesunken war. Der Ölteppich hatte die Küste von Cornwall meilenweit geteert und gefedert.

„Wirklich eine Schande. Kriminell!“, antwortete ich leidenschaftlich.

„Ich glaube kaum, dass kriminell das richtige Wort ist. Es war ein unglücklicher Unfall …“

„Nein, da stimme ich nicht zu“, unterbrach ich ihn. „Das Meer ist gefährlich. Große Mengen Öl auf Riesentankern zu transportieren ist auf kriminelle Art unverantwortlich.“

„Ach was. Hören Sie mal“, mischte sich ein anderes Mitglied des Bewerbungsausschusses ein. „Massenproduktion bedeutet, dass wir große Tanker brauchen. Es ist viel billiger …“

„Es ist überhaupt nicht billiger, wenn man Millionen dafür ausgeben muss, das alles wieder zu säubern. Und kein Geld der Welt kann die Leben dieser ganzen Vögel zurückkaufen!“ Es war mir egal, dass ich ihm ins Wort gefallen war, das hier war mir wichtig. Ich hatte *Der stumme Frühling*, den Öko-Klassiker schlechthin gelesen, und war mir über den Schaden bewusst, den die Industriegesellschaft in der Welt anrichtete.

„Nur die Gier ermöglicht solche Gräueltaten", belehrte ich sie. „Unsere Gier bringt uns am Ende noch um. Wenn die menschliche Rasse eine Zukunft haben soll, müssen wir vorsichtig handeln. Sind Sie zu dumm, um das zu erkennen?"

„Hören Sie mal, junger Mann ..."

„Hören Sie mir mal zu ... "

„Wie können Sie es wagen!"

„Seien Sie vorsichtig, was Sie sagen."

Alle sprachen gleichzeitig und verstummten dann. Es war der richtige Augenblick, um zu gehen. An der Tür drehte ich mich um und rief: „Ihr Normalos habt überhaupt keine Ahnung, oder? Intelligente Wesen scheißen nicht in ihr eigenes Nest!"

Das war mein letzter Versuch, in ein geregeltes Leben zurückzukehren. Ich packte meine Sachen und kehrte nach Westcroft zurück. Der Frühling nahte. In Reading konnte ich ein bisschen Geld verdienen und dann auf Reisen gehen.

In den Mädchenzeitschriften, die meine Schwester Judy immer las, hieß der Held nie Nigel. Die paar Nigels, die vorkamen, waren immer die Proleten, die in den See geworfen wurden oder in einem Misthaufen hinter den Ställen landeten. Nigels in Büchern waren Betrüger oder Feiglinge, sie waren keine kreativen Künstler, noch nicht mal anständige Typen. Ich hatte meinen Namen nie gemocht, und die Abkürzungen Nigs oder Nige waren noch schlimmer. Bis ich zum ersten Mal LSD probiert hatte, dachte ich, dieser Name würde mir auf ewig bleiben. Jetzt wurde mir klar, dass ich mich nennen konnte, wie ich wollte.

Ich dachte eine Weile darüber nach und beschloss, mich selbst Leaf zu nennen. Es gab eine Reihe von Gründen, warum das richtig klang: Es passte irgendwie zu meinem Nachnamen, ich war ein Naturbursche, rauchte Gras und war ein großer Tolkien-Fan ... und in *Der Prophet* schrieb Khalil Gibran „Und da ihr ein Atemzug in Gottes Sphäre seid und ein Blatt in Gottes Wald ..."

Ich war ein Blatt in Gottes Wald – genau so empfand ich es. Ich ging, wohin mich der Wind trug. Fernweh war in mir aufgekeimt. Ich hatte meinen Geist erkundet, jetzt war es Zeit, meine Beine zu benutzen, mich umzusehen und zu erkunden, was in der Welt geschah.

Ich wollte das Gefühl erleben, ganz in der Gegenwart zu leben und nicht einer unveränderbaren Vergangenheit nachzuhängen oder mich in der Illusion einer erträumten Zukunft zu verlieren. So wie ich es sah, sagten Leary, Alpert, Ginsberg, Kesey und die anderen Chronisten der neuen psychedelischen Ära genau die gleichen Dinge wie William Blake – dass die Essenz der Erfahrung im nackten Augenblick liegt. Das hatte ich bei meinen Trips selbst schon erlebt. Bequemlichkeit und Routine waren Decken und Scheuklappen, die einem den Blick auf das Wunder des Lebens versperrten. Ich wollte die Fesseln der Gewohnheit durchbrechen, die mein Wesen umschlossen. Unterwegs fand ich einen Weg, jeden Tag völlig anders zu gestalten.

Im Sommer 1968, kurz vor meiner ersten Reise, stürzten sich Polizisten aus Chicago mit Knüppeln auf Anti-Vietnam-Demonstranten bei der Versammlung der Demokratischen Partei. Sie prügelten brutal auf sie ein, weil sie es gewagt hatten, ihr Recht der freien Meinungsäußerung auszuüben. Die Welt war nicht mehr der freundliche Ort, als der sie noch ein Jahr zuvor erschienen war.

Auch Frankreich befand sich in Aufruhr, erschüttert von *Les Événements de mai,* einer gigantischen Anti-Regierungsrevolte. Radikale Studenten stürmten öffentliche Gebäude im Zentrum von Paris. Automechaniker besetzten ihre Firmen. Zehn Millionen Gewerkschaftsmitglieder streikten. Präsident Charles de Gaulle verließ das Land. In seiner Abwesenheit war die Regierung gelähmt und schien zu kollabieren.

Aber das war nicht der Grund, warum ich nach Frankreich fuhr. Sondern es war der erste Stopp auf dem Weg in den Rest der Welt. Im August trampte ich mit einem kleinen Rucksack auf dem Rücken nach Dover, mit Klamotten zum Wechseln, meinem Waschbeutel, Nähzeug und einer Landkarte. Mein Schlafsack war oben auf dem Rucksack zusammengerollt, mein Kochset baumelte herunter. Mein Kopf war voller Hobo-Songs von Bob Dylan und ein unsichtbarer *Japhy Ryder* trabte neben mir her. Ich hatte sechs Pfund in der Tasche. Ein einfaches Ticket nach Calais kostete zwei Pfund und zehn Shilling. Wenn ich genug für die Rückreise aufbewahrte, hatte ich ein Pfund zu verprassen. Noch nicht mal 1968 war das viel.

Ich stand am Geländer der Fähre und sah England immer kleiner werden. Meine erste Reise allein ins Ausland! Ich war euphorisch, aber es gab auch Augenblicke, da hätte ich mir vor Schiss in die Hosen machen können. Ich hab mich schon immer weit über meine Wohlfühlzone hinausgewagt. Irgendwas in meiner grundsätzlich sehr feigen Haltung verbietet es mir, mich von meinen Ängsten regieren zu lassen. Vielleicht kommt das daher, dass ich mit einem großen Bruder aufgewachsen bin und schon immer versucht hatte, mich erwachsener zu verhalten, um sein Lob einzuheimsen.

Vielleicht konnte ich mich auch erst nach meiner Acid-Erkenntnis, dass ich alles tun konnte, wozu ich den Mut hatte, allein auf den Weg machen.

An Deck kam ich mit ein paar Jungs ins Gespräch. Ich sagte ihnen, mein Name sei Leaf; es klang komisch aus meinem Mund, aber sie nahmen es kommentarlos hin. Meine beiden neuen Freunde waren Oxford-Absolventen auf dem Weg ins Rheinland und nahmen mich gern mit. Sie setzten mich in Châlons-sur-Marne ab. Ich lief zum Südende der Stadt und streckte meinen Daumen in die Luft. Paris war als erster Stopp geplant gewesen, aber lag nun schon weit hinter mir. Jetzt wollte ich zum Mittelmeer, meinem eigentlichen Ziel – ein Meer, das in meiner Fantasie blitzte und schimmerte, seit ich ein kleiner Junge war.

Ein Bauer nahm mich in seinem Kleinbus bis ins obere Marne-Tal mit. Als die Dämmerung aufzog, verließ ich die Straße, ging zum Fluss und fand einen guten Platz zum Übernachten. Ich füllte meinen Topf mit Wasser, machte ein Feuer und kochte mir Tee zu meinem Abendessen aus Brot und Käse.

Gähnend rollte ich meinen Schlafsack auf einem dicken Bett von Kastanienblättern aus. Ich war erschöpft. Was für ein Tag! Ich war irgendwo im Nordosten von Frankreich. Die Sterne blitzten durch das Blätterdach.

„Die beste Zeit meines Lebens“, sagte ich leise, bis ich kapierte, dass ich gar nicht still sein musste. „Das ist das Leben!“, rief ich den Bäumen zu. „Das ist mein Leben“, sang ich zu den Sternen.

Die Haare auf meinem Arm stellten sich auf, als mir klar wurde, dass es die erste Nacht war, in der ich vollkommen alleine war. Niemand wusste, wo ich war. Eine Zeitlang lauschte ich den Geräuschen der Nacht – der Wind, das fließende Wasser, eine Eule. Dann legte ich mich auf den Rücken und feierte meine Einsamkeit; in der Welt gab es nichts außer den Bäumen, dem Himmel und mir. Als ich zu müde wurde, um weiter nach Sternschnuppen Ausschau zu halten, nahm ich meine Brille ab, steckte sie in meinen Schuh und rollte mich auf die Seite.

Ich erwachte von einem Geräusch, das eindeutig so klang, als würde jemand graben. Es dämmerte gerade erst. Was war da los? Ich tastete nach meiner Brille, setzte sie auf und hob vorsichtig den Kopf. Ein Citroën 2CV parkte etwa in fünfzehn Metern Entfernung auf einem Pfad am Fluss. Der Kofferraum war offen. Neben dem Auto grub ein bulliger Mann in der Erde. Mit Schaudern wurde mir klar, dass ich einen Mörder dabei beobachtete, wie er den Leichnam seines Opfers vergrub. Wenn er mich entdeckte, würde er auch mich umbringen. Als Fliegengewicht mit 70 Kilo hätte ich in einem Kampf keine Chance.

Ich schob mich vorsichtig aus dem Schlafsack und erstarrte, weil es so laut raschelte. Vor Angst konnte ich mich nicht rühren und starrte auf dem Rücken liegend in den Himmel. Wieso war ich bloß zu diesem dämlichen Abenteuer aufgebrochen? Warum hatte ich mir nicht einen Gärtnerjob in Reading gesucht, wo ich in Ruhe alt werden konnte. Stattdessen ließ ich mich am Ufer der Marne totschlagen.

Das Graben hörte auf. Ich brachte mich so weit, noch einmal hochzuschauen. Der Mann hievte halb volle Säcke in den Kofferraum des Wagens. Kein Mörder, nur ein Laubmulch-Dieb.

Im Bus Richtung Süden, irgendwo hinter Dijon, kam ich mit einem dunkelhaarigen Mädchen mit leuchtenden Augen ins Gespräch. Weil sie ihr Englisch verbessern wollte, lud mich Sylvie auf den Hof ihrer Eltern in Nuits-St.-Georges ein. Ich wollte mehr von ihr sehen und nahm die Einladung an. Wir saßen mit ihrem Vater und Freunden an einem langen Tisch draußen, aßen Käse und Früchte und tranken Wein, als ein alter Mann in den Innenhof gerannt kam.

„Die Russen greifen an!", brüllte er. „Holt das Radio."

Wir scharten uns ums Radio, während Sylvies Vater einen Sender suchte. Schließlich drang eine ernste Stimme durch das Rauschen.

„… und russische Panzer sind in den Straßen von Prag. Bisher gibt es noch keine Stellungnahme von Präsident Dubček …"

Prag war nur ein paar Stunden von hier entfernt. Dunkle Wolken überschatteten meine Reise in den Süden. Ein paar Tage später erblickte ich, nachdem ich einen letzten Hügel erklommen hatte, zum ersten Mal das unwahrscheinliche Blau des Mittelmeers. Aber wo waren die verfallenen Tempel, die Vestalinnen und die Granatäpfel aus meiner Fantasie? Die Côte d'Azur war voller Vespas, Eiscreme, Sonnenbrillen und unglaublich schönen Menschen, die fast nackt waren.

Zuerst fühlte ich mich sehr unsicher inmitten all dieser braun gebrannten Strandschönheiten, aber als ich meine britische Blässe verloren hatte, entspannte ich mich und begann es zu genießen. Einen Monat lang trampte ich die Riviera rauf und runter, lebte von den Resten der Straßenmärkte und der Großzügigkeit der Bäcker.

Ganz ohne Geld machte ich mich auf den Weg ins Landesinnere Richtung Norden. An den Straßenrändern waren Obstgärten mit Feldern voller Melonen. Ich fragte in den Dorfbäckereien, ob sie Brot vom Vortag hatten, und bei Höfen am Weg nach Arbeit, und bekam zu essen. Überall stieß ich auf Freundlichkeit und offene Gastfreundschaft – nur einmal hetzte ein Bauer seine Hunde auf mich.

Ich ging zwei Wochen lang zu Fuß, aß von den Feldern, röstete mir Maiskolben zum Abendessen und schlief unter den Sternen. Das Wetter hielt. Tag um Tag zockelte ich über die kleinen Straßen der Provence und durchkreuzte das Rhône-Tal. In Orange erreichte ich die Hauptstraße und streckte meinen Daumen in die Luft Richtung Norden. Niemand hielt für den sonnenverbrannten Hungerleider am Straßenrand an. Ich war wohl ein ziemlich schräger Anblick.

In dieser Nacht schlief ich in einem großen Abflussrohr. Am Morgen war ich ausgehungert. Ich ging über ein paar Felder zu einem Weinberg und stopfte mich mit unreifen Trauben voll. Dieser Tag brachte Bauchkrämpfe statt einer Mitfahrgelegenheit. Nachts konnte ich nicht schlafen. Ich musste mich immer wieder aus dem Rohr schälen und mich in den Busch setzen. Am nächsten Morgen rief ich den vorbeifahrenden Autos Flüche hinterher. Als tatsächlich endlich ein Auto anhielt, konnte ich es kaum glauben.

Die zwei jungen Deutschen im VW Käfer übten eine Weile ihr Englisch und gerieten dann in einen heftigen teutonischen Streit. Und der dauerte an bis Paris. Wir fuhren mit fast 140 km/h Richtung Norden, während der Beifahrer den Fahrer stieß, schlug und beschimpfte. Voller Angst um mein Leben und halb verrückt vor Hunger drückte ich mich in eine Ecke und rauchte ihre Zigaretten Kette.

Zum ersten Mal in Paris. Ich machte mich auf zum Rive Gauche und stand schon bald in einer verrauchten Bar in der Rue de la Huchette.

Jemand drückte mir ein Glas Rotwein in die Hand. Ich verteilte die Zigaretten, um die ich die Deutschen erleichtert hatte. In einer Ecke schlug ein Gitarrist ein paar Töne an und stieß dazu Worte aus. Neben mir trank ein schwarz gekleideter Poet und las aus seinem Werk vor. Er füllte mein Glas nach und stellte sich als Laurent vor. In einem ruhigen Augenblick, betrunken und jovial, lieferte ich meinen kleinen Beitrag zum Geschehen.

„Paris war früher Vorbild für die ganze Welt", begann ich zögerlich. „Wieder einmal zeigt diese großartige Stadt, dass der Geist der Freiheit …"

Die Türen flogen auf und mehrere Leute kamen reingerannt.

„Die Bullen!"

„Die CRS!"

„Die haben uns!"

Panik überfiel die ganze Bar. Ich schnappte mir meine Tasche und stürzte raus. Reihen von behelmten Polizisten blockierten beide Enden der kurzen Straße. Sie schlugen mit ihren Knüppeln auf runde Schilder und stießen jeden beiseite, der ihren Vormarsch behinderte. Alle auf der Straße rannten ins Café. Die Polizei stürmte es und begann Menschen rauszuziehen. Indem ich mich ruhig hielt, blieb ich unsichtbar, bis ein fliehender Student gegen mich prallte und mich direkt vor die Füße von zwei Polizisten stieß. Sie griffen mich auf, drängten mich raus und warfen mich in einen *panier à salade,* einen schwarzen Polizeiwagen. Laurent, der Dichter, landete auf mir. Viele Menschen folgten, ehe der Kleinbus mit heulenden Sirenen losfuhr und sich Richtung Süden zum Boulevard St. Michel durchkämpfte.

Auf der Polizeiwache wurden wir in einen großen Drahtkäfig gehievt, der schon voller Studenten war. Und noch mehr Wagenladungen von Gefangenen wurden dazugequetscht. Laurent war neben mir und wurde gegen den Stahl gepresst.

„Kann ich Wasser haben?", fragte er einen Polizisten neben dem Käfig.

„Kommunistische Kröte!", brüllte ihn der Gendarm an und stieß dem Poeten seinen Schlagstock ins Gesicht.

Laurent taumelte mit blutiger Nase zurück. „Helft mir", schrie er schwach und brach zusammen. Ich fasste ihn unter die Achseln – er war so leicht wie ein Baiser – und setzte ihn auf den Boden.

„Wichser."

„Schweine."

Die wütenden Rufe meiner Kumpels im Käfig provozierten ein Dutzend wütende Polizisten zum Angriff. Eine furchtbare Minute lang schlugen sie auf die Arme und Köpfe aller, die in Reichweite waren, und übten ihre Rache an einer Generation, die gerade ganz knapp davor zu stehen schien, die alte Garde in Rente zu schicken.

KAUTION
1977

„Wie denkst du, stehen deine Chancen?", fragte mich Eric.

„Gleich null", sagte ich.

Wir waren nach unserem zwölften wöchentlichen Verhör in Untersuchungshaft dem Gericht übergeben worden. Uns blieb als letzte Möglichkeit, vor einem Richter der Kammer einen Kautionsantrag zu stellen. Mein Antrag sollte im Oktober in Bristol angehört werden. Aber mein Anwalt hatte mir gesagt, dass ich nur den Hauch einer Chance hatte, damit durchzukommen.

„Nein, das ist nur ein Spiel", fuhr ich fort. „Zeitverschwendung – aber genau darum geht's ja, Zeit zu verschwenden. Damit hatte ich was, das mich beschäftigte und mir Hoffnung gab, aber jetzt will ich einfach nur, dass es vorbeigeht, so wie ich will, dass alles vorbeigeht – der Prozess, das Warten – einfach alles. Ich muss immer dran denken, dass ich morgen Nacht mit Mary zu Hause sein könnte. Und die Tatsache, dass es nicht so sein wird, hält mich nicht davon ab, es mir vorzustellen. Eingesperrt zu sein macht mich wahnsinnig. Wir sind für ein Leben unterwegs gemacht, unsere Vorfahren waren Abertausende Jahre lang Nomaden. Wir müssen laufen. Das ist mit ein Grund, warum uns diese Zelle so fertigmacht, weil wir nicht die Bewegung kriegen, die wir brauchen."

„Es gibt auch noch andere Gründe, warum wir ganz schön fertig sind", sagte Eric lachend.

Ich versuchte nicht an diese Gründe zu denken, sondern meinen Kopf in den Zustand zurückzuversetzen, in dem er sich seit 1968 befunden hatte, als ich neunzehn war.

Von den brutalen Polizisten in Paris hatte ich mir das Leben unterwegs nicht verleiden lassen. Im Frühling wollte ich weiterziehen, aber zuerst würde ich mir ein bisschen Geld sparen. Zurück in Reading fing ich als Geschenkverpacker in *Heelas Warenhaus* an und zog in ein schmuddeliges kleines Zimmer in Caversham. Eines Nachmittags tauchte ein bärtiger Beatnik im Trenchcoat bei meiner Arbeit auf. Er stand vor mir, grinste schief, schnippte mit den Fingern und fragte: „Bist du Leaf?"
Ich nickte.

„Hi. Ich bin der Eel, Electric Eel, um genau zu sein." Sein Grinsen wurde noch breiter, als er mir die Hand hinstreckte. „Sag nichts über meinen Namen, und ich sag nichts über deinen." Er schob seine Sonnenbrille hoch und zeigte seine blinzelnden braunen Augen. „Hab gehört, du willst nach Asien, nach Indien … das ist meine Richtung … könnte vielleicht einen Reisegefährten gebrauchen …"

An diesem Abend gab ich dem Eel das Zeug, um einen Joint zu bauen, legte Velvet Underground auf und kochte Tee.

„I'll be your mirror, reflect what you are …"

Nicos körperlose Stimme erfüllte den niedrigen Raum. Sie wurde leiser, als der Eel in Fahrt kam.

„Weißt du, auf wen ich stehe, Alter? Bert Jansch." Er saß mit überkreuzten Beinen auf dem Boden und drehte eine makellos konische Tüte. Er unterbrach sich, um das Blättchen abzulecken. „Der hat's raus. Wenn ich nur halb so gut spielen könnte wie Jansch – ich würde als glücklicher Mann sterben." Er zündete den Joint an und fragte: „Wie ist's mit dir, Mann? Auf wen stehst du?"

„Dylan natürlich …" Ich paffte am Joint und dachte nach. Unzählige Namen kämpften um die Vorherrschaft. „Lennon, Huxley, Ginsberg, Hendrix, Leary, Kerouac …"

„Unterwegs, Mann. Ich weiß genau, was du meinst!" Der Eel nahm mir den Joint aus der Hand und zog. „Wir gehen zusammen auf die Reise, Leaf. Wir sind auf dem gleichen Level."

„Gib mir mal das Zeug rüber." Während ich die Blättchen zusammenklebte, redete der Eel weiter.

„Bei meinem letzten Trip in den Osten ist mir an der türkisch-iranischen Grenze das Geld ausgegangen. Mitten im Winter auch noch. Saublöd, echt. Sind schon einige Leute verschwunden in der östlichen Türkei … gefährlich dort." Sein Ton war beiläufig, als er im Stakkato seine krassen Geschichten von missglückten Reisen durch eiskalte Ödnis und brennende Wüsten erzählte, von überlisteten Gaunern und flachgelegten Schönheiten. Als Meister der Ausschmückung verstand er es, seine Geschichten zum Besten zu geben, und ich saugte seine Worte auf. Er war ein paar Jahre älter als ich und hatte die unwiderstehliche Anziehungskraft eines erfahrenen Reisenden. Die ganze Zeit über war er in Bewegung, nickte mit dem Kopf, trommelte leicht mit den Fingern, kratzte seinen Bart, spielte mit den Löffeln und wippte mit dem Fuß. Der Eel saß niemals wirklich still, selbst im Schlaf zuckte er noch.

Beim nächsten Mal hatte er eine Leinentasche dabei. Sein Reisegepäck war noch schmaler als meines. „Ich muss irgendwo übernachten", sagte er geradeheraus und zog bei mir ein.

Der Eel hatte kein Geld, aber er kostete mich auch kaum etwas. Er klaute das meiste im Supermarkt um die Ecke. Bei ihm sah das ganz einfach aus.

„Ich hab genug davon", stöhnte er, als sich die dicken Oktoberwolken über Reading bauschten und das Jahr sich dem Ende zuneigte. „Ich will an Weihnachten irgendwo sein, wo es warm ist. Auf mich wartet ein Batzen Geld. Steuerrückzahlung. Hab ich das erzählt?"

„Nur ungefähr zehn Mal."

„Sobald diese Kohle da ist, bin ich weg. Du bist dabei, oder?"

Im November 1968 kündigte ich bei *Heelas,* holte meinen letzten Scheck und zog aus meinem Zimmer aus. Der Eel und ich fuhren nach Bracknell, um seine Rückzahlung abzuholen, aber es gab eine Verzögerung und wir mussten noch eine Woche warten. Um uns die Zeit zu vertreiben, trampten wir ins West Country. Als wir in Bristol ankamen, blieb der Eel vor einem Poster stehen.

„Hey, The Who! Da hätte ich nix dagegen."

„Wir sollten unser Geld für die Reise sparen", sagte ich.

„Ich hab nicht davon geredet, dass wir bezahlen", höhnte er.

„Was sollen wir sonst machen?"

„Keine Ahnung, ich überleg mir was."

Wir fuhren am späten Nachmittag hin, um uns den Ort anzusehen. „Das ist unsere Chance, reinzukommen", sagte der Eel und zeigte auf eine Tür an der Rückseite. „Wir holen uns was und essen es hier, während wir darauf warten, dass die Crew hier auftaucht. Wenn sie reingehen, hängen wir uns dran. Sobald wir drin sind, ist der Trick, so auszusehen, als gehörten wir dazu. Schnapp dir irgendwas, das mit rein muss. Niemand fragt jemanden, der Equipment trägt."

Es funktionierte prima. Wir standen am Rand der Bühne, während sich die Band zu ihrem Höhepunkt hochpeitschte. Ich lehnte an einem Stativ, der Eel hielt sich an der Hülle fest. Wir hätten uns nach der Show ein paar Groupies schnappen können, wenn wir sie irgendwohin hätten mitnehmen können. In den frühen Morgenstunden brachen wir in ein baufälliges Haus ein, das wir tagsüber aufgestöbert hatten. Ich versteckte meinen Lohn unter einem lockeren Dielenbrett, rollte meinen Schlafsack auf dem Boden neben dem vom Eel aus und schlief ein, während die Musik immer noch in meinen Ohren wummerte.

Morgens zogen wir los zu einem Frühstück, das aus Eiern, Pommes und Bohnen bestand. Als wir ins Haus zurückkamen, war mein Geld weg. Wir suchten alles ab, aber es war weg.

„Also essen müssen wir. Das heißt, wir müssen betteln." Der Eel sah mich herausfordernd an. „Ich zeig dir, wie's geht."

Er schlenderte eine geschäftige Straße im Stadtzentrum hinauf. Die Ersten, die er ansprach, schickten ihn weg, dann kriegte er jemanden an die Angel und dann noch jemanden. Er kam mit leuchtenden Augen und einem Shilling und Sixpence in der Hand zurück. Er gab mir ein paar Tipps und schickte mich los. Wir wollten uns in einer halben Stunde wieder treffen.

Ich konnte es mir überhaupt nicht vorstellen, auf einen total Fremden zuzugehen und ihn nach Geld zu fragen. Aber versuchen musste ich es. Ich sah jemanden, der dem Profil des Eels perfekt entsprach: ein erfolgreicher Mann mittleren Alters. Er lächelte sogar. Ich ging meine Worte durch, als er näher kam. Dann war er an mir vorbei, und ich hatte nichts gesagt. Dasselbe geschah beim nächsten Versuch. Ich konnte es einfach nicht. Unzufrieden lief ich herum bis kurz vor der abgemachten Zeit. Die Rushhour war vorbei, und es waren nur noch wenige Leute auf der Straße. Wenn ich mit leeren Händen zurückkam, würde der Eel fragen, ob ich jemanden angesprochen hatte. Ich versagte gerade bei einem wichtigen Test, nur weil ich mich nicht traute. Verzweifelt hielt ich den nächsten Passanten auf.

„Entschuldigung ..."

Es war ein junger, gut gekleideter Schwarzer. Er blieb stehen, sah mich an und fragte: „Alles klar?"

„Ja, alles okay. Ich meine, äh, eigentlich hab ich kein Geld und bin hungrig."

„Du bist hungrig? Echt?"

Ich nickte und schämte mich zu sehr, um weiterzusprechen. Er nahm eine Handvoll Münzen aus seiner Tasche und gab mir eine. Es war eine Halfcrown-Münze.

„Guten Appetit", sagte er mit einem breiten Lächeln.

„Ich hab nur noch mal Sixpence", grummelte der Eel. „Und du?" Sein Tonfall war nicht gerade erwartungsvoll.

„Halfcrown", sagte ich so lässig wie möglich.

„Dann haben wir jetzt insgesamt 4 Pfund 60." Er schnippte die Münze in die Luft.

„Kopf!" Der Eel schnappte sich die wirbelnde Scheibe und umarmte mich. „Los, da drüben ist ein Fish-&-Chip-Laden."

Als wir nach Bracknell zurückkehrten, war das Geld vom Eel da, aber nachdem wir in Reading gefeiert und ein paar Schulden bezahlt hatten, waren nur noch 25 Pfund übrig, um den Osten zu erobern.

Ende November trampten wir nach Folkestone und nahmen eine Nachtüberfahrt nach Boulogne. Nordfrankreich war so kalt und nass wie England. Die Franzosen unserer Generation hielten sich nach der Niederlage des Sommers größtenteils verborgen. In Paris schien das Rive Gauche in erster Linie von Ausländern bewohnt zu sein. Der Eel und ich zogen zu einem Doppelgänger von Frank Zappa namens Alvin, der an der Sorbonne studierte und in der Nähe des *Odéon* wohnte. Wir warfen unsere Taschen dort auf den Boden und machten uns auf die Suche nach Abenteuern.

Alvin zeigte uns, wo wir was herkriegten, und rauchte mit uns das Dope, das wir gekauft hatten. Es war teuer. Paris war insgesamt sehr teuer. Nach ein paar Tagen war unser Geld fast weg. Betteln half kurzzeitig weiter, aber dann waren wir wieder pleite.

Wir warfen unsere Taschen über den Rücken und gingen Richtung Süden den Boulevard Saint Michel hinab. Als wir bei der Périphérique ankamen, trampten wir. Den ganzen Tag hielten wir den Daumen in die Luft, zuerst ganz fröhlich und dann immer mutloser. Wir blieben in Bewegung, weil wir keine gute Stelle zum Trampen fanden und weil der schneidende Dezemberwind zu kalt war, um einfach herumzustehen. Schließlich fanden wir den perfekten Platz, an dem ein Fahrer Zeit hatte, uns zu sehen und dann rechts ranzufahren. Aber der Feierabendverkehr war schon wieder abgeklungen. Die wenigen vorbeikommenden Autos hielten nicht an.

„Dann bleiben wir ein bisschen hier", schlug ich vor. Ich war fertig, nachdem wir den ganzen Tag gelaufen waren. „Hier haben wir die beste Chance, dass sie anhalten."

„Okay."

Durch das Herumstehen wurde mir bewusst, wie hungrig ich war. Seit dem Frühstück hatten wir nichts zwischen die Zähne bekommen. Wir gingen auf und ab, stampften mit den Füßen auf und schlugen die Hände aneinander. Große weiche Schneeflocken fielen vom Himmel.

Um uns herum waren nur riesige Lagerhallen, es gab nichts, wo man sich hätte unterstellen können. Lustig war es schon lange nicht mehr. Jetzt fuhren so gut wie keine Autos mehr vorbei. Wir trampelten auf der Stelle, alles war taub, oder wir bewegten uns mechanisch hin und her, aber es half alles nichts, wir froren immer mehr.

In Frankreich zu trampen war nicht einfach. Lag es daran, dass wir zwei langhaarige Zottel waren, oder waren die Franzosen Mistkerle? Schließlich hielt ein Auto an. Der Fahrer mit rasiertem Schädel beugte sich rüber und öffnete das Beifahrerfenster. Statt der üblichen Frage, „Où allez-vous? – Wo wollt ihr hin?", fragte er: „Habt ihr Geld?"

Ich musste alle Gespräche führen, denn der Eel sprach und verstand kein Französisch. „Nein, haben wir nicht", gab ich zurück und verschwieg die paar Francs, die uns geblieben waren.

„Ihr seid keine Franzosen", sagte er. „Wo kommt ihr her?"

„England."

„Steigt ein. Ich hab nicht den ganzen Tag Zeit." Er sah sich ängstlich um. Als wir Richtung Süden fuhren, sprach er weiter. „Wo wollt ihr hin?"

„In den Süden."

„Ihr sagt, ihr habt kein Geld … Na ja, ich auch nicht. Wir kommen nicht mehr viel weiter, wenn wir nicht bald tanken."

„Wir haben zehn Francs", gab ich zu.

„Ich habe fünf", sagte er. „Das bringt uns ein bisschen weiter. Und danach schauen wir, was passiert."

Vom Rücksitz aus stellte der Eel fest: „Das Auto ist geklaut und kurzgeschlossen. Ich sag dir noch was – nur Verbrecher haben in Frankreich die Köpfe rasiert. Der Typ ist grade entlassen worden, oder er ist auf der Flucht. Frag ihn, ob er was zu essen hat."

Nachdem wir unser Geld in Benzin investiert hatten, sprach unser Fahrer. „Entweder wir lassen das Auto stehen, wenn der Sprit alle ist, oder wir klauen welchen. Ich weiß, wie das geht. Seid ihr bereit?"

„Klar."

Es war eine mühsame Angelegenheit. Wir mussten die Benzinpumpe eines 2CV abklemmen, und mit einer Konstruktion, an die ich mich nicht recht erinnere, pumpten wir, Spritzer um Spritzer, Benzin in unsere Flasche. Das machten wir ungefähr ein halbes Dutzend Mal in dieser Nacht.

Unsere Reise ging weiter und wir entspannten uns mit unserem französischen Verbrecherbruder. Geschichten über Autos, die sie kurzgeschlossen hatten, wanderten durch mich zwischen dem Eel und dem Fahrer hin und her.

„Sag ihm, ich war in Borstal", trug mir der Eel auf.

„Da war ich auch schon", sagte der Fahrer lachend. „Also eigentlich bin ich heute Morgen ja noch im Knast aufgewacht …"

Wir erreichten Valence kurz vor der Dämmerung. Lastwagen luden frische Lebensmittel vor den Läden ab.

„Frühstück. Hier halten wir an", sagte der Fahrer und hielt vor einem Lebensmittelgeschäft. „Ich fahre um den Block und hole euch in zwei Minuten ab. Wenn ihr mich kommen seht, schnappt euch Milch und Früchte, springt ins Auto, und wir sind weg. Hey, und nehmt lieber eure Taschen mit. Man weiß nie – vielleicht schnappen mich die Cops, wenn ich um die Ecke bin …"

Ich hatte Andy und Eric die Geschichte gerade erzählt, als in der Zelle mit einem Klicken das Licht ausging.

„Ach verdammt! Also, gute Nacht."

Sie wünschten mir auch eine gute Nacht. Wir hatten uns schon zu Beginn unserer Zeit im Knast darauf geeinigt, dass wir tagsüber genügend Zeit zum Reden hatten; wenn die Lichter aus waren, wollten wir den Mund halten. Die Idee war nicht schlecht, aber in diesem Augenblick wollte ich meine Geschichte weitererzählen und nicht darüber nachdenken müssen, was bei dem Verhör am Morgen passieren würde.

Am nächsten Nachmittag wurde ich zu einem Gerichtstermin gerufen. Tony Bradshaw, der Gehilfe meines Anwalts, sah ernst aus, als wir uns die Hände schüttelten.

„Nun ja, ich hab Ihnen ja gesagt, dass Sie von diesem Termin nicht allzu viel erwarten sollten", sagte er ernst.

„Klar", antwortete ich und stellte mich auf schlechte Nachrichten ein.

„Na ja, das zeigt also, wie wenig ich weiß. Sie sind auf Kaution frei und Ihre Frau hat die 30 000 Pfund aufgetrieben. Sie können nach Hause gehen!"

„Was?"

„Äußerst ungewöhnlich. Der Staatsanwalt hat seinen Zug aus London verpasst und war zu Beginn des Verhörs nicht da. Der Richter war sehr aufgebracht deswegen. Er wies den Polizisten mit dem höchsten Rang an, die Einwände des Staates gegen eine Freilassung auf Kaution vorzutragen. Greenslade hatte den Fall überreizt, genau wie er es mit den Richtern gemacht hatte, und wir kriegten ihn wegen ein paar Sachfehlern an den Haken. Der Richter sah keinen Grund, die Kaution abzulehnen."

Er streckte die Hand aus. Völlig benommen nahm ich sie. Seine Hand zu spüren machte seine Worte real. Ich konnte gehen. An diesem Abend wurde ich durch die kleine Tür im Gefängnistor freigelassen.

Wenn die Haft ein langsamer Tod war, war die Kaution eine aktive Folter. Ich war emotional zu labil, um meine Gedanken zu formulieren, aber ich war mir sicher, Mary und ich durchlebten den Todeskampf unserer Ehe. Nach sechs Monaten der Trennung waren wir andere Menschen geworden. Sie hatte es schwer gehabt und war ständig unter Druck gewesen: die Arbeit im Laden, die Anforderungen des Haushalts, des Gartens, der Katze, der Hühner, die Rechnungen, Bienen, Fahrten nach Bristol, Kritik von ihrer Familie … sie war völlig erschöpft. Während sie sich die Hacken abgelaufen hatte, hatte ich ein halbes Jahr lang herumgelegen und meine Gedankenschlangen hatten sich endlos in den Schwanz gebissen.

Wir wären vielleicht über unsere Schwierigkeiten hinweggekommen, wenn ich hätte bleiben können, aber uns beiden war klar, dass es nur eine Zwischenepisode hin zu einer viel längeren Trennungsphase war. Ich würde bald wieder in den Knast wandern und konnte nicht das Geringste dagegen tun. Freunde hatten Sicherheiten für die Kaution unterschrieben und sie würden ihr Geld verlieren, wenn ich abhaute. Das Wissen, dass ich wieder zurückmusste, war eine Fessel, die mein Herz mit kaltem, schwarzem Nebel füllte.

Jeder weiß, dass Männer schwanzgesteuert sind. Jetzt, wo ich so unerwartet wieder frei war, beäugte ich alle meine männlichen Single-Freunde argwöhnisch. Hilflose Wut zehrte mich auf. Welcher würde sich als Erster an meine Frau ranmachen, wenn ich wieder im Knast war?

Ich wusste, dass die Polizei mich überwachte und wahrscheinlich auch mein Telefon abhörte. Ich wollte sie natürlich nicht zu den Häusern meiner Freunde führen und blieb deswegen, wenn ich nicht arbeitete, meistens zu Hause. Und ich arbeitete so lang und viel, wie ich konnte. Es gab jede Menge zu tun, weil ich mitten in einem Brotstreik zurückgekehrt war und *Reading Wholefoods* der einzige Laden der ganzen Stadt war, der noch braunes Mehl vorrätig hatte. Ich verbrachte die Tage im Lager und wog Säcke mit Vollkornmehl ab. Zu Hause hackte ich Holz für den Winter und kümmerte mich um den Garten. Immer wenn ich eine ruhige Minute zum Nachdenken hatte, spürte ich, wie ich im Treibsand der Verzweiflung versank.

Dieses Leben war so fürchterlich, dass es fast eine Erleichterung war, als meine Kaution im November bei einer Sonderverhandlung widerrufen wurde und ich wieder in den Knast wanderte.

MIT DEM ELECTRIC EEL NACH FLORENZ

1968

„Ich sag euch was“, verkündete ich Andy und Eric, als wir wieder alle in der Zelle vereint waren. „Ich hätte nie gedacht, dass ich froh sein würde, wieder einzusitzen, aber die ganze Zeit auf Kaution konnte ich nur daran denken, dass meine Strafe wie ein Damoklesschwert über mir hing. Mir war das nicht so klar wie dir, Andy. Aber jetzt bin ich wieder am selben Ort wie vor sechs Wochen und bin völlig fertig nach der übelsten Zeit meines Lebens.“

„Ja, war echt seltsam, auf Kaution draußen zu sein“, grübelte Eric. Er und noch ein paar andere der Julie-Bande waren nach mir ebenfalls auf Kaution rausgelassen worden. „Na ja, zumindest sind diese komischen Tage vorbei“, lachte er kläglich. „Jetzt müssen wir nur noch mit dem Knast klarkommen.“

Wir wurden still. Ich brauchte keinen Tag, um zu merken, dass ich völlig falschgelegen war. So schlimm es auf Kaution auch gewesen sein mochte – in einer Zelle zu schmoren war definitiv schlimmer.

Meine wilden Tage mit dem Eel durchzuspielen war deutlich angenehmer, als mir meine ausweglose Situation vor Augen zu führen. Ich legte meine Hände hinter den Kopf und lenkte meine Gedanken auf das Ende des Jahres 1968.

In Valence versuchten wir uns zum ersten Mal als Straßenkünstler. Mit den Münzen, die ich vor dem Benzingeld gerettet hatte, kauften wir Kreide. Der Eel skizzierte eine Yacht, die bei Gewitter durch schwere See brauste und sich im starken Wind krängte. Das Licht passte, das Bild hatte Bewegung und Leben. Es war ein richtig gutes Werk, in wenigen Minuten entstanden.

„Wusste gar nicht, dass du ein Künstler bist.“ Wieder einmal hatte mich der Eel überrascht.

„Bin ich nicht. Ich hab in der Schule gelernt, wie man eine Yacht malt. Das ist das Einzige, was ich kann. Der Rest ist dein Job.“

Ich begann mit einem Mädchengesicht, eine langhaarige Blondine. Sie war hübsch, aber irgendwie fade – wie alle meine Porträts. Dann schrieb ich vorsichtig meine Botschaft darunter: Nous sommes étudiants Anglais, en tour dans la belle France. Merci.

Der Eel verteilte unsere verbleibenden Centimes als Köder um meine Worte. „Niemand will der Erste sein", erklärte er mir, „aber jeder macht gern bei was mit, das gut läuft. Ist dir mal aufgefallen, dass Leute nie in ein leeres Restaurant gehen und an einem Marktstand vorbeilaufen, wenn dort niemand ist? Aber wenn sich eine Frau die Waren ansieht, bleiben sie stehen, um zu sehen, was sie sich anschaut. Ich hab mir schon oft überlegt, mich als Kundenfänger zu bewerben. Ich bin mir sicher, das zieht. Das Problem ist nur, ich müsste mich dazu schick machen."

Nur um beschäftigt zu sein, verzierte ich den Text, indem ich eine Weinranke drumherum malte. Als ich damit fertig war, musste ich auf und ab springen und mich bewegen, um meinen Kreislauf wieder in Schwung zu bringen. Der Eel hielt sich warm, indem er abwechselnd mit Löffeln und Mundharmonika spielte. Ich machte mich daran, eine hügelige Landschaft zu malen.

Ein paar Münzen regneten herab und dann noch ein paar. Ein Typ mit Gitarre ging vorbei. Der Eel hielt ihn auf und lieh sie sich für ein Lied. Er spielte *Angie,* die Melodie, die Bert Jansch berühmt gemacht hatte. Trotz seiner kalten Finger spielte er wunderschön. Einige Leute blieben stehen und noch ein paar mehr traten dazu. Am Ende gab es Applaus und Geld. Eine kleine Gehsteigparty braute sich zusammen. Der Gitarrenbesitzer bot uns einen Schlafplatz für die Nacht an.

Als wir das Rhône-Tal weiter hinabwanderten, lebten wir von unseren Zeichnungen. Das Leben als Straßenkünstler war toll – solange das Wetter hielt. Die Leute hielten an, um sich die Bilder anzuschauen, sich zu unterhalten und ihr Englisch zu üben. Oft bekamen wir eine Mahlzeit oder einen Schlafplatz angeboten.

„Das ist noch gar nichts", sagte der Eel. „Wart's mal ab, bis wir nach Italien kommen. Die Italiener sind richtig großzügig. Da verdienen wir so viel, dass wir anfangen können zu sparen."

Bei Orange verließen wir die N7 und wanderten in die Wildnis von Drôme. Unser Ziel war eine ländliche Hippie-Kolonie, wo es ein Mädchen gab, das der Eel flachlegen wollte. Wir fanden die Kommune auf einem Hügel am Ende einer langen Wanderung. Sie war verlassen, abgesehen von einer alten Frau, die vor Einsamkeit halb wahnsinnig geworden war. Alle Jungen waren über den Winter nach Paris gezogen. Sie sei die Letzte im Dorf, sagte sie. Während wir unser Brot und Käse und ihre Bohnen und Grünzeug zu Abend aßen, sagte sie immer wieder die gleichen paar Sätze.

„Laurence ist ein gutes Mädchen. Sie ist lieb. Ich mag Marc nicht. Er ist böse zu mir, wenn die anderen nicht da sind. Als ich ein kleines Mädchen war, war dieses Dorf voller Kinder. Wo sind sie alle hin? Laurence ist ein gutes Mädchen. Sie ist lieb …"

Am nächsten Morgen gingen wir auf unseren Spuren vom Vortag den Hügel hinab. Egal, wo wir gingen, wir konnten dem Mistral nicht entkommen, dem schneidenden Wind, der von den Alpen herabweht. Wir verbrachten eine üble Nacht in einem flachen Graben, weil das der einzige windgeschützte Ort war. Am nächsten Tag kämpften wir uns nach Avignon durch. Sobald wir uns in einer Bar aufgewärmt hatten, begann es zu jucken. Wir hatten uns bei der alten Frau Läuse geholt. Ich machte mich auf die Suche nach einem Mittel, das uns davon befreite. Wir wuschen unsere Haare und unsere Klamotten in dem eiskalten öffentlichen Brunnen. Wahrscheinlich wären wir erfroren, hätte uns nicht ein junger Englischlehrer aufgenommen. Nach einem Ruhetag in seiner Wohnung brachte der Eel einen neuen Plan auf.

„Indien ist noch Tausende von Meilen weit weg", sagte er. „Wir werden auf dem ganzen Weg dorthin frieren. Italien ist super, aber danach wird's richtig hart."

Er erinnerte mich an das ganze Elend, das er im letzten Winter auf seinem Weg nach Indien hatte durchstehen müssen. Er trug so dick auf, dass ich schließlich einwilligte, als er vorschlug:

„Lass uns runter nach Marokko fahren – und dort den Winter in der Sonne verkiffen."

Wir erreichten Perpignan während einer bitterkalten Periode mitten im Dezember und verbrachten die ersten beiden Nächte in *La Terre,* einem Keller, der in eine Kunstgalerie umgewandelt worden war. Es war feucht und roch nach Pilzen, und die Kälte dort kroch uns in alle Glieder.

Die Kunst-Leute, die La Terre betrieben, waren in zwei Lager gespalten, was uns anging – die einen glaubten, wir seien internationale Mitglieder der alternativen Gesellschaft, die anderen hielten uns für ein paar Penner. Um unsere Glaubwürdigkeit zu unterstreichen, nahmen wir an ihren Happenings teil. Der Eel spielte mit den Löffeln, während ich Stanley Unwins Zeilen aus dem Album *Small Faces* rezitierte: *Odges' Nut Gone Flake*. Très surreal.

In der dritten Nacht konnten wir glücklich unsere Schlafsäcke auf dem Wohnzimmerboden eines algerischen Teenagers ausrollen, den wir über unsere Malerei kennengelernt hatten. Ahmed lebte mit seiner Mutter in einer Hochhauswohnung ohne Möbel. Sie waren so arm wie gastfreundlich. Sie boten uns eine Woche Unterschlupf an und teilten ihr Essen mit uns.

Jeden Morgen gingen wir in die Stadt, fanden ein Plätzchen und begannen mit unseren Kreidezeichnungen. Zu Beginn verdienten wir genug, um uns zu ernähren, aber nach ein paar Tagen kam weniger rein. Wir erschöpften Perpignans Vorrat an gutem Willen schnell. An zwei aufeinanderfolgenden Tagen packten wir unsere Sachen, verabschiedeten uns von Ahmed und seiner Mutter, gingen Richtung Süden und streckten unsere Daumen raus unter einem Schild, das nach Spanien wies. Aber niemand wollte die Langhaarigen mitnehmen, und als die Dämmerung einbrach, machten wir uns auf den Weg zurück zu Ahmed. Als das zum zweiten Mal passierte, ging uns auf, dass wir in Perpignan festsaßen.

Ein paar Tage vor Weihnachten kam noch ein Landstreicher-Paar in der Stadt an: zwei junge Deutschschweizer auf der Flucht vor dem Militärdienst. Nette Jungs, beide hatten erst vor Kurzem ihre Heimat verlassen und keine Ahnung vom Leben auf der Straße. Sie wussten nicht, wo sie bleiben sollten, hatten noch nicht mal Schlafsäcke und wären erfroren, wenn der Eel nicht Mitleid mit ihnen gehabt hätte. Er brachte sie im Kunstkeller unter.

Am Weihnachtsmorgen beschlossen wir vier, eine Runde in den Restaurants der Stadt zu machen, wo wir unsere Dienste als Tellerwäscher im Gegenzug für die Reste des Réveillon-Mahls vom Vorabend anbieten wollten. Ich musste das Reden übernehmen, weil der Eel immer noch keine zwei zusammenhängenden Worte auf Französisch rausbrachte und die Schweizer Jungs sich zu sehr schämten, um den Mund aufzumachen.

Die Stadt war tot, die Restaurants geschlossen. Bekamen wir auf unser Klopfen und Klingeln überhaupt eine Antwort, trafen wir auf einen wütenden Wirt, der uns hungrig wegschickte und uns noch ein paar Beleidigungen hinterherbrüllte.

Mich verließ der Mut. Der Eel musste seine ganze Überredungskunst einsetzen, um mich dazu zu bringen, beim teuersten Restaurant der Stadt zu klingeln.

„Okay", gab ich nach, „aber das ist definitiv das letzte. Dann ist Schluss."

Eine attraktive Blondine mittleren Alters öffnete die Tür. „Ich fürchte, ich kann momentan nichts für euch tun", antwortete sie auf meine Bitte. „Mein Chefkoch hat den Schlüssel zur Küche und kommt erst später. Warum kommt ihr nicht heute Abend noch mal?"

Die stürmischen Straßen waren menschenleer; es hatte keinen Sinn, auf dem Gehsteig was zu veranstalten. Der Weihnachtstag fühlte sich so leer an wie unsere Mägen. Der Eel und ich machten uns auf den langen Weg zu Ahmeds Wohnung.

Am Abend zog sich der Eel seinen Mantel über und sagte, dass es Zeit sei, uns beim Restaurant zu melden.

„Was soll es bringen, den ganzen Weg in die Stadt zurückzugehen?", stöhnte ich. „Kapierst du nicht, dass die uns bloß loshaben wollte?"

„Wir können es genauso gut versuchen", beharrte er. „Was haben wir denn sonst zu tun?"

Darauf hatte ich keine Antwort. Wir trafen uns mit den Schweizern und gingen zum Hintereingang des Restaurants. Die lächelnde Besitzerin öffnete die Tür. In einer elfenbeinfarbenen Bluse, Bleistiftrock und mit Perlenkette sah sie sagenhaft aus.

„Willkommen. Willkommen. Tretet ein."

Wir folgten ihr in die warme Küche, wo sie uns dem Koch vorstellte. Mir lief bei dem Geruch nach warmem Essen sofort das Wasser im Mund zusammen. Wir zogen die Blicke von einigen der Gäste auf uns, als uns die Dame und der Koch durch das Hauptrestaurant zu einem kleinen Bankettsaal führten. Der Tisch war für sechs gedeckt. Wir setzten uns alle. Eine Flasche Champagner löste unsere eingefrorenen Zungen. Gelächter wurde laut und breitete sich an unserem Tisch aus. Kellner kamen hereingeeilt mit Tabletts voller Essen. Ein köstlicher Gang folgte auf den anderen: Pasteten mit Waldpilzen, gegrillte Garnelen mit Knoblauch, hauchdünne Scheiben Rindfleisch, Ente in dicker Soße, Melone, Lammkeule, Sorbets, Käse … Mit jedem neuen Gericht kamen eine neue Flasche Wein und viele Trinksprüche …

„Auf Frieden und Verständnis …"

„Auf die freundlichste und schönste Dame in ganz Perpignan, nein, in ganz Frankreich … Sag ihr das, Leaf!"

„Auf den besten Koch überhaupt …“

„Auf das einzig anständige Restaurant der Stadt. Auf die Perle vor den Säuen …“

Am Ende stand einer der Schweizer Jungs wacklig auf, hob sein Glas und sagte vorsichtig: „Ich trinke auf die Gesundheit der freundlichen Dame, die uns ein glückliches Weihnachten beschert hat.“

Am zweiten Weihnachtsfeiertag kam die Polizei in die Wohnung der Algerier. Wir wurden gewarnt, als sie die Treppe hochkamen, also packten wir unser Zeug, rannten aufs Dach und versteckten uns, bis sie wieder weg waren. Sie waren auf der Suche nach gestohlenen Autos, erzählte uns Ahmed. Es war an der Zeit, weiterzuziehen. Nach einer weiteren kalten Nacht im pilzartigen La Terre wachten wir hustend auf. Wir mussten uns eine andere Behausung suchen, ehe der Tag zu Ende war.

Völlig unterkühlt gingen wir im Morgengrauen zum *Café des Anglais,* um etwas zu trinken und uns aufzuwärmen. Der Eel gab unsere letzten Centimes für eine Tasse heiße Schokolade aus. Ich wusch mich auf der Toilette mit warmem Wasser. Danach setzte ich mich zu meinem Kumpel an den Tisch. Er war mit Waschen dran und hatte mir genau eine halbe Tasse heiße Schokolade aufgespart. Ich nahm einen Schluck und zwang mich, vor dem nächsten einen Augenblick zu warten. Ein Kellner kam zu mir, um zu fragen, was ich wollte.

„Danke, im Moment nichts“, sagte ich. „Vielleicht ein Glas Wasser.“

Sobald der Besitzer kapierte, dass ich nichts bestellen würde, kam er herüber, um zu protestieren. Ich stürzte die Schokolade hinunter, grade noch rechtzeitig, ehe er mich schnappte und auf die Straße warf. Mein Kumpel flog nur Augenblicke später hinterher.

„Schweinehunde. Das werden sie bereuen!“, schwor der Eel, als wir die Straße runtergingen.

Am Nachmittag inspizierten wir das Café. Der Eel sagte, dass es ein Kinderspiel sein müsste, dort einzubrechen. Er bräuchte nur einen guten Hebel. Während ich mich im Eisenwarenladen mit dem Besitzer unterhielt, klaute der Eel den kräftigsten Schraubenzieher, den er finden konnte. In dieser Nacht schliefen wir in dem Notfallquartier, das wir ein paar Tage zuvor ausgekundschaftet hatten. Im Park mitten in der Stadt war eine Ausstellung über das Dorfleben in Afrika, inklusive einer strohgedeckten Hütte und einer lebensgroßen geschnitzten Frau, die über einem Feuer Hirse kochte. Abends schlüpften wir in die Hütte, legten uns nieder und gingen schlafen.

Ich wurde an der Schulter gerüttelt. Taschenlampenlicht blendete meine Augen. Die vernebelten Wasser des Schlafs flossen plötzlich ab und ich kapierte, dass wir erwischt worden waren.

Man brachte uns zur Polizeistation, warf uns in die Zelle und ließ uns allein. Als die Tagesschicht ihren Dienst antrat, nahmen sie unsere Fingerabdrücke, machten Polizeifotos, von vorn und im Profil, und wollten dann wissen, was der riesige Schraubenzieher, die Taschenlampen und das Klebeband in unseren Rucksäcken zu suchen hatten. Ausrüstung für Diebe, behaupteten sie. Wir sagten nichts; wir hatten ja nichts getan. Am Abend ließen sie uns gehen.

Nachdem wir bei der Polizei registriert waren, ging ich davon aus, dass der Einbruch abgeblasen war. Aber dem war nicht so. Der Eel erklärte es mir.

„Wir verhungern, wenn wir hierbleiben, aber wir sitzen hier fest, wenn wir kein Geld auftreiben können. Wir machen es so: Wir brechen um drei Uhr nachts ins Café ein und nehmen dann den fünf Uhr-Zug zur spanischen Grenze."

Tief im Schatten verborgen beobachteten wir das Café des Anglais von der gegenüberliegenden Straßenseite. Das letzte Auto fuhr um zwei Uhr früh vorbei. Danach war es still. Die Minuten tickten leise vorbei.

„Was denkst du, wie viel die in der Kasse haben?", flüsterte ich, als ich die Stille nicht länger ertrug.

„Sie waren wahrscheinlich seit Weihnachten nicht mehr bei der Bank. Es könnten Hunderte von Francs sein. Also los, wir machen's jetzt." Der Eel grinste mich an.

Ich war sehr nervös, aber irgendwie war mir auch ein bisschen schwindlig und ich fühlte mich fast beschwingt.

Wir stahlen uns über die Straße und rückten einen der Tische draußen zurecht, direkt vor die große Schaufensterscheibe. Oben befand sich eine Reihe von Lüftungsfenstern. Die kleinen schwenkbaren Scheiben wurden oben und unten von Aluminiumklammern gehalten. Während ich Schmiere stand, machte sich der Eel mit dem Schraubenzieher ans Werk. Die erste Scheibe hatte er in Null Komma nix draußen. Die nächste war nicht mehr ganz so einfach, lockerte sich aber trotzdem. Bald hatten wir ein Loch, das groß genug war, um reinzukriechen. Er ging rüber zur Tür, schloss sie von innen auf und ließ mich mit einer Verneigung rein.

In der Kasse war nur das Wechselgeld – Münzen und kleine Scheine. Wir leerten sie und nahmen uns eine Flasche Brandy und ein paar Schachteln Zigaretten mit. Ehe wir abhauten, zog der Eel seinen Handschuh aus. In seinem angeberischen Wahnsinn legte er seine Hand feierlich auf die Theke, rollte jeden Finger vorsichtig ab, damit ein perfekter Abdruck entstand, genau wie es die Polizei ein paar Stunden zuvor von uns verlangt hatte.

„Du bist völlig durchgeknallt", hauchte ich, als wir zu unserem Rendezvous mit den Schweizer Jungs durch die Stadt schlichen.

„Keine Sorge." Der Eel gab mir einen Klaps auf die Schulter und kicherte. Er war fast high. „Wir sind längst aus dem Land verschwunden, bevor hier irgendjemand wach ist. Ich würde zu gern ihre Gesichter sehen, wenn sie nach Fingerabdrücken suchen und unsere finden. Das ist ein riesengroßes Victory-Zeichen. Verpisst euch, ihr dämlichen Bullen."

In La Terre zählten wir das Geld. Die Scheine und das Silbergeld ergaben umgerechnet 70 Pfund, mehr Geld, als wir jemals hatten, seit wir uns getroffen hatten. Das Münzgeld schenkten wir den Schweizern. Zumindest würden sie eine Weile lang nicht verhungern.

„Hör mal, Alter", sagte ich zu dem Eel, „wenn wir nach Spanien fahren, müssen wir auf dem Heimweg wieder durch Frankreich. Und die schnappen uns, weil du deinen Abdruck auf der Theke hinterlassen hast. Es gibt einen Zug um sechs nach Marseille. Lass uns dahin fahren und von dort aus weiter nach Italien."

Das war unser erster richtiger Streit. Er dauerte mit gesenkter Stimme an, bis der Zug einfuhr. Der Eel stieg ein, ich rührte mich nicht vom Bahnsteig. Er kämpfte für Spanien, ich bestand auf Italien. Als der Zug gerade abfahren wollte, sprang der Eel heraus. Die nächste Stunde ging er fluchend auf und ab. „Die Bullen werden kommen. Sie kriegen uns. Ich bin ein Idiot. Warum bin ich nicht alleine abgehauen?"

Als der Zug nach Marseille einfuhr, lachte er laut auf. Wir wechselten im Hafen unser Geld und nahmen einen anderen Zug nach Genua. Am Fuß der Kathedrale brachten unsere Zeichnungen so viel Geld ein, dass der Eel beschloss, sich eine Uhr zu leisten. Die Italiener waren so großzügig, wie mein Freund es versprochen hatte.

Silvester verbrachten wir im Hafen von La Spezia. Eine belebte Hafenstraße voller Restaurants schien der richtige Ort für unsere Kunstwerke zu sein. Kurz darauf tauchte eine Horde sturzbetrunkener Seemänner auf. Erst dachte ich, sie wären auf Ärger aus, aber der Eel wusste ihre *cazzos* und *stronzos* zu kontern, und bald schon lachten sie, schüttelten unsere Hände und ließen Kleingeld auf unsere Bilder herabregnen. Ein paar von ihnen blieben, um sich mit uns zu unterhalten und ein paar englische Floskeln, die sie vermutlich aus Filmen kannten, loszuwerden. Kurz darauf luden sie uns ein, mit ihnen das neue Jahr zu begrüßen.

Wir feierten in einem Hafenrestaurant. Am nächsten Morgen wachte ich am selben Sitzplatz auf, an dem ich schon am Vorabend gesessen hatte, und mich plagten unglaubliche Zahnschmerzen, die meinen Kater umso schlimmer machten. Ein Schuss Brandy betäubte beide Baustellen, und es folgte noch ein Neujahrsmahl auf dem Schiff der Seemänner. Bevor wir uns winkend verabschiedeten, vereinbarten wir mit dem Steuermann, dass wir als Deckarbeiter für einen dreiwöchigen Trip anheuern würden: Tanger, Montevideo und zurück nach La Spezia. Irgendwas mussten wir ja machen – der Großteil unseres Geldes war für Fahrtkosten, Mahlzeiten und Alkohol draufgegangen.

Doch am Morgen torpedierte die Hafenbehörde unsere Pläne; sie weigerten sich, uns die notwendigen Papiere auszustellen. Also fuhren wir nach Pisa und malten unsere Bilder am Fuß des Schiefen Turms. Zwei Schönheiten mit rabenschwarzem Haar blieben stehen, um sie sich anzusehen, und quatschten uns an. Meine hieß Francesca. Sie luden uns zum Abendessen ein.

Auf langen Bänken aßen wir in einer vollgestopften Mensa Pasta. An der Universität fand gerade eine große Konferenz statt und es war brechend voll.

„Wir fahren morgen nach Florenz." Ich musste schreien, damit sie mich über den Lärm hinweg hören konnten.

„Echt, kein Scherz? Wir kommen aus Florenz", rief Francesca zurück. „Sagt mal, wisst ihr schon, wo ihr wohnt? Nein? Bleibt doch in unserer Wohnung, wenn ihr wollt. Wir kommen Sonntag zurück."

„Okay, super."

Sie gab mir Schlüssel und Adresse, lehnte sich dann an meine Schulter und hüllte mich in ihre moschusartige Parfumwolke. Ein leidenschaftlicher Redner nach dem anderen stieg auf die Tische und hielt kämpferische Reden.

„Verdammte Maoisten, Mann", brüllte mir der Eel in mein freies Ohr.

Als die Mädels Richtung Bühne gingen, machten wir die Fliege.

Am nächsten Tag nahm uns jemand direkt bis nach Florenz mit. Unsere Mädels mögen ja tatsächlich Maoisten gewesen sein, aber ihre unglaubliche Wohnung sprach irgendwie dagegen. Wir waren es mittlerweile gewohnt, auf dem Boden zu schlafen und auf kalten Steinstufen zu sitzen, und es war fantastisch, ein heißes Bad zu nehmen, auf einer Matratze zu schlafen und in großen Ledersesseln herumzuhängen. Aber der Kühlschrank war leer. Der Hunger trieb uns morgens auf die Straße.

Jedes Mal, wenn wir uns hinknieten und zu malen anfingen, scheuchte uns die Polizei weiter. Bisher hatten wir die Polizei in Italien noch nicht mal gesehen, aber in Florenz durften wir keinen der breiten Gehwege oder die Plätze in den wohlhabenden Gegenden benutzen.

„Geht zur Ponte Vecchio", sagten uns alle, wenn sie uns vertrieben.

„Auf einer Brücke ist das nicht gut", grummelte der Eel, als wir Richtung Fluss gingen. Es war beißend kalt auf den Straßen, die Pfützen waren von einer dünnen Eisschicht überzogen. Auf dem Weg ließ der Geruch nach frischem Brot meinen Magen aufheulen. Ich war schon versucht, in eine der Bäckereien zu gehen und nach Brot zu fragen, wie wir es in der Provence gemacht hatten, aber die langen Schlangen gut gekleideter Menschen schreckten mich ab.

Im Mittelalter war die Ponte Vecchio der von Läden gesäumte Fleischmarkt gewesen. Die Metzger warfen ihre Abfälle über die Brücke und der Arno trug sie mit sich fort. Jetzt waren die Läden voller Schmuck, Klamotten und Souvenirs. Wir gingen zur Mitte der Brücke und suchten uns eine freie Stelle. Das Pflaster bestand aus kleinen sechseckigen Steinen, so breit wie eine Hand. Es war völlig ungeeignet für unsere Zwecke. Der Eel begann seine Yacht zu malen, rubbelte sie aber schnell wieder weg und wollte nicht neu beginnen.

Ich tat, was ich konnte, aber auch meine Blondine sah aus wie eine kubistische Leiche. Unsere Nachricht war kaum zu entziffern. Fast niemand versuchte es oder gab uns Geld.

„Der Wichser da drüben lacht uns auch noch aus", knurrte der Eel. Frierend und hungrig war keiner von uns beiden in guter Stimmung. Ich sah in die Richtung, in die der Eel genickt hatte. Ein junger Kerl, vom Typ her wie Paul Newman, grinste uns an. Unter anderen Umständen hätte ich zurückgegrinst, aber mit knurrendem Magen ist es schwierig, der eigenen Misere etwas Lustiges abzugewinnen.

Langsam kam er auf uns zu und sagte: „Ziemlich zwecklos, oder?", und nahm der Wut des Eels den Wind aus den Segeln, als er hinzufügte: „Habt ihr Jungs Lust, mit mir frühstücken zu gehen?"

In der warmen Bar kam die gute Laune zurück. Dieser Typ war lustig und nach dem guten Frühstück war das Leben wieder erträglich. Während wir aßen, erzählte John von sich. Er stammte aus New Jersey, war siebzehn, und seine Eltern hatten ihn auf die amerikanische Schule in Florenz geschickt, damit er seine Wurzeln kennenlernte und sein Italienisch verbessern konnte. So wie er redete, war er eindeutig drauf.

„Weißt du, wo wir ein bisschen Hasch auftreiben können?", fragte ich ihn am Ende des langen Frühstücks. Nicht, dass wir uns mehr als einen tiefen Zug hätten leisten können.

„Fürchte nicht", antwortete er, „aber ich kann euch gern zu was einladen. Sollen wir zu mir gehen?"

John Amati wohnte in einer Dachgeschosswohnung in der Via Ghibellina, direkt hinter der Piazza Santa Croce. Er machte Schnappschüsse von uns, während wir high vom *Goldenen Libanesen* auf seinem winzigen Balkon saßen und über die roten Dächer der Stadt sahen. Der Tag glitt direkt vor unseren Augen an uns vorbei.

Abends nahmen wir John mit, um ihm unsere Bude zu zeigen. Wir wussten, dass er staunen würde, sobald er sah, dass zwei streunende Freaks wie wir so schick wohnten. Als Francesca und ihre Freundin am nächsten Tag zurückkamen, gab es Streit. Sie waren sauer, weil ihre Wohnung nicht so aussah, wie die beiden sie hinterlassen hatten. Wir machten uns lustig über die Kluft zwischen ihrem egalitären Gerede und ihrem luxuriösen Lebensstil und gingen.

John lud uns ein, bei ihm zu wohnen, und wir quetschten uns in das zweite Zimmer seiner winzigen Behausung. Wir verstanden uns bestens. Unsere Freundschaft wuchs, während das Stück Libanese schrumpfte. Innerhalb von drei Tagen wurde aus einem Brühwürfel eine Erbse, und dann war er weg.

In dieser Nacht kehrte mein Neujahrszahnweh zurück. Beim ersten Licht brachte der Eel John dazu, auf Italienisch auf eine Karte zu schreiben: „Ich bin Student aus England. Ich habe Zahnschmerzen. Ich brauche Geld für den Zahnarzt."

Ich machte mich mit meiner Karte in der Hand auf zu Michelangelos David. Es klappte hervorragend. Die Straßen waren voller Leute auf dem Weg zur Arbeit. Viele lasen meine Bitte und spendeten großzügig. Ich bekam Scheine und Münzen – jeder weiß, dass Zahnärzte teuer sind. In einer halben Stunde hatte ich mehr zusammen, als wir an einem ganzen Tag mit unseren Kreiden verdienten. Aber trotz des schnell verdienten Geldes war ich nicht glücklich. Ich komme mit Schmerzen nicht gut klar, werde unleidig, und die ganze Welt scheint gegen mich zu sein. Ich hielt meine Karte dem nächsten Anzugträger unter die Nase.

„Ich bin Zahnarzt", sagte er und steckte die Karte ein. „Komm mit."

Ich sah ihn mir genauer an. In dem Anzug steckte ein kleiner, ordentlicher Typ mit zurückgegeltem Haar und einem Menjoubärtchen.

„Komm mit", wiederholte er. „Ich behandle dich umsonst."

Der Eel war hocherfreut über den Erfolg seiner Karte. „Ist dir das eigentlich klar …", rief er begeistert, „wir müssen nie wieder hungern! Mann, wir können das immer machen, wenn es regnet!"

„Können wir nicht", entgegnete ich. Meine Zunge konnte nicht aufhören, sich an der neuen Lücke in meinem Mund entlangzutasten. „Sieh doch, wie schnell einem dabei ein Zahnarzt begegnet."

Der Eel kam zu mir herüber und zischte: „Wir müssen irgendwie an Kohle kommen, Mann. Wir haben Johns ganzes Dope weggeraucht. Jetzt sind wir an der Reihe."

„Wir haben Zaster", flüsterte ich zurück. „Ich hab 8000 Lire verdient, ehe der Zahnarzt kam."

„Macht euch keinen Kopf drüber, wer an der Reihe ist", ging John dazwischen. „Helft mir lieber mal schnell, mein Bett zu verschieben."

Ich half ihm, das schwere Bett von der Wand wegzuziehen. Er kniete sich hin und hebelte mit einem Schraubenzieher eines der Dielenbretter auf. Aus dem Hohlraum darunter zog er eine weiße Platte hervor und warf sie dem Eel zu. Auch mir warf er eine zu. Sie war größer als meine Hand. Der Eel untersuchte noch die erste, als ihn eine weitere an der Brust traf. Dann lachten wir, bekamen uns gar nicht mehr ein und warfen mit 200-Gramm-Platten Libanesen um uns. John riss das Tuch von einer ab und zerschlug sie mit einem Hammer in große Brocken. Er warf jedem von uns einen zu.

„Fangt an zu drehen!"

Im vorangegangenen Frühjahr war John über Ostern in den Libanon gefahren, mit dem Plan, sich eine Woche lang zu bekiffen und ein paar Gramm mit nach Hause zu nehmen, die er sich für das Semester einteilen wollt. Shit war in Italien rar und seit seiner Ankunft aus den Staaten hatte er nichts mehr gehabt. In seinem Hotel in Beirut traf er einen anderen Amerikaner, der ebenfalls etwas besorgen wollte.

Dieser Typ hatte die Nerven verloren und traute sich nicht mehr, das Gebäude zu verlassen. John bot sich an, für ihn was aufzutreiben.

John Amati wirkte vertrauenswürdig. Er sah einen direkt mit seinen leuchtenden blauen Augen an und man wusste einfach, dass man ihm glauben konnte. Er reiste nach Baalbek, im Gepäck genug Geld für acht Kilo Dope, die sein durchgeknallter Landsmann in Auftrag gegeben hatte. Statt in der Stadt etwas zu besorgen, fuhr er in die Hügel, kaufte direkt beim Bauern und bekam doppelt so viel für sein Geld. Er gab seinem Landsmann acht Kilo und kehrte mit weiteren acht Kilo sicher nach Florenz zurück.

Ein paar Freunde begannen durch ihn zu kiffen und er gab ihnen ein oder zwei Gramm, aber die Schulbehörden bekamen Wind von der Sache und er hörte auf, mit anderen zusammen zu rauchen. Mittlerweile saß er seit neun Monaten auf seinem Vorrat und dröhnte sich allein die Birne zu. Wir waren die ersten Kiffer, die er seither getroffen hatte. John war pleite, aber er war zu paranoid, sein Geld damit zu verdienen, dass er Dope an Schulkinder verkaufte.

„Kein Problem", sagte der Eel. „Leaf und ich können einen Teil von deinem Dope an Freunde in Rom verchecken."

Wir einigten uns auf fifty-fifty. Für unsere erste Reise nahmen wir eine 200-Gramm-Platte mit und trampten an einem hellen Wintertag in die Hauptstadt. Der Eel war völlig aufgedreht. Er kehrte in seine Lieblingsstadt zurück und würde dort alte Freunde treffen. Mit einem Dauergrinsen präsentierte er mir Rom wie eine offene Auster.

In der ersten Nacht schliefen wir in einem leeren Bahnwaggon, der auf einem Nebengleis beim Hauptbahnhof geparkt war. Am Morgen zogen wir los, weil wir Enzo und Gina, zwei Künstlerfreunde vom Eel, besuchen wollten, und blieben dann in ihrer großen, runtergekommenen Wohnung in Trastevere. Sie freuten sich wahnsinnig über unseren Besuch, denn in Rom war schon vor Wochen das Dope ausgegangen. Andererseits gab es 1969 noch nicht viele Kiffer in der Stadt; denn wie war es anders zu erklären, dass wir die Einzigen mit Hasch waren und trotzdem eine Woche brauchten, um die Platte zum aktuellen Preis von 1000 Lire pro Gramm zu verkaufen?

Sobald wir ein paar Gramm an Enzos Freundeskreis verhökert hatten, kauften wir uns eine Spitzpinzette, einen kleinen Hammer, Kupferdraht und Perlen und begannen Schmuck zu machen. Völlig zugedröhnt verbrachten wir die Vormittage auf einem der Plätze der Ewigen Stadt. Wir suchten uns ein hübsches Fleckchen und breiteten unsere Waren auf einer Decke aus. Ab und an zog einer von uns los, um heimlich in einer der dunklen Gassen oder in verfallenen Hinterhöfen oder zwischen antiken Säulen und fauchenden Wildkatzen Dope zu verticken.

Wir aßen in kleinen Arbeiterrestaurants, wo die Tische kahl waren und die Pasta mit einem grauenhaften Frascati serviert wurde. Nachmittags saßen wir auf der Spanischen Treppe in der Sonne, hatten unseren Schmuck vor uns ausgebreitet und bastelten aus dem Kupferdraht komplizierte, verschlungene Ohrringe und Ketten. Mit Perlen aufgehübscht verkauften sie sich gut. Einer kokettierenden Schönheit bot der Eel eine der Ketten zum halben Preis an. Sie stand eine Weile bei uns herum, wählte aus und kicherte über die Komplimente und Vorschläge des Eel. Ihr Name war Paula, verriet sie uns.

„Was für eine Schnitte!" Der Eel schüttelte traurig den Kopf, als sie weg war. Er zog die beiden Teelöffel aus seiner Hosentasche und begann zu spielen. Er beherrschte sie virtuos, entlockte den Löffeln die außergewöhnlichsten Geräusche und Rhythmen und benutzte zum Spielen jeden Teil seines Körpers. Einige Leute blieben stehen. Am Schluss, während der Applaus noch nicht verklungen war, flüsterte ich ihm ins Ohr: „Sie ist zurück!"

Mit den Händen in den Hüften stand Paula da und beobachtete uns lächelnd. Ihr langer Mantel war aufgeknöpft und enthüllte ihre üppige Figur. Ihre blonde Freundin mit dem fellgefütterten Hippie-Mantel sah dagegen dürr aus. Sie blieben, nachdem die Menge sich zerstreut hatte. Wir plauderten ein wenig, packten dann unser Zeug zusammen und gingen mit ihnen in eine Bar.

Abends hingen wir in Trastevere herum und rauchten. Ich probierte mein Bestes, aber Anna war wegen ihrer Freundin mitgekommen und hatte kein großes Interesse an mir. Wenn ich wollte, konnte ich hören und sehen, wie der extrovertierte Eel mit Paula auf der anderen Matratze rummachte.

Das war einigermaßen deprimierend, und ich war froh, als wir das letzte Stück Libanese verkauft hatten und nach Florenz zurückfuhren. Wir ruhten uns ein paar Tage lang aus und kehrten nach Rom zurück, um die nächsten zwei Platten zu verkaufen. Bei unserer dritten oder vierten Reise nach Rom hörten wir, dass die Polizei nach zwei englischen Drogendealern suchte. Mehr brauchten wir nicht zu wissen. Wir verschwanden umgehend nach Florenz. Paula kam mit uns.

An einem Februarmorgen erwachte ich zu den ersten Klängen von *Astronomy Domine,* dem Opening Track des Pink Floyd-Albums *Saucerful of Secrets.* Ich öffnete die Augen. Ein neuer Kassettenspieler stand neben meinem Kopf. Der Eel platzte schier vor Aufregung. Er stoppte die Musik.

„Dachte, du hättest gern ein bisschen Musik", sagte er so beiläufig wie möglich.

„Wo kommt der denn her?"

Sein Grinsen wurde so breit, dass es sein ganzes Gesicht ausfüllte. Er war mit Paula weg gewesen. Während sie mit dem Verkäufer im Laden plauderte, hatte er den Rekorder und die Floyd-Kassette geklaut.

„Peanuts", sagte der Eel lässig.

Am Ende der ersten Seite drehte John die Kassette um und nachdem wir beide Seiten zweimal gehört hatten, beschlossen wir, dass wir mehr Musik brauchten. Draußen war es kalt; wir packten uns gut ein und zogen los. Während John und Paula das Personal im Musikladen ablenkten, ließen wir ein halbes Dutzend Kassetten mitgehen. Auf dem Heimweg machten der Eel und ich bei einem Supermarkt halt, um ein paar Sachen fürs Abendessen zu besorgen. Wir kauften Schokolade, als Nachtisch für die Lebensmittel, die wir unbezahlt in unsere Wilderertaschen gestopft hatten. Wir waren schon bei der Tür, als uns ein paar Angestellte des Ladens wieder zurückholten. Sie durchsuchten uns und fanden eine Dose Schinken bei mir und ein Stück Käse beim Eel. Unter Drohungen stießen sie uns in einen kleinen Raum und sperrten uns ein.

„Wir rufen die Polizei", brüllte einer durch die Tür.

Es gab keine Fluchtmöglichkeit. Der Eel zertrat einen Karton, setzte sich auf den Boden und sah mich an.

„Was auch passiert – kein Wort von der Wohnung", sagte er. „Wir müssen uns eine Geschichte überlegen. Wir könnten sagen, dass wir in Neapel irgendwo am Hafen ausgeraubt worden sind. Deswegen haben wir auch kein Gepäck. Okay? Wir wollen einfach nur wieder zurück nach England. Klar?"

„Kapiert."

Wir wurden still und grübelten, was uns jetzt erwartete. Selbst der Eel wirkte irgendwie bedrückt.

Wir verbrachten den Großteil des Tages in einer Polizeizelle. Schließlich wurden wir wegen Ladendiebstahls angeklagt und ins Gefängnis von Florenz gebracht. Ich war erst am Vortag an den alten grauen Gemäuern vorbeispaziert.

Man führte uns über einen Hof. Dann traten wir durch eine Tür. Schattenhafte Gestalten erledigten am anderen Ende eines großen, hallenden Steinsaals geheimnisvolle Aufgaben. Die Polizisten brachten uns zu einem riesigen hölzernen Schreibtisch und übergaben uns den Knastwärtern.

„Name?", fragte der Empfangsbeamte den Eel.

Er nannte seine Daten. Dann ich. Wir mussten uns ausziehen und eine unförmige, farblose Gefängnisuniform anziehen. Der Eel wurde von zwei Knastwärtern weggebracht. Er drehte sich halb um und rief mir über die Schulter zu: „Viel Glück!"

Ich wurde Steintreppen hinauf- und hinabgeführt, Flure entlang gescheucht, an deren Ende noch mehr Treppen auf mich warteten. Ich verlor völlig die Orientierung. Dann warf man mich in eine Zelle und schlug die Tür hinter mir zu. Die Zelle war klein und klamm, die Wände fühlten sich feucht an. Den Großteil der Fläche nahm ein Bett ein. An dessen Ende stand ein Pisspott, sonst nichts. Ich stieg aufs Bett und stellte mich auf die Zehenspitzen, um aus dem Fensterschlitz zu schauen – rote Dächer unter einem tiefen grauen Himmel. Angezogen legte ich mich schlafen und wickelte mich in zwei dünne Decken. Sie rochen nicht gut, aber das war meine geringste Sorge. Ich fühlte mich furchtbar einsam und hatte Angst. Was würden die anderen Gefangenen mit mir machen?

Es gab Essen – wässrige Spaghetti-Suppe, Brot und einen Becher Rotwein. Kurz darauf öffnete sich der Spion in der Tür. Ein Auge sah mich an. Eine Stimme sagte: „Hey, Kumpel! Was'n los? Wie geht's? Heiße Salvatore – nenn mich Sal." Er sprach ein New Yorker Englisch.

Draußen fielen ein paar italienische Sätze, dann drehte sich der Schlüssel und die Tür ging auf. Ein Wärter ging den Korridor hinab und ließ mich mit dem Ami allein.

„Du hast den Scheiß doch nicht etwa gegessen?", fragte er ungläubig und zeigte auf meine Schüssel am Boden. „Diesen Müll rührt doch niemand an. Du kannst dir Essen reinschicken lassen."

Ich erzählte ihm meine Neapel-Geschichte und sagte, dass ich kein Geld hatte.

„Keine Sorge", versicherte er mir. „Wir besorgen dir was. Bist hier unter Freunden. Große Klasse, endlich mal wieder Englisch zu reden! Bis morgen." Er schloss die Tür hinter sich.

Als sie sich wieder öffnete, schob mir der Knastwächter, der meine Schüssel holte, eine Tüte Birnen und einen Riegel Schokolade zu.

„Von Sal“, flüsterte er.

Ich hatte die Schokolade schon halb verputzt, als mir aufging, dass Salvatore ein Mafioso sein musste. Schon jetzt stand ich in seiner Schuld. Der wollte doch sicher irgendwas im Gegenzug.

In dieser Nacht konnte ich nicht schlafen. Der bevorstehende Prozess schlug mir auf den Magen. Was machte man in Italien mit Ladendieben? Was konnte Salvatore von mir wollen? Würde mein Vater darüber informiert werden, wo ich war?

Der Morgen brachte eine Antwort auf zumindest eine der Fragen, die mich wach gehalten hatten. Was Salvatore wollte, war reden. Er machte meine Zellentür auf, setzte sich aufs Bett und redete und redete. Er hatte die Schnauze voll von Italien und den Italienern und lechzte danach, sich in einer „zivilisierten“ Sprache zu unterhalten.

Salvatore saß schon seit neun Monaten in Untersuchungshaft und hatte immer noch keinen Termin für den Prozess. Manche hätten darauf mehr als zwei Jahre gewartet, sagte er mir. Als ich höflich meine Zweifel zum Ausdruck brachte, schleppte er mich zu einem Kiffer, der schon seit achtzehn Monaten hier war und immer noch nicht wusste, wann sein Prozess stattfinden würde. Es sei völlig egal, meinte der Langhaarige. Sal übersetzte. Auf den Besitz von Hasch stand eine obligatorische Strafe von zwei Jahren, und es war besser, die Zeit in Untersuchungshaft abzusitzen, weil einem Besucher anständiges Essen bringen konnten. Sal und der Kiffer plauderten eine Weile und mein Entsetzen wuchs. Vielleicht musste ich jahrelang hier sitzen, nur weil ich eine verdammte Dose Schinken geklaut hatte.

„Okay, Lichter aus! In die Zellen!“, riefen die Wärter. Das Dröhnen der genagelten Stiefel, das Knallen der Türen, eine lauter als die andere, kulminierte, als meine Tür zuflog. Das Ende des Gefängnistages. Ich hatte ihn überlebt und war für die nächsten paar Stunden in meiner Zelle sicher.

Die Temperatur fiel weiter. Das kleine Stückchen Himmel, das ich sah, war voller winziger Schneeflocken. Ich verkroch mich im Bett und stand auf, um meine Pasta-Suppe zu essen oder mit den Insassen zu reden, so wie Salvatore es tat, der hier das Sagen hatte. Die Zeit und die Schneeflocken wurden zu einem einzigen Brei. Mein Kopf war leer.

Die Englisch-Abteilung der Gefängnisbibliothek bestand aus sieben Agatha-Christie-Romanen. Ich las sie alle und versuchte mir dabei (erfolglos) einzureden, dass ich das Wochenende in einem englischen Landhaus verbrachte und nicht von der Welt vergessen in einem mittelalterlichen Gefängnis mit zwei Meter dicken Steinmauern.

Ein paar Tage später wurde mir ein Stück Papier zugesteckt. Darauf stand „HI LEAF, MIR GEHTS OK HOFFE DIR AUCH. KOPF HOCH. DER EEL." Kurz darauf wurde ich zu einem Besucher gerufen. In einem kleinen Zimmer saß der Eel einem Mann an einem Schreibtisch gegenüber. Der Typ blickte von einer Akte auf. Der Eel zwinkerte mir zu, als ich mich auf den Stuhl neben ihm setzte.

„Nigel, nicht wahr? Mein Name ist Kidd, ich bin der Vertreter des Konsulats. Ihr amerikanischer Freund hat uns von Ihnen erzählt. Ich sagte gerade zu Edward, was für ein Glück das für sie beide war … Nun, Nigel, es sieht so aus, als hätten Sie sich da in eine ziemlich dumme Lage gebracht. Wie kommen Sie zurecht? Geht es Ihnen gut?"

„Mir geht's gut, danke", sagte ich und wandte mich an den Eel. „Hab deine Nachricht gekriegt."

„Cool. Wusstest du, dass …"

Der Konsulatsbeamte hob die Hand und sagte: „Wenn Sie mir einen Moment zuhören wollen, bitte. Wir haben es geschafft, übermorgen eine Anhörung für Sie einzufädeln. Ein Anwalt ist beauftragt. Ich werde ihn nach unserem Gespräch auf den aktuellen Stand bringen, also erzählen Sie mir am besten mal, was geschehen ist …"

Für die Anhörung zogen wir wieder unsere eigenen Klamotten an. Knastwärter und Polizisten führten uns in einen großen Gerichtssaal. Alles erhob sich, als drei Gestalten in Roben aus einer Tür am anderen Ende traten. Alles setzte sich. Nachdem das Hüsteln verstummt war, stand einer der drei Männer auf und sprach: „Drei Wochen Gefängnis und eine Strafe von 30 000 Lire." Er setzte sich und betrachtete die bemalte Decke.

„Das ging schnell", dachte ich. „So viel zur italienischen Rechtssprechung." Ich entdeckte Paula und John auf der Galerie. Sie winkten. Ich winkte zurück. Die am weitesten entfernte Robe erhob sich und begann zu sprechen. Ich merkte schnell, dass ich unserem Verteidiger zuhörte. Er hatte viel zu sagen; es dauerte fast eine Stunde. Klein und angeberisch stolzierte er durch den Gerichtssaal, deklamierte und gestikulierte. Ich war schon lange genug in Italien, um das Wichtigste zu verstehen. Paula fasste die Einführung seiner Rede später für uns zusammen.

„Zwei junge Männer erfüllt von Entdeckergeist machten sich zu einer Reise durch die geschichtsträchtigen Orte Italiens auf. In ihrer Unschuld nahmen sie an, dass ein Land mit einem derartigen kulturellen Erbe, einer so prächtigen Vergangenheit, bevölkert sein muss von edlen, ehrlichen Menschen. Diese englischen Jungen sind keine Kriminellen, sondern Opfer eines Verbrechens. Völlig mittellos machten sie sich, nachdem sie in Neapel ausgeraubt worden waren, auf die lange Reise nach Hause." Dramatische Pause. „Was für ein Volk raubt seine Gäste aus?"

Nachdem er sich eine Zeitlang über die Verfehlungen der italienischen Gesellschaft ausgelassen hatte, rief unser Mann eine der Supermarktangestellten in den Zeugenstand. Schritt für Schritt fragte er ihre Aussage ab und stürzte sich dann auf ihre empfindlichste Stelle.

„Aber Signora, wenn die englischen Jungen an der Käsetheke waren und Sie an der Kasse", schnurrte er, „können Sie sie unmöglich gesehen haben. Dieser Grundriss des Ladens zeigt hier eine große Säule genau in Ihrem Blickfeld."

„Ich muss beim Obst gewesen sein", sagte die verunsicherte Frau.

Unser Anwalt zog eine Schnute. „Signora, Sie haben gerade Ihrer unter Eid abgelegten Zeugenaussage widersprochen."

Sie brach in Tränen aus und rannte aus dem Gerichtssaal.

Die Strafe wurde abgewiesen. Wir durften gehen. Paula flog in die Arme des Eel. Ich drückte John und dankte ihm, dass er uns den Arsch gerettet hatte. Unsere Feier wurde unterbrochen von drei Polizisten, die uns ins Gefängnis zurückbrachten, damit wir entlassen werden konnten. Danach packte uns draußen auf der Straße der größte der drei Carabinieri am Kragen, brachte das Gesicht vom Eel und meins nur Millimeter vor sein knoblauchstinkiges Gesicht und knurrte: „Wir wollen euch hier nicht. Verschwindet aus der Stadt. Wenn ich euch Hundesöhne noch einmal sehe, fällt mir schon was ein, um euch zu verknacken und drei Jahre einzubuchten."

Paula kam mit uns nach England. Wir mieteten eine Wohnung am Kanal von Reading. Kurz darauf tauchte auch John Amati auf. Nachdem er eine Postkarte mit unserer Adresse bekommen hatte, hatte der junge Spinner seine restlichen drei Kilo Hasch in einen Koffer gepackt, war nach Heathrow geflogen, durch den Zoll spaziert und hatte von der King's Road aus ein Taxi zu unserer Bude genommen.

Ich verkaufte das Dope für John. Um es schnell loszuwerden, verhökerte ich es für sechs Eier die Unze – normal waren acht. Eines Tages tauchte ein schlaksiger Birminghamer auf, ein Typ mit kleinem Gesicht, das von dichtem braunem Haar umwuchert war. Er sagte, sein Name sei Brian und dass ich einem Freund von ihm was verkauft hätte. Sein Grinsen war so ansteckend, dass man zurückgrinsen musste. Er war ein Teufel, wenn es um Geld ging, und handelte wie wild, obwohl das Dope ohnehin schon billig war. Als er kapierte, dass nichts, was er sagte, den Preis senken würde, kaufte er eine Unze. Am nächsten Tag kam er zurück und wollte mehr.

„Ich geb dir zwanzig Pfund."

„Der Preis ist sechs Pfund pro Unze, Brian, egal, wie viel du kaufst."

„Ach komm schon, Mann." Er blätterte vier Fünfer auf den Tisch. „Wenn du eine Unze für sechs verkaufst, kriegt man doch sicher vier für 20."

„Nein."

„21?"

„Pass auf, Brian. Ich hab nur eine bestimmte Menge zu verkaufen. Es ist gut und es ist billig und ich krieg es easy los. Eine Unze kostet sechs Pfund, solange noch was da ist."

Brian erkannte ein Schnäppchen, wenn er es vor sich hatte. Er kam immer wieder. Am Ende hatte er den Großteil unseres Dopes gekauft.

John Amati und ich beschlossen, mit dem Gewinn nach Osten zu reisen. Der Eel kam nicht mit, er heiratete die schwangere Paula und blieb in Reading. Mit einem Stich wurde mir bewusst, wie sehr ich meinen fantastischen Reisegefährten vermissen würde, meinen ganz eigenen *Dean Moriarty.*

AUF EINER SCHMUTZIGEN TÜRKISCHEN STRASSE

1969

Das Operation-Julie-Team hatte die Labore mehr als ein Jahr lang beobachtet, während wir Millionen von Tabletten herstellten und verkauften. Als sie schließlich zuschlugen, erwischten sie fast die ganze Bande, aber peinlicherweise fanden sie sehr wenig LSD.

Sie wussten wahnsinnig viel über uns. Sie wussten sogar, wie viel Ergotamin-Tartrat und Ergotamin-Maleat die beiden Acid-Labore für ihre letzte Produktion gekauft hatten. Daraus errechneten sie, dass noch irgendwo fünfzehn Millionen Trips liegen mussten. Das war übertrieben. Wir hatten nur die Hälfte.

Aber wo war es?

Superintendent Greenslade und Inspektor Lee, die federführenden Beamten von Operation Julie, müssen verzweifelt gewesen sein. Ein ganzes Jahr vor der Verhaftung hätten sie beide Labore schließen und damit die gesamte LSD-Produktion in Großbritannien lahmlegen können. Stattdessen ließen sie ihre Operation weiterlaufen und sahen dabei zu, wie wir eine Million Trips vertickten. Die beteiligten Bullen waren etwas Großem auf der Spur und häuften unglaublich viele Überstunden an, weil sie uns ständig überwachten. Sie wussten, dass wir Millionen von Tabletten hatten, aber als sie schließlich zuschlugen, konnten sie sie nicht finden. Greenslade und Lee müssen von der Sorge getrieben worden sein, dass ihre Karriere Schaden nehmen würde, wenn sie das versteckte Acid nicht ans Tageslicht beförderten.

Doch im November gelang ihnen ein Durchbruch. Mit Versprechungen von Vorzugsbehandlung überredeten sie einen von Richards Leuten, für sie zu arbeiten. Dem Verräter gelang es, Richards Versteck ausfindig zu machen. Greenslades Team grub ein Loch in den Küchenboden seines Hauses und beförderte 1,2 Kilo pures LSD zutage, genug für sechs Millionen Trips. Ein Riesentriumph für die Polizei, aber sie konnten sich noch nicht zurücklehnen – es gab noch viel mehr Tabletten, die noch nicht aufgetaucht waren, und das wussten sie.

Der Fund des Crystal, der LSD-Rohmasse, sorgte für viel Aufregung, und unser bevorstehender Prozess verschob sich weiter. Alle möglichen Gerüchte kursierten.

Während der Monate in Untersuchungshaft hatte ich das erste Mal einen Gesamtüberblick über die Geschichte unserer Organisation. Und dank Mike Mansfield und ein paar anderen Anwälten war es uns möglich, uns ein Bild davon zu machen, wie alles den Bach runtergegangen war.

Das erste LSD war 1969 produziert worden, nachdem Dave Solomon, ein amerikanischer Acid-Boss, der in Cambridge lebte, auf Richard Kemp, einen Chemie-Studenten an der Liverpool University, gestoßen war. Richards Reaktion auf seinen ersten Trip war dieselbe wie meine: Er wollte es allen anderen zeigen – und war als Chemiker gut genug, um das umzusetzen. In den Laboren der Universität machten die beiden aus den fünf Grundstoffen braunen Brei. Voller Zweifel probierten sie eine winzige Menge der Pampe und erkannten hocherfreut, dass es funktionierte. Sie hatten LSD hergestellt!

Fünf Gramm waren genug für 20 000 richtige Trips. Dave besorgte sich mehrere Tausend leere Kapseln. Er und Richard vermischten ein Gramm mit einem inaktiven Bindemittel und begannen die Mischung in Kapseln zu füllen. Manche der Kapseln waren extrem stark, andere waren so schwach, dass es reine Zeitverschwendung war. Die beiden enthusiastischen Amateure hatten noch keine Methode gefunden, wie man eine messbare Dosis herstellte. Es gab keinen organisierten Vertrieb und es dauerte eine Weile, bis das erste Gramm verkauft war.

Sie wandten sich an Henry Todd, einen Dealer aus Cambridge. Henry wiederum kontaktierte meinen alten Kumpel Brian, der über beste Verbindungen zur Dealer-Szene verfügte. Sie begannen den Grundstock eines Vertriebssystems zu legen.

In der Zwischenzeit hatten Richard und Dave massenhaft LSD produziert, um ihre Freunde anzufixen. Tripper gingen ein und aus bei Dave in Grantchester Meadows. Einer von ihnen, Gerry Thomas, sollte irgendwann auf ein Gramm von Richards LSD aufpassen. Als Richard es zurückbekam, war das Gramm auf mysteriöse Weise kleiner geworden. Der langfingrige Gerry spielte keine weitere Rolle im Aufbau des entstehenden Acid-Ring. Trotzdem kannte er alle Drahtzieher. Nach einer Weile erlebte er mit, wie sie dick ins Geschäft einstiegen.

Fünf Jahr später, 1974, wurde Gerry Thomas verhaftet, weil er versucht hatte, mehrere Kilo Hasch nach Kanada zu schmuggeln. In dem verzweifelten Versuch, die lange Gefängnisstrafe zu verringern, die ihm drohte, bot er einen Deal an: Er wollte die Namen der Männer preisgeben, die – wie er behauptete – den Großteil des weltweiten

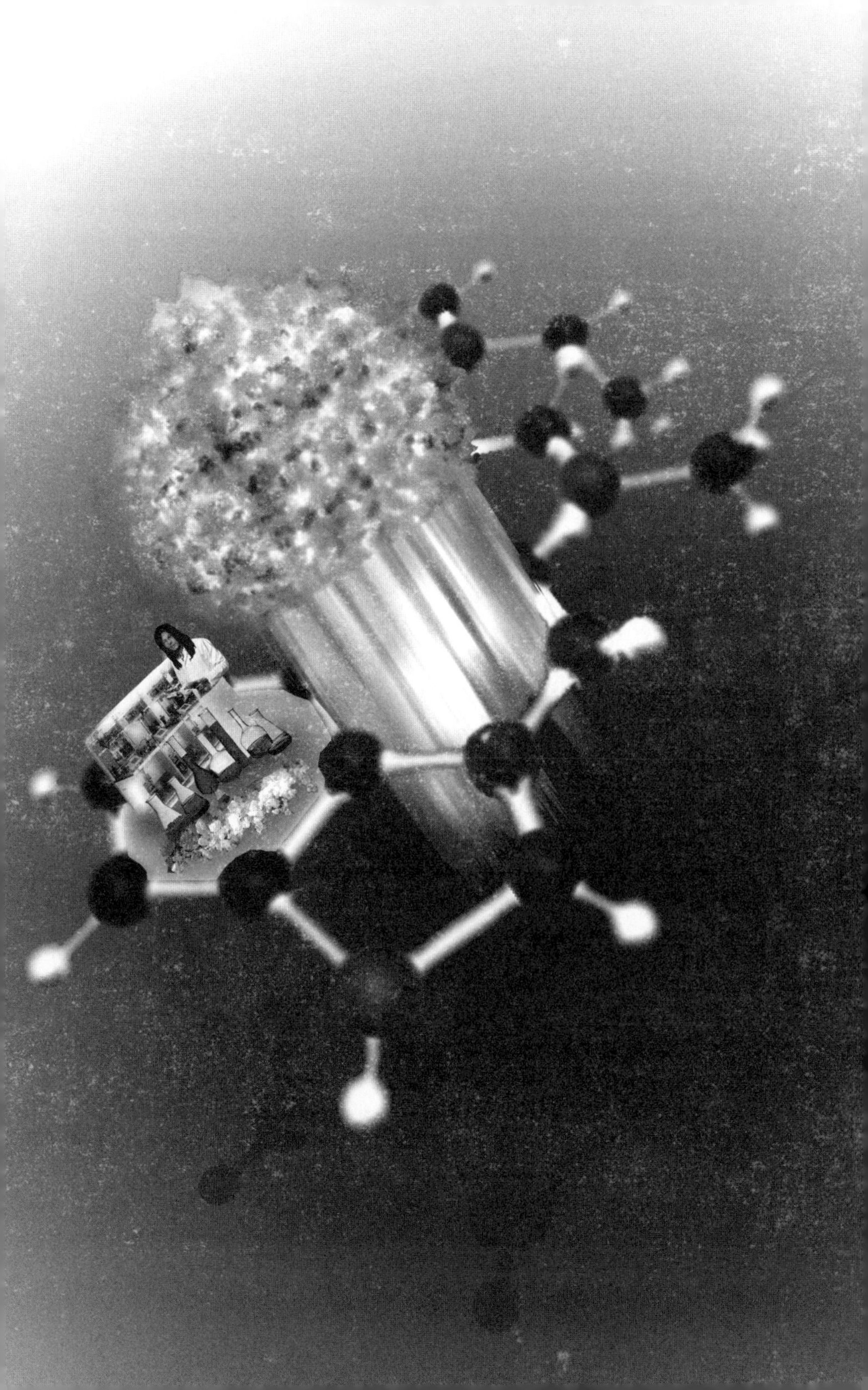

Acid-Bedarfs produzierten. Sie seien in England, sagte er. Die Kanadier kontaktierten die britische Polizei, ob sie daran Interesse hätten.

Scotland Yard ließ eine Fahndung laufen und überprüfte die Namen, die Thomas genannt hatte. Diese Menschen gab es alle, aber keiner von ihnen konnte aufgespürt werden. Das war ziemlich verdächtig. Ein Einsatzkommando wurde zusammengestellt, um diese geheimnisvollen Personen zu ermitteln und herauszukriegen, was dahintersteckte. Irgendwann waren sie gefunden. Richard war in Wales, Henry und Brian in London. Sie alle standen nun unter Beobachtung. Die Polizei wusste es noch nicht, aber sie überwachten die Labore von zwei verschiedenen Organisationen. Das erste LSD-Team hatte sich wie eine Amöbe geteilt; beide Teile funktionierten unabhängig voneinander. 1973 hatte es Krach gegeben, und Richard und Dave weigerten sich, Henry und Brian weiter zu beliefern. Richard stellte weiterhin Acid her, während er und Dave gemeinsam ein neues Vertriebssystem aufbauten. Henry und Brian machten sich auf die Suche nach einem anderen Chemiker. Zu dieser Zeit hatten sie das Dosierungsproblem längst gelöst und ein funktionierendes Netzwerk zum Verkauf aufgebaut.

Das Einsatzkommando Thames Valley hatte mittlerweile eine unabhängige LSD-Investigation begonnen. Sie schickten zwei Undercover-Männer auf die Straße, Pritchard und Bentley, mit genug Geld, um bei einem Popfestival 500 Acid-Trips zu kaufen. Der Dealer, den sie schließlich fanden, prahlte damit, dass er ihnen Tausende von Trips besorgen konnte, gar kein Problem, Zehntausende, wenn sie wollten.

Der Dealer wurde observiert und sein Telefon abgehört. Jeder, den er sprach oder traf, wurde überprüft. Als schließlich sein Lieferant ermittelt war, kam auch er unters Mikroskop. Das Polizeiteam von Thames Valley arbeitete sich methodisch die Vertriebskette entlang.

Die beiden LSD-Ermittlungen wurden zusammengelegt. Über kurz oder lang führten die Ermittlungen auf die Spur von Russ. Er war zuvor schon polizeilich als verdächtiger Haschdealer in London auffällig geworden. 1973 bekam er eins auf den Deckel, als er aus Marokko zurückkehrte – mit mir. Die Polizei fand heraus, dass wir immer noch regelmäßig in Kontakt waren. Also wurde auch ich beobachtet. Ein Undercoverteam begann als Bauarbeiter getarnt die Straße bei meinem Haus aufzugraben. Als sie sahen, dass Henry mich besuchte, wussten sie, dass ich das Bindeglied zwischen dem Labor und den Dealern war und dass sie die ganze Kette geschlossen hatten.

Unser Prozess wurde in den Januar verlegt. Als wir irgendwann jedes Detail, jede Kleinigkeit durchgekaut hatten, wer Richard betrogen hatte, und uns endlos den Kopf darüber zerbrochen hatten, welche Konsequenzen es haben würde, wenn sie das ganze LSD fanden und wie das den Prozess beeinflussen würde, ging Andy, Eric und mir der Gesprächsstoff aus und wir lagen schweigend auf unseren Betten und warteten, dass das Jahr vorüberging. Gott allein weiß, worüber die beiden anderen nachdachten, aber ich war im Kopf wieder zwanzig und wollte reisen und Abenteuer erleben.

Im April 1969 machten John Amati und ich uns mit dem unglaublichen Vermögen von 500 Pfund, die wir mit dem Verkauf des libanesischen Haschs verdient hatten, auf den Weg über die Landroute nach Indien. Wir starteten gemächlich und nahmen den Zug nach Florenz. Dort mieteten wir uns einen halb umgebauten Bauernhof in den Hügeln, zehn Kilometer südlich der Stadt.

Der Hof gehörte Lorenzo Sforza, dem Vater von Johns Freundin Susana. Er war ein gedrungener italienisch-amerikanischer Anwalt, der, wie Susana prahlte, für die East-Coast-Mafia in den Staaten gearbeitet hatte. Lorenzo war pleite. Er hatte sein ganzes Geld in eine Swimmingpoolfirma gesteckt, und die war pleitegegangen. Wasser und Strom waren abgestellt und er war in seine florentinische Wohnung zurückgekehrt und überließ uns seinen unvollendeten Traum für eine Miete von umgerechnet 25 Dollar die Woche.

Jeden Morgen kämpften wir uns vom Fuß des Hügels hoch und holten das Wasser für den Tag. Nach dem Frühstück setzten wir uns in den Garten, um zu schreiben. Wir stellten im Pfirsichgarten zwischen den Schwertlilien Tische und Stühle auf, rauchten Libanesen und wechselten uns an Johns Schreibmaschine ab, um Teile unseres surrealen Buchs zu schreiben. Zur Dämmerung schufen die Glühwürmchen eine magische Brücke zwischen der Sonne und dem Mond. Nachtigallen sangen um uns herum. Wenn es dunkel war, zündeten wir Kerzen an, machten Feuer im Ofen, um unser Abendessen aus Pasta, Tomaten und Parmesan mit cremigem Olivenöl zu kochen, das direkt von Lorenzos Bäumen stammte.

„Erzähl mir mal von diesem Ökologie-Kram, den du da studierst", sagte ich eines Abends, als wir uns zum Essen setzten.

„Na ja, das ist die Erforschung von Interaktionen zwischen Lebensformen und ihrer lebendigen Umwelt – Ökosystem nennt man das.

Wissenschaftler versuchen zu belegen, dass alles miteinander verbunden ist, jedes lebendige Wesen spielt seine Rolle in diesem lebenserhaltenden System."

„Außer uns natürlich. Wir spielen nicht mit, wenn wir beispielsweise DDT versprühen, das dann Greifvögel killt."

„Stimmt. Der Mensch ist der Joker im Spiel. Wir verändern ein Gleichgewicht, das seit Milliarden von Jahren besteht, oft mit katastrophalen Folgen, wie in Australien, wo wir Kaninchen ansiedelten, die dann zur Landplage geworden sind. Das Ganze ist ein relativ neues Fach, und wie ich es sehe, ist es die erste Herausforderung der Ökologen, überhaupt ihr Fach zu überblicken – herauszufinden, wie alles miteinander in Beziehung steht – und dann die Mächtigen davon zu überzeugen, dass wir unser Verhalten ändern müssen, um das Ökosystem unseres Planeten zu schützen – in unserem eigenen Interesse."

Alles ist miteinander verbunden. Das hatte ich bei meinem ersten Trip erlebt: Es war beruhigend zu hören, dass die Wissenschaftler das Gleiche behaupteten. John war ein außergewöhnlicher junger Mann: lebendig, mit Forschergeist, erfinderisch und ein guter Kumpel. Die Wochen flogen vorbei. Wir hatten eine tolle Zeit, bis der Besitzer aufkreuzte und wütend die 100 Dollar einforderte, die ich ihm schuldete.

„Aber wir haben keine Schulden. Wir sind mit der Miete auf dem Laufenden", antwortete John. „Ich habe es Susana bezahlt."

„Ja, du schon", keuchte Lorenzo, „aber dein Britenfreund hier hat keinen Cent bezahlt."

Unsere Abmachung war klar gewesen. Plötzlich behauptete Lorenzo, die Miete sei doppelt so hoch.

„Gebt mir 100 Dollar", forderte er.

„Keine Chance, Mann", sagte ich.

Er kürzte den aufkommenden Streit mit einer schlagenden Handbewegung ab.

„Du zahlst, was du mir schuldest … oder sonst", knurrte er böse, formte mit der Hand eine Pistole und richtete sie auf meine Stirn. Dann stieg er in sein Auto und brauste auf dem aufgewühlten Kies davon. John und ich sahen uns fragend an. Wir hatten gerade in eine andere Welt geblickt.

„Ich weiß, wo er seine Waffe aufbewahrt", sagte John.

„Er hat eine Waffe?" Ich bekam Angst. Ich hatte Lorenzos Blick gesehen, als er auf mich zielte.

„Klar."

Wir brachen in sein verschlossenes Schlafzimmer ein. Die Pistole war in der Schublade des Nachtkästchens. Geladen.

„Zeit zu verschwinden", murmelte John, während er die Waffe in seinen Händen wog.

„Eigentlich ist das genau richtig, damit wir unseren Hintern hochkriegen", sagte ich, um einen sorglosen Ton bemüht. „Wir sollten endlich nach Asien ziehen und nicht in der Toskana versauern."

Mit den Rucksäcken auf dem Rücken nahmen wir den Bus nach Florenz, warfen die Knarre des kleinen Mafioso in den Arno und stiegen in den Bus nach Bologna. Es war wohl am besten, Florenz schleunigst zu verlassen. Danach war es, zumindest für mich, naheliegend, zu trampen und unser Geld nicht für Fahrtkosten zu verschwenden. John war zuerst meiner Meinung, aber er war schnell deprimiert, wenn wir lange auf einen Fahrer warten oder ein Stück zu Fuß gehen mussten.

„Du schleppst viel zu viel mit", stellte ich ein wenig gereizt fest. „Du hättest niemals die Schreibmaschine mitnehmen dürfen."

„Das würdest du nicht sagen, wenn du ein richtiger Schriftsteller wärst." Er funkelte mich an und verzog den Mund.

„Dann behalt die Olivetti und schmeiß das andere Zeug weg. Richtige Reisende sind mit leichtem Gepäck unterwegs."

Er machte sich gar nicht erst die Mühe, zu antworten. Den restlichen Tag über sprachen wir kaum mehr miteinander. In Venedig kehrte seine gute Stimmung zurück.

„Lass uns kiffen und dann den Markusplatz anschauen", schlug er vor. Wir rauchten unser letztes Gras und galoppierten aus unserem billigen Hotelzimmer. Lachend und witzelnd spazierten wir durch die Stadt, sahen uns die Sehenswürdigkeiten an und vertrugen uns wieder. Aber zwei Tage später, als es Ewigkeiten dauerte, um nach Triest zu trampen, stieg John aus und sagte, dass er nicht durch Jugoslawien trampen würde. Er wollte den direkten Zug nach Istanbul nehmen.

Wir stiegen in Belgrad um, wo ich mir von ihm die Haare schneiden ließ, die ich mir hatte wachsen lassen, seit ich vor drei Jahren die Schule verlassen hatte. Hippies waren in der Türkei nicht willkommen, hatten wir gehört. Im Zug nach Istanbul verputzten wir unsere Sandwiche und waren schon wieder hungrig, als unsere Zugnachbarn ihren Proviantkorb auspackten und die mitgebrachten Sachen aufaßen. Der Mann sprach ein gekünsteltes Englisch.

„Mein Name ist Hristo, und das ist Irena", sagte er. „Wir leben in Sofia. Besucht bei uns. Willkommen Gäste."

„Danke, Hristo", antwortete John, „aber wir können nicht. Wir haben nur Durchreisevisa. Wenn uns die Polizei schnappt, erschießen sie uns wahrscheinlich als Spione oder so."

Ich hatte keine Ahnung, ob so etwas passieren könnte, aber es schien mir nicht unwahrscheinlich. Bulgarien gehörte zur Betonriege der kommunistischen Satellitenstaaten und stand unter der Geißel Russlands. Der Kalte Krieg war eine Konstante in meinem Leben. Ich wuchs in dem Glauben auf, dass nur unsere stete Wachsamkeit die kommunistischen Horden davon abhielt, den Westen zu überlaufen und die Demokratie zu zerstören. Obwohl ich meine Schuljungenhaltung abgelegt hatte, fürchtete ich mich immer noch vor den Kommunisten. Vor weniger als einem Jahr waren Truppen des Warschauer Pakts in Prag einmarschiert, um mit ihren Panzern den Freiheitswillen der Menschen zu brechen.

Vielleicht war es Angeberei, Hristos Hartnäckigkeit oder die Neugier auf einen Blick auf das Leben hinter dem Eisernen Vorhang, oder wahrscheinlich die schönen Augen seiner Frau ... Ich weiß nicht genau, warum, aber irgendwie ließen wir uns überreden, in Sofia aus dem Zug auszusteigen.

Im hellen Mailicht sah die bulgarische Hauptstadt ziemlich heruntergekommen aus. Die breiten Straßen im Zentrum der Stadt waren auf unheimliche Weise still. Menschen in abgetragenen Klamotten kamen uns entgegen, fuhren auf Rädern oder zockelten auf Ochsengespannen vorbei.

„Keine Autos", sagte ich zu John.

„Ja", antwortete er. „Verrückt, oder?"

Hristos und Irenas Wohnung befand sich in einem schäbigen Mietshaus. Die Wohnung war klein und spartanisch eingerichtet. Nur das, was man zum Leben unbedingt brauchte, war darin: ein Bett, ein Tisch und Stühle, etwas Geschirr, sonst nichts. Unsere Ankunft verursachte Aufregung. Als wir unsere Rucksäcke in der Küche abgestellt hatten, wurden wir den Nachbarn vorgestellt, die sich auf dem Treppenabsatz vor der Wohnung drängten.

„Ihr seid Erste aus dem Westen sie kennen", erklärte uns Hristo.

Etwa 30 Bulgaren betrachteten uns mit lebhafter Neugier. Ich grinste die vor uns versammelten Menschen an. Sie sahen nicht aus wie ehrgeizzerfressene Fanatiker, die den westlichen Lebensstil zerstören wollten; sie sahen aus wie warmherzige Menschen. Alle lächelten zurück. Die kleinen Kinder starrten uns mit großen Augen an. Alle anderen wollten unsere Hände schütteln und wissen, ob wir die Beatles kannten.

Hristo führte uns durch die Straßen der Stadt. Unsere Jeans schrien quasi heraus, dass wir Fremde waren. Überall wurden wir freundlich begrüßt, und alle fragten uns nach den Beatles. Wir aßen mehrmals in einfachen Restaurants, und jedes Mal bestand jemand am Nachbartisch darauf, unsere Rechnung zu übernehmen. Das Essen war einfach, Bohnen oder Eintopf mit Brot oder Kartoffeln, die Wirtshäuser allesamt hässlich. Die einzigen Lebensmittel, die es in den Läden zu kaufen gab, waren riesige Töpfe mit Salzgurken. Alles in diesem armen Land wirkte eintönig und trostlos, außer den Persönlichkeiten der Menschen, die zu den freundlichsten gehörten, die wir je getroffen hatten.

In der Nähe des Stadtzentrums mussten wir vorsichtig sein. Wenn wir Motorengeräusch hörten, duckten wir uns. Autos bedeuteten Russen, Bonzen oder Polizei, und das konnte großen Ärger für uns und Hristo heißen. Obwohl Hunderte von Menschen gewusst haben mussten, dass wir illegal in der Stadt waren, verpfiff uns niemand.

Nach drei Tagen stiegen wir in den Zug nach Istanbul. Meine Nervosität wurde zu Panik, als wir uns der türkischen Grenze näherten. Obwohl die Einwohner von Sofia so normale Leute wie überall sonst waren, war ich mir sicher, die Grenzbeamten würden engagierte Kommunisten sein. Argwöhnisch und gründlich würden sie sicher herausfinden, dass wir ohne Visum im Land waren. Die würden uns für immer einsperren. Von Kindesbeinen an vollgestopft mit Kriegsliteratur musste ich dauernd an die Folter denken, mit der sie uns dazu bringen würden, zu gestehen, dass wir Spione waren. Mit schuldbewusstem Gesicht reichte ich dem uniformierten Grenzbeamten meinen Pass. Er sah mich an, sah auf das Foto und stempelte mich aus Bulgarien aus.

Monatelang hatte der Eel meinen Kopf mit Geschichten über Istanbul gefüllt. Auf den Dächern Backgammon spielen und dazu Chillums rauchen und Tee aus distelförmigen Gläsern trinken, die Smaragdkästchen in der Hagia Sophia oder die Decke der Blauen Moschee betrachten, auf dem Markt um Puzzle-Ringe feilschen, andere Reisende in *Yennas Restaurant* treffen, sich in den Süßwarenläden vollfressen, über den Bosporus nach Üsküdar in Asien blicken … Das alles wollte ich machen und noch viel mehr. Vollkommen auf Istanbul gepolt, war ich wild entschlossen, im legendären *Gulhane Hotel* zu übernachten. John wollte im *YMCA* bleiben. Er hatte Durchfall, war total erschöpft und mehr als nur ein bisschen genervt von mir.

Es verlangt eine besondere Sensibilität, die aufgezwungene Intimität, die Unbequemlichkeiten und Unsicherheiten einer Reise miteinander durchzustehen. Der Eel hatte mich mit seiner permanenten surrenden Energie in der Wohnung in Caversham wahnsinnig gemacht. Auf der Straße war er der perfekte Gefährte. Mit John war es genau andersrum. Er war ein reizender, unterhaltsamer Typ, um mit ihm abzuhängen, aber mit ihm zu reisen war nicht einfach. Jeder von uns war bereit, seinen eigenen Weg zu gehen.

Unser Geld war schnell aufgebraucht und John hatte Anspruch auf die verbliebenen Dollar erhoben.

„Dieses ganze Geld kommt von meinem Gras“, sagte er.

„Aber ich hab's für dich vercheckt, Mann. Wir haben uns auf fifty-fifty geeinigt … Ach, fick dich!“ Ich stürmte aus dem Gulhane. Mit meinem letzten Geld kaufte ich einen großen Batzen *Afghanen* von einer Gruppe Freaks, die nach Westen unterwegs waren und nun kleine Stücke an Neuankömmlinge aus Europa verkauften. Ich hatte einen Weg gefunden, am Leben zu bleiben. Keiner, der aus Asien kam, wollte seinen Geheimvorrat durch die strengen griechischen Grenzkontrollen schleusen. Wenige Reisende aus Europa wollten bei den türkischen Dealern kaufen – sie hatten den Ruf, ihre Kunden zu denunzieren. Ich wusste, dass es unglaublich dumm und gefährlich war, mit Dealern an der Pforte zwischen Europa und Asien zu handeln, aber irgendwas musste ich ja machen.

Das war 1969. Und es war die Türkei aus dem Buch *Midnight Express* von Billy Hayes, wo auf Drogenbesitz dreißig Jahre Knast stand. Die Polizei hatte den Hippies den Krieg erklärt. Im Gulhane – das nach einer Verhaftung schließen musste und nur unter einem neuen Namen wiedereröffnet werden durfte – es hieß nun *Meri* – warnte uns der Manager, als ihm sein Informant sagte, dass es eine Drogenrazzia geben würde.

Nach einem Anfall schlimmer Paranoia bei einem Deal auf einem Dinghy am Goldenen Horn kapierte ich, dass ich völlig überfordert war, und beschloss, die Stadt zu verlassen. Ich besuchte Michelangelo, den ersten Freund, den ich in Istanbul gefunden hatte. Er lebte jetzt auf der Insel Borgaz im Marmarameer.

Ein holländischer Reisender namens Henki begleitete mich, und zwei amerikanische Mädchen. Myla war fröhlich und wie eine Schwester. Sie folgte normalerweise ihrer Reisegefährtin, der zierlichen und hübschen Tyrell. Tyrells hellbraunes Haar schmiegte sich um ihr Kinn wie eine Elfenmütze. Ein paar Tage zuvor hatten wir uns völlig bekifft im Süßwarenladen neue Namen gegeben. Sie nannte mich „Greenland Tea", ich taufte sie „Also Peaches".

Wir stiegen beim Dorf am Flussufer aus und spazierten über die kleine, trockene Insel zu einer alten Kirche. Dahinter war ein Ziegenpfad, der eine kleine Klippe hinabführte zu einem Stück Strand. Unsere Ankunft erhöhte die Hippie-Bevölkerung auf ein Dutzend.

Michelangelo hatte bei der letzten Ernte auf einer Marihuana-Farm in Anatolien gearbeitet und seinen Lohn – einen Sack voller Pollen – auf die Insel mitgebracht. Die Tage vergingen in warmem, bekifftem Schwebezustand auf den Felsen oder im Sand. Wenn es zu heiß wurde, gingen wir ins Wasser. Mit provisorischen Angeln fingen wir Fisch und sammelten so viele Muscheln, wie wir wollten. Alles, was wir von der Außenwelt brauchten, waren Brot, Zitronen und Kerzen. Nachts machten wir große Feuer aus Treibholz, kochten und aßen unser Meeresfrüchte-Mahl, rauchten Chillums, erzählten uns Geschichten und machten Musik.

Jedes Mal, wenn das Boot anlegte, schienen noch mehr Besucher zu kommen. Unser Paradies füllte sich. Als ich im Dorf Brot einkaufen ging, hatte ich den Eindruck, dass die Einheimischen weniger freundlich waren als bei meiner Ankunft – oder bildete ich mir das nur ein?

Nach zwei Wochen änderte sich das Wetter. Wolken verfinsterten die Sonne, dann fing es an zu regnen. Die Mädels und ich beschlossen, ein paar Tage in Istanbul einzulegen. Die Fähre, die wir nehmen wollten, spuckte ein halbes Dutzend neuer Freaks aus.

„Hey Leaf!"

Ich brauchte eine Sekunde, um zu kapieren, wer da vor mir stand. Ich kannte ihn aus Reading.

„Chris! Dachte du bist in Indien. Was machst du denn hier?"

„Bin auf dem Heimweg. Jemand im Gulhane hat gesagt, dass du hier bist. Dachte mir, ich schau mal vorbei."

„Hör mal, wir sind grade auf dem Weg in die Stadt. Wir sind in ein paar Tagen zurück. Bleibst du noch?"

Er nickte.

„Super. Ist schön hier. Okay, also bis dann."

♀

Am nächsten Tag erschien der Holländer Henki völlig panisch in Yennas Restaurant. „Große Razzia, Mann. Letzte Nacht hat's geregnet. Alle waren in der Höhle. Es gab Feuer, Musik, Getrommel. Ich hatte Kopfweh, also bin ich in die kleine Höhle gegangen und eingeschlafen. Und dann aufgewacht, weil geschrien wurde, Lichter angingen und überall total viele Bullen waren. Hab mich nicht gerührt. Die Schweine haben alle mitgenommen."

Myla, Tyrell und ich nahmen unseren ganzen Mut zusammen und gingen zur Polizeistation, einem festungsähnlichen Gebäude oben auf dem Hügel. Vier oder fünf Polizisten standen um einen Schreibtisch herum. Sie beäugten die Mädels und sahen mich finster an. Der Typ hinterm Schreibtisch war der hässlichste Mensch, den ich je gesehen habe. „Eure Freunde sind alle dran", sagte er und lachte uns ins Gesicht.

Alles, was wir tun konnten, war, verschiedene Botschaften und Konsulate einzuschalten. Ich wollte mit der Fähre auf die Insel, um meinen Rucksack und meinen Schlafsack zu holen, aber der Hafen wurde überwacht und ich durfte das Boot nicht verlassen. Meine Klamotten, meine Schultertasche, mein Pass und ein paar Dollar waren alles, was ich auf der Welt noch hatte.

Michelangelo erschien im Gulhane. Er war zusammen mit fast allen anderen an der griechischen Grenze abgesetzt worden und war nun wieder hier, um seine Pollen zu holen. Ein paar Leute saßen noch ein, erzählte er uns, darunter auch Chris, der mit Hasch im Rucksack erwischt worden war und dem jetzt eine lange Strafe bevorstand.

Bis zu diesem Augenblick war das noch nicht richtig bei mir angekommen. Nur der Regen und ein plötzlicher, bekiffter Appetit auf Rosenmarmelade und Eis vom Süßwarenladen hatten uns veranlasst, nach Istanbul zu gehen. Chris war auf die Insel gefahren, um mich zu besuchen. Hätte er meinen Namen nicht im Gulhane gehört und hätte es nicht geregnet, wäre er jetzt auf dem Heimweg und ich in seiner Zelle.

Zweimal kurz hintereinander war ich mittlerweile haarscharf dem Knast entgangen, in Ländern, wo der Knast brutal war. Ich hatte auf den Klippen getanzt. Ich musste aufhören, bevor ich abstürzte. Genug Abenteuer. Ich wollte nach Hause.

Die Mädels waren fast so pleite wie ich. Tyrell ließ sich ein bisschen Geld nach Athen schicken, also fuhren wir dort als Erstes hin. Am Stadtrand von Istanbul begannen wir zu trampen, und ein Universitätsprofessor, der mit einem Lastwagen unterwegs war, nahm uns mit. Wir setzten uns zu fünf seiner Studenten auf die Ladefläche. Sie sagten, sie würden uns nach Edirne bringen, wo die Türkei, Griechenland und Bulgarien aufeinandertrafen. Nachdem wir mit ihnen in einem Restaurant an der Straße gegessen hatten, verging mein anfängliches Unbehagen ihnen gegenüber. Obwohl die Vibes der stillen Studenten seltsam waren, hatten wir mit dem Professor in einfachem Französisch geplaudert und uns gewissermaßen mit ihm angefreundet. Ein Polizist kam ins Restaurant und setzte sich an unseren Tisch. In dem Gespräch zwischen dem Professor und dem anhänglichen Polizisten ging es eindeutig um Sex. Ich wusste, dass sie alle Hippie-Mädchen für Huren hielten. Aber wir waren ihre Gäste; das muslimische Gesetz der Gastfreundschaft verlangte, dass sie uns alle respektvoll behandelten, dachte ich.

Wir setzten unsere Reise fort und knatterten auf der Ladefläche des Lastwagens weiter. Als die Sonne untergegangen war, lagen wir gegen die Rucksäcke der Mädchen gelehnt und sahen uns die sanften großen Sterne an, während wir den letzten Rest Gras rauchten. Ein riesiger Vollmond schob sich in den östlichen Himmel.

„Wir hatten unsere Höhen und Tiefen in diesem Land, aber zumindest wird unsere letzte Erinnerung an die Türkei diese schöne Nacht sein."

Kaum hatte ich diese Worte gesagt, schon fuhren wir um eine Kurve und die Strecke wurde plötzlich sehr viel holpriger. Ich setzte mich auf, um zu sehen, was passierte. Der Lastwagen hielt hinter dem geparkten Auto des Professors. Wir hatten die Straße verlassen und standen auf einer Schotterpiste. Die Studenten versammelten sich um eines der Hinterräder des Wagens. In meinem Kopf schrillten die Alarmglocken.

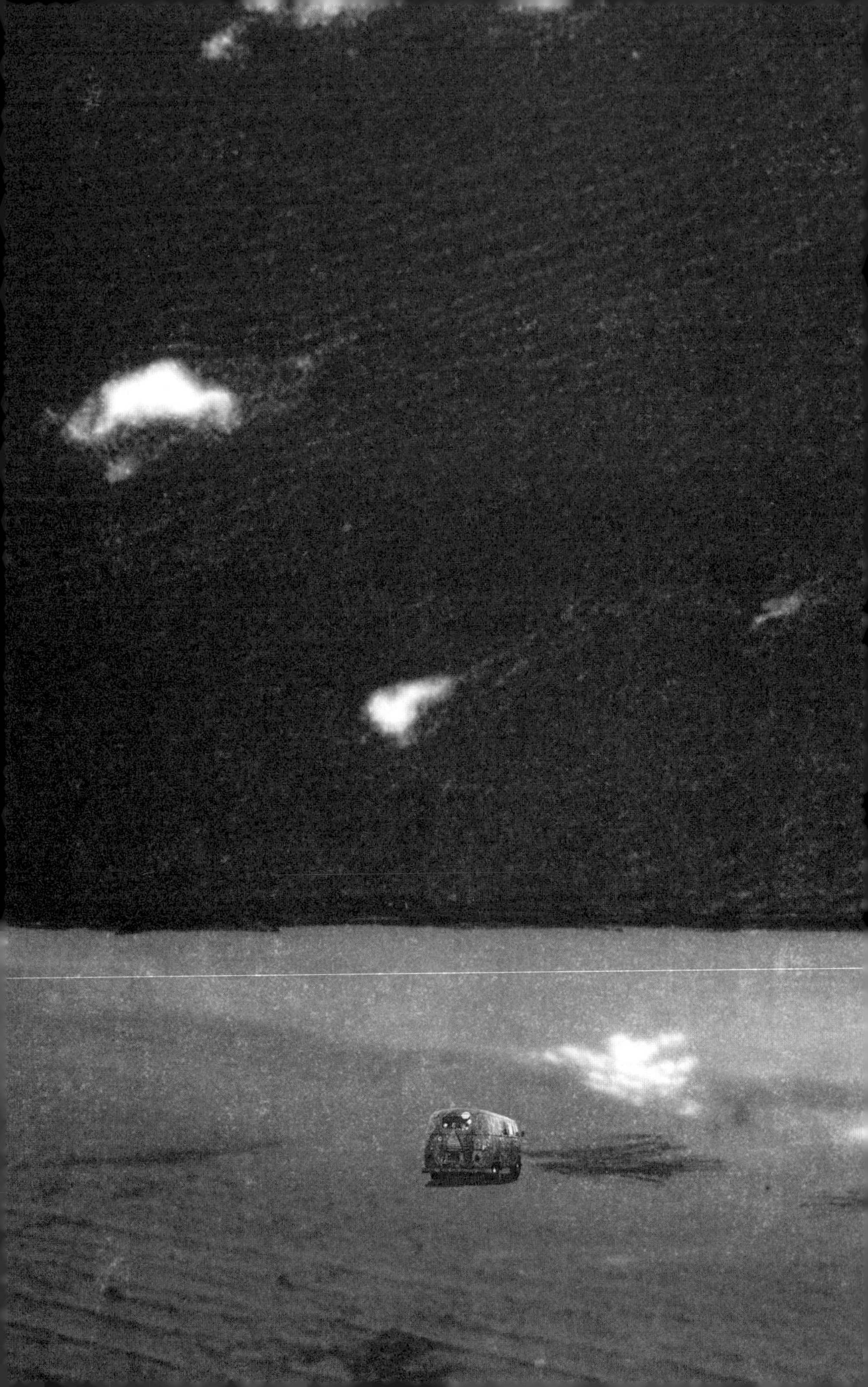

„Bleibt im Lastwagen!“, sagte ich den Mädchen und sprang runter, um nachzusehen, was los war. Der Reifen war in Ordnung. Ich hörte einen Schrei und rannte um den Wagen herum, direkt in den Studenten hinein, der sich Myra geschnappt hatte. Wir alle drei fielen zu Boden. Vier der jungen Türken waren so dürr wie ich. Der fünfte war richtig dick. Er hob mich auf, drehte mich zu seinen Freunden um und griff mit einer seiner riesigen Hände um meinen Bizeps. Meine ganze Kraft war weg. Ich war völlig hilflos, während die anderen Studenten mich abwechselnd traten und schlugen.

„In Gottes Namen“, bettelte ich. „Hört auf. Bitte hört auf.“

Der Professor kam angerannt. Der Mond sorgte für genügend Licht, sodass ich sein verzogenes, höhnisches Gesicht sehen konnte. Silbernes Mondlicht spiegelte sich auf der Klinge seines Messers.

„Oh fuck“, dachte ich. „Das war’s dann.“ Ich sah meinem Killer in die Augen, als er auf mich zukam. Er rief dem Riesen etwas zu und stupste ihn mit dem Messer, damit er mich gehen ließ. Die Studenten wichen unter einer Strafpredigt zurück.

„Tut mir leid“, sagte er. „Tut mir leid. Das war ein Witz. Alles ist außer Kontrolle geraten. Tut mir wirklich leid.“

Er scheuchte seine Schützlinge in das Auto und den Lastwagen. Sie fuhren weg. Ich stand wie versteinert auf dem Weg.

„Geht’s euch beiden gut?“, fragte ich zitternd. Ich hatte gerade dem Tod in die Augen geblickt.

„Los, weg hier!“, zischte Tyrell panisch. „Vielleicht kommen sie zurück.“

Wir verließen den Weg und krochen durch ein paar Maisfelder, überquerten einen Graben und setzten uns dann in ein anderes Maisfeld. Auch die Mädels standen unter Schock. Wir sprachen kaum, nur ein paar geflüsterte Fragen und beruhigende Worte. Ich sah immer noch den Professor vor mir, wie er mit dem Messer auf mich zurannte, das Gesicht zu einer Maske des Bösen verzogen, das Mondlicht spiegelte sich auf der Klinge, mit der er mich umbringen würde. Nach einer Weile begannen die Blessuren, die von den Schlägen herrührten, zu schmerzen. Wir legten uns hin, aber der Schlaf kam nicht.

Als ich im Maisfeld unter dem riesigen Mond lag und versuchte, das Bild des Professors mit seinem Messer aus dem Kopf zu bekommen, wurde mir klar, dass wir in jedem vernünftigen Universum heute Nacht gestorben wären.

„Leaf, bist du wach?", flüsterte Tyrell.

„Ja."

„Ich kann nicht schlafen."

„Ich auch nicht. Ich horche die ganze Zeit, ob der Lastwagen zurückkommt."

„Ich auch."

Der Morgen war so still und schön, dass die Schrecken der Nacht darin wie ein böser Traum wirkten. Aber mir tat alles weh, meine blauen Flecken waren sehr real.

Das Feld vor uns fiel zu einer Baumreihe an einem kleinen Fluss hin ab. Dahinter war ein Weg, der zu ein paar Gebäuden am Rande eines Waldes führte. Wir gingen in Richtung der Häuser, überquerten den Fluss an einer Fußgängerbrücke und stiegen den Weg hinab. Als wir uns dem Wald näherten, sah ich, dass er voller Panzer war. Männer in weißen, gestärkten Röcken umgaben uns. Ich wollte etwas zu ihrer seltsamen Aufmachung sagen, blieb aber still, denn sie hatten alle Waffen – und richteten sie auf uns.

Wir waren in Griechenland angekommen. Die Soldaten entwaffneten wir mit unserer Freude über diese Tatsache. Ein Englisch sprechender Offizier kam dazu und sagte uns, dass wir durch ein Minenfeld gelaufen waren. Wir hatten unglaubliches Glück, das überlebt zu haben.

Doppeltes Glück.

DER PROZESS 1978

Der Prozess gegen uns begann schließlich im Januar 1978, gute zehn Monate nach der Verhaftung. Wir fünfzehn erschienen zum ersten Mal vor dem Bristol Crown Court, wo wir unter Anklage gestellt wurden und auf schuldig oder unschuldig plädieren mussten. Ein Panorama-Rundbild schmückte die Wände des Gerichtssaals. Es zeigte den Tabak- und Sklavenhandel, der den Reichtum der Stadt einst begründet hatte. Inmitten von Bildern, die den Handel mit süchtig machenden Drogen und Menschen feierten, wurde über uns gerichtet.

Zusätzlich zu den individuellen Anklagen wurde uns allen „Verabredung zum Verstoß gegen das Betäubungsmittelgesetz" vorgeworfen. Alle außer zweien plädierten auf schuldig. Unsere Anwälte sagten, dass wir der Verabredung angeklagt seien und nicht eines materiell rechtlichen Vergehens, weil die Krone durch die lockereren Beweisregeln sicherging, uns schuldig zu sprechen.

Entgegen dem Rat unserer Anwälte hatten sich ein paar von uns dazu entschieden, statt des üblichen Reuebekenntnisses zur Strafmilderung, das Plädoyer dafür zu nutzen, zu erklären, was wir über die Droge dachten, die uns vor Gericht gebracht hatte. Mein Anwalt trug meine Sichtweise gut vor. Er und die Anwälte der anderen Angeklagten bezogen sich außerdem auf den LSD-Bericht von Dr. Martin Micheson, einem Facharzt der Entzugsklinik am University College Hospital von London.

Zusammengefasst stand in Dr. Michesons Bericht, dass Opiate, Barbiturate und Amphetamine für den Großteil der Opfer von illegalen Drogen verantwortlich waren. Seine fünfzehnjährige Erfahrung als Arzt hatten ihm gezeigt, dass LSD nicht abhängig machte und wenig oder keine körperlichen Schädigungen verursachte. Trotz der großen Verbreitung seien psychologische Reaktionen unüblich.

Nach Meinung des Richters waren solche Einreichungen irrelevant. LSD sei eine illegale, harte Droge, und die Angeklagten würden dementsprechend behandelt.

Auf dem Weg in den Knast kam Andy mit einem der Wärter ins Gespräch.

„Der Punkt ist doch“, hörte ich ihn sagen, „wem würden Sie mehr vertrauen, einem erfahrenen Arzt, der sich auf Drogenprobleme spezialisiert hat, oder einem Zeitungsmacher, der eine Sensationsgeschichte braucht? Glauben Sie diese ganzen Gruselgeschichten nicht. Wissen Sie, wir haben Millionen von Tabletten verkauft, Millionen. Wenn das Zeug so gefährlich wäre, warum sind dann die Krankenstationen nicht voller Acid-Zombies – und das sind sie nicht. Hören Sie auf das, was der Arzt gesagt hat – LSD macht nicht abhängig und psychologische Reaktionen sind unüblich.“

„Aber nicht unbekannt.“

„Das stimmt.“ Ich beugte mich vor und stieg ins Gespräch mit ein. „LSD ist eine starke Droge und kann Angstzustände hervorrufen. Der Punkt ist, für fast jeden vergehen diese Augenblicke am Abgrund wahnsinnig schnell. Ich bin mir sicher, dass es einige gibt, deren geistiger Zustand nicht stabil genug für einen Trip ist; aber das gilt auch für Alkohol. Die meisten Menschen gehen eher sorglos damit um, aber Alkohol ruiniert das Leben vieler Menschen und ihrer Familien. Trotzdem sitzen die Schnapsbrenner nicht auf der Anklagebank. Ich bin schon einigen Alkoholwracks begegnet – wahrscheinlich jeder von uns –, aber ich habe noch nie jemanden getroffen, dessen Leben durch Acid den Bach runtergegangen ist, noch nicht mal jemandem, dem wirklich Schaden entstanden ist. Ich will nicht sagen, dass es das nicht gibt, aber das ist nicht gerade üblich.“

„Was, wenn ich dir sage, dass ich ein Acid-Opfer kenne?“

„Also, zunächst weiß ich nicht, ob Acid wirklich das Problem war – denn ich kenne jemanden, der, um aus dem Gefängnis entlassen zu werden, behauptet hat, auf LSD hängen geblieben zu sein. Ein anderer benutzte es als Vorwand, um Behindertenvergünstigungen zu kriegen. Kennst du denn jemanden, der auf Acid hängen geblieben ist?“

„Nein, hab mich nur gefragt.“

Wir wachten früh auf am kalten Morgen des 8. März und begannen die vertraute Prozedur, das Gefängnis zu verlassen. Diesmal mussten wir unsere Zellen komplett räumen. Wir fuhren zur Urteilsverkündung und würden als Verurteilte zurückkehren und in einem anderen Flügel untergebracht werden.

Mit Klamotten beladen stiegen wir die Eisentreppen hinunter und warteten auf die Wärter, damit sie uns zählten und die Tür öffneten.

Das ganze Gefängnis verfolgte unser Drama mit. Das war der größte Prozess, an den sich die Anwesenden erinnern konnten, und es wurden ziemlich hohe Strafen ausgesprochen.

Eine Handvoll Wärter warteten am Ausgang auf uns; sie stritten lautstark miteinander. Sie hatten Wetten auf uns abgeschlossen und alle ein Pfund gesetzt. Es ging darum, zu tippen, wie viele Jahre wir fünfzehn alle zusammen bekommen würden. Wir wurden mit Rufen und Jubel begrüßt und lärmenden Einladungen, mitzumachen und selbst eine Wette abzugeben. Wir ignorierten sie und wechselten von unserer Gefängniskleidung in unsere eigenen Klamotten. Taffy, der verrückte Waliser, erzählte mir, dass er auf 380 getippt hatte – also durchschnittlich 25 Jahre für jeden von uns.

„Ich würde mir die Mühe sparen, würde euch alle hängen", knurrte ein anderer. „Solchen Abschaum wie euch einzusperren, kostet auch noch Geld."

Die meisten Wärter waren guter Stimmung. Ein Tag außerhalb des Knasts stand an. Sie würden bei dem Höhepunkt eines berühmten Prozesses anwesend und irgendwie Teil davon sein, das war was, worüber sie noch jahrelang sprechen konnten. Sie klatschten in ihre behandschuhten Hände, stampften mit ihren Stiefeln auf, witzelten und lachten und machten viel, viel Lärm.

Wir waren still. Wir hatten fast ein Jahr lang über all das gesprochen. Jetzt gab es nichts mehr zu sagen. Ich wollte nur noch, dass es vorbei war. Kein Tag im Gefängnis war vergangen, an dem ich nicht an den Augenblick gedacht hatte, der in ein paar Stunden bevorstand. Ich war besonders empfindlich gegenüber dem groben Gelächter und den fiesen Witzen der Wärter, und zusätzlich rasselten sie mit ihren Schlüsseln, Ketten und Handschellen.

Ich versuchte, ihr Gelärme auszublenden und mich darauf zu konzentrieren, in meinem Kopf klarzukriegen, was der Unterschied zwischen dem englischen „consecutive" und „concurrent" ist. Ich hatte diese Worte so oft gehört, dass ich sie nicht mehr unterscheiden konnte. Wenn ich mich bei zwei Hauptanklagepunkten schuldig bekannte – Verabredung und Besitz mit Verkaufsabsicht – würde meine Gefängnisstrafe verdoppelt oder halbiert werden, je nachdem, ob ich meine Strafe consecutive – also nacheinander, oder concurrent –zeitgleich – absitzen musste. Es konnte also alles sein, zwischen sechs und zwanzig Jahren. Kopfschüttelnd fiel mir etwas anderes ein, das mir Sorgen machte: das Versteck in Ampthill Woods.

Richards LSD war weg; aber Henry und Brian hatten immer noch Millionen von Trips. Wie würde sich das auf unsere Strafe auswirken? Hätten sie ihre Vorräte übergeben sollen? Hätte das einen Unterschied gemacht? Würde das Acid in so vielen Jahren immer noch wirken? Ich hatte wirklich keine Ahnung. Das ist das Schicksal eines Gefangenen, keine Antworten auf die Fragen zu kriegen, die in seinem Kopf kreisen.

„Handschellen anlegen!" brüllte der diensthabende Beamte.

Unser Bus raste durch die Stadt, umringt von den heulenden Sirenen und den Blaulichtern einer riesigen Eskorte, die von einem Schwarm Motorräder angeführt wurde. Scharfschützen waren auf Dächern rund um das Gericht postiert. Was für ein Overkill.

Eine Doppelreihe von Polizisten zerteilte die wartende Menge. Zwischen ihnen wurden wir ins Gericht geführt. Freunde riefen uns Ermutigungen zu; Blitzlichter blendeten uns. Drinnen wurden wir in die Verließe gescheucht und jeweils zu dritt in einer Zelle eingesperrt.

Unten wurde ich klaustrophobisch. Ich zwang mich tief ein- und auszuatmen, damit ich den fast überwältigenden Drang, an die Tür zu hämmern und „Lasst mich raus! LASST MICH RAUS!" zu brüllen, unterdrücken konnte.

Russ wurde zu einem letzten Gespräch mit seinem Verteidiger gerufen. Plastikessen auf Plastiktellern wurde gebracht und niemand rührte es an. Jetzt war ich an der Reihe für ein schnelles Wort mit meinem Anwalt. Es gab nichts mehr zu sagen außer „Viel Glück" und „Danke für Ihre Hilfe". Wieder zurück in die Zelle.

Ich betete, dass der Richter heute Morgen gut geschlafen und einen hervorragenden Stuhlgang gehabt hatte. Was, wenn ihn der Ischias oder die Untreue seiner Frau heute wach gehalten hatten? Vielleicht hatte er auch beschlossen, selbst herauszufinden, was dieses LSD genau war, und hatte letzte Nacht einen Trip genommen … ein Hoffnungsschimmer.

Wir warteten. Nach einem Jahr im Knast waren wir ans Warten gewöhnt. Ich fragte mich, ob ich Gelegenheit bekommen würde, Mary zu sehen. Tony Bradshaw, der Gehilfe meines Anwalts, hatte mir versichert, dass er tun würde, was er konnte. Wenn man gefangen ist und keinen Einfluss nehmen kann auf das, was mit einem passiert, fokussiert sich der Kopf auf kleine Details, Dinge, die innerhalb des unglaublich begrenzten Rahmens möglich sind.

„Meinst du, wir können mit Jan und Mary sprechen?", gab Russ meine Gedanken wieder.

„Hoffe ich", sagte ich.

Wir redeten wieder miteinander. Seine Aussage, mit der er mich belastet hatte, hatte keine große Auswirkung auf meine Situation gehabt. Und er hatte unter unglaublichem Druck gestanden und verzweifelt versucht, seine schwangere Frau aus der Schusslinie zu halten. Man kann nicht ewig grollen. Ich sowieso nicht. Ich wäre völlig ungeeignet für eine Vendetta.

Plötzlich war das laute Trampeln schwerer Stiefel auf der Treppe zu hören. Drei Namen wurden gerufen. Unter Gezeter öffneten Wärter die Zellentüren und warfen sie wieder zu. Das erste Trio ging nach oben.

„Viel Glück!" Mein Ruf hallte aus den anderen Zellen wider.

„Maul halten! Maul halten!", brüllten die Schließer.

Wir warteten schweigend, lauschten auf jedes Flüstern und jeden Widerhall, die uns einen Hinweis darauf geben würden, was oben vor sich ging. Lärm drang zu uns, als die Gerichtstür aufging, und wurde jäh unterbrochen, als sie zugeworfen wurde. Eine Stimmte bellte: „Dreizehn Jahre! Die Schweine!" Das war Henry.

Dann waren wir an der Reihe. Oben an der Treppe trat ich mitten hinein in einen großen, hellen Raum. Kurz geblendet suchte ich im Meer der Gesichter auf den öffentlichen Plätzen nach Mary. Jemand winkte. Es war Jan, die Russ etwas andeutete. Ich wurde mit dem Gesicht zur Bank auf meinen Platz gedrückt.

Der Richter kam herein. Alle erhoben sich. Er setzte sich. Wir machten es ihm nach. Das Gericht füllte sich mit Husten und Rascheln. Einen knisternden Augenblick lang fing ich den Blick des Richters auf. Ich fragte mich, ob er jedes Mal, wenn er den Gerichtssaal betrat und sich alle für ihn erhoben, ein Lächeln unterdrücken musste. Vielleicht nicht. Er sah ernst aus, als hätte er nie im Leben gelächelt.

Mit weichen Knien erhob ich mich schwankend, als mein Name genannt wurde. Ich konnte kaum erfassen, was der Richter sagte, irgendwas mit „ursprünglich guter Charakter" und „ernsthaftes Verbrechen". Ich wartete auf das consecutive/concurrent. Am Ende sagte er: „Ich verurteile Sie zu einer Freiheitsstrafe von acht Jahren wegen Verabredung eines Verstoßes gegen das Betäubungsmittelgesetz, zu weiteren acht Jahren Freiheitsstrafe wegen des Besitzes von LSD mit der Absicht des Handeltreibens und zu einem weiteren Monat Freiheitsstrafe wegen des Besitzes von Cannabis. Die Freiheitsstrafen bestehen nebeneinander, auf eine Gesamtstrafenbildung wird verzichtet."

Nebeneinander. Mein Herz raste. Es bedeutete acht, nicht sechzehn Jahre.

„Danke", sagte ich.

Nur acht Jahre ... Die Erleichterung verflog fast im selben Augenblick. Acht Jahre Gefangenschaft! Wie sollte ich das überstehen?

Auf meinem Weg nach unten hielt ich an und sah mir die Zuschauer an. Jetzt konnte ich jedes Gesicht in der Menge sehen. Da war Mary, neben Martin. Sie lächelten und winkten ermutigend. Unter Schock winkte ich zurück.

KNAST-BLUES

1978

Nach der Urteilsverkündung wurden wir mit dem Bus wieder in den Knast gebracht. Unsere Klamotten kamen in die Aufbewahrung und wir erhielten Bluejeans und Jacken: Knast-Blues. Jetzt waren wir verurteilt und bekamen die volle Härte der Strafanstalt zu spüren. Tägliche Besuche mit Essen und Wein gehörten der Vergangenheit an, verurteilten Häftlingen stand ein zwanzigminütiger Besuch pro Monat zu.

Während wir darauf warteten, dass man uns auf die verschiedenen Langzeitgefängnisse verteilte, wurden wir im Haupttrakt von Horfield untergebracht, dem A-Flügel. Es sah aus und roch wie eine größere Version des scheußlichen Gorman-Untersuchungshafttrakts, aber hier herrschte viel mehr Bewegung und Leben. Mit über 400 Insassen kam es zu Rushhours bei den Mahlzeiten und zu Beginn und Ende der Arbeitszeiten. Jede Etage hatte eine Stunde Gemeinschaftszeit nach dem Tee. Gefangene können kaum je etwas entscheiden, eines aber doch: Entweder blieb man in seiner Zelle oder hing mit den anderen Typen bis zum Lichterlöschen unten rum. Am Ende des Essbereichs konnte man fernsehen oder es so machen wie ich und sich an den Tisch setzen und reden, Schach, Karten oder Tischtennis spielen.

Während der einjährigen Untersuchungshaft hatten wir in unseren Zellen geschmort. Als Verurteilte mussten wir arbeiten. Der erste Job im Knast von Bristol war es immer, Postsäcke zu nähen. Mit großen stumpfen Nadeln mussten wir zehn Stiche pro Inch machen. Die Fäden wurden von einem Wärter mit einem Maßband abgemessen, damit die Vorschriften eingehalten wurden. Den ganzen Tag saßen 100 Männer wie alte Damen auf den Bänken und unterhielten sich mit den Köpfen über ihr Nähzeug gebeugt.

Aus Lautsprechern plärrte unentwegt die Popmusik der Radiosender. Unser Pech, dass wir gerade in der Postsackabteilung waren, als die Charts von einem der grässlichsten Alben beherrscht wurden, das jemals gemacht worden war: Zum langsamen Beat der Wings plätscherte das monotone Klagelied *Mull of Kintyre* mehrmals am Tag durch den Saal, Woche um Woche, Monat um verdammten Monat.

Nur wer die Postsack-Quote erfüllte, erhielt den Maximallohn von 76 Pence pro Woche. Ich konnte nicht schnell genug nähen und machte deswegen einen Deal mit der Nummer eins, dem Knacki, der die Verantwortung für die Werkstatt trug. Im Austausch für fünf Selbstgedrehte pro Woche gab er mir genügend Taschen ab, damit ich den vollen Lohn erhielt.

Knackis in Horfield durften kein Geld besitzen. Die Löhne wurden unserem Ladenkonto gutgeschrieben. Meiner genügte, um eine Briefmarke und 30 Gramm Old Holborn zu kaufen. Für andere Dinge wie Zahnpasta musste man am Tabak sparen oder konnte nicht nach Hause schreiben.

Am lautesten war es im A-Flügel während der Mahlzeiten. Wärter kontrollierten das Kommen und Gehen mit gebrüllten Anweisungen. Die Gefangenen wurden von ihren metallischen Fluren gruppenweise herabgerufen und mussten sich in Reih und Glied aufstellen, um ihr Essen aufs Tablett zu bekommen. Während sie wieder nach oben trabten, polterten andere, noch hungrige Männer herunter. Das Frühstück oder die Zeit kurz davor war der Augenblick, um einen Antrag an den Direktor zu stellen oder sich krankzumelden. Ich stellte mich in die Reihe vor dem Büro der Wärter und arbeitete mich langsam nach vorne, während die Schlange immer kürzer wurde. Dann war ich dran.

„Ich möchte den Direktor sprechen", sagte ich.

„Warum?", fragte der Beamte.

„Wegen des Essens."

„Gibt es eine Beschwerde?"

„Ja."

Der Wärter direkt hinter mir knurrte: „Du verschwendest deine Zeit … und unsere." Er beugte sich zur Tür hinaus und rief: „Nächster."

„Ich bin noch nicht fertig. Ich hab das Recht, den Direktor zu sehen."

„Aber es wird dir nichts nützen", sagte der Beamte. „Ich geb dir mal einen Rat, Fielding. Du kriegst nur Ärger. Du wirst hier noch lange einsitzen, und es ist keine gute Idee, gleich ins Fettnäpfchen zu treten."

„Trotzdem will ich den Direktor sehen."

Nach dem Frühstück wartete ich, statt in die Werkstatt zu gehen, mit den anderen Knackis, die stur oder dumm genug waren auf ihr Recht zu beharren.

„Fielding, FO1465!", brüllte der Wärter, als ich vor dem Direktor stand.

„Ja, Fielding …?" Der fragende Blick des Direktors bedeutete, dass ich sprechen sollte.

„Ich habe eine Beschwerde wegen des vegetarischen Essens“, sagte ich.

„Das wurde mir gesagt“, antwortete er müde. „Ich habe den Speiseplan hier“, fügte er hinzu und zeigte mir kurz die Akte, die er in der Hand hielt. „Fielding, Sie müssen bedenken, dass der Ernährungsbedarf der Männer genau ausgearbeitet wurde. Regierungsvorschriften sorgen dafür, dass der Speiseplan angemessen ist.“

Er las mir das Menü des vorherigen Tages vor. „Klingt ziemlich gut, muss ich sagen“, meinte er. „Hätte ich auch nichts dagegen.“

„Es klingt tatsächlich gut“, antwortete ich. „Und wenn ich das auch bekommen hätte, würde ich jetzt nicht hier stehen. Aber in der Kartoffelkäsepastete war kein Käse. Das Mittagessen bestand aus Kartoffelpastete mit Kartoffeln und Kohl. Sir, ich habe einen Bioladen – Essen ist mein Geschäft. Ich weiß, wovon ich rede. Dem vegetarischen Speiseplan fehlen Proteine, Vitamine, Mineralien und Ballaststoffe.“

„Ich seh's mir an“, sagte er.

Alle Knackis wussten, dass die Küchenbesatzung am längeren Hebel saß und Zugriff auf alle Köstlichkeiten hatte – Tee, Milch, Käse, Eier und Fleisch. Die meisten von ihnen sahen aus wie rosa Mastschweine, die zum Schlachten abgefüttert worden waren. Abgesehen davon, dass sie sich an den Vorräten vollfraßen, verscherbelten sie sie auch. Ein paar aus der Küchenmannschaft konnte man um Tee und Milch anhauen, aber es bleibt einem im Hals stecken, wenn man für etwas zahlen soll, das einem eigentlich eh zusteht. Die faulen Säcke warfen Gemüse kiloweise weg; es wanderte direkt in die Tonne, weil sie keine Lust hatten, es zu waschen und zuzubereiten. Das sagte ich dem Direktor nicht. Das hätte er schon längst selbst wissen müssen.

Er sah sich tatsächlich meine Beschwerde an. Ein paar Tage lang war das Essen wesentlich besser, aber schon bald ließ es wieder nach. Wegen der zu wenigen Ballaststoffe bekam ich Verstopfung und bald Hämorrhoiden. Ich meldete mich krank, obwohl man den Krankentrakt besser meiden sollte. Meine Bitte nach Kleie wurde argwöhnisch aufgenommen, wie jeder Antrag eines Gefangenen; alle Angestellten wissen, dass Knackis hinterhältig und pervers sind. Aber trotzdem – was soll man denn mit Kleie anstellen? Ich bekam eine Pillenschachtel voll, aus der ich mir etwas auf mein Porridge beim Frühstück streuen konnte. Am nächsten Tag stellte ich mich bei der Meldeschlange des Wärterbüros an und machte beim Arzt Meldung, und am nächsten Tag wieder und wieder und wieder, bis der Arzt mich nicht mehr sehen konnte. Er gab mir eine große Packung Kleie und befahl mir, zu verschwinden, bis sie leer war.

Was für eine Erleichterung – und nicht nur für den Stuhlgang. Jeden Tag musste ich mich innerlich darauf vorbereiten, die immer dämlicheren Kommentare der Wärter zu ertragen. Ich wusste, dass ich unter den Uniformierten schon langsam den Ruf des besserwisserischen Unruhestifters bekam. Wenn ich mich weiterhin jeden Tag beim Arzt gemeldet hätte, wäre ich früher oder später vom Rest der ganzen kranken Parade getrennt worden und in einen Raum mit wütenden Wärtern eingesperrt worden. Viele der Knastprügeleien fanden im Krankentrakt statt. Man konnte im Gefängnis sterben, und das passierte auch den Jungen und Gesunden. Wärter und Knackis wussten beide, dass noch nie ein Wärter wegen des Mordes an einem Knacki verurteilt worden war.

Als Gefangener hat man die Wahl, seine Strafe als Mann oder als Memme abzusitzen. Beides ist nicht einfach. Wenn man sich von den Wärtern herumschubsen lässt, machen einem die andere Knackis das Leben schwer. Will man verhindern, dass einem die Mitinsassen das Leben zur Hölle machen, muss man sich sowohl ihnen als auch den Wärtern stellen – aber es kann fatal sein, die Wärter zu verärgern. Gefangene balancieren auf einem schmalen Grat. Das Spiel hieß Überleben.

Zumindest hatte ich mit meinen Mitinsassen nicht allzu viel Ärger. Gehörte man zu einer großen Gruppe, wurde man nicht so schnell bedroht. Aber das wollte ohnehin niemand. Wir waren wegen unseres berühmt-berüchtigten Verbrechens hoch angesehen, wegen des Geldes, das wir damit gemacht hatten, und unserer Gesamthaftstrafe – 120 Jahre für fünfzehn Leute. Wir waren wer im Knast.

Während wir darauf warteten, auf die Gefängnisse verteilt zu werden, verbrachte ich die Zeit des Hofgangs oft mit Andy. Er wusste, wie unwahrscheinlich es war, dass wir in denselben Knast geschickt wurden, und wollte wissen, was nach der Türkei geschehen war. Ich hätte es ihm in einer halben Stunde erzählen können, so aber baute ich die Geschichte über ein paar Tage hinweg auf. Im Gefängnis lernt man, die Dinge in die Länge zu ziehen, um das Beste aus einem sehr kargen Mahl zu machen.

Am Tag nach unserer Ankunft in Griechenland nahm ein Truck die Mädels und mich mit und wir rollten im Sonnenschein Richtung Thessaloniki dahin. Nach einer Stunde konnten wir das Meer sehen.

Zu unserer Linken glitzerte das blaue Wasser der Ägäis unglaublich einladend. Es wurde immer heißer im Wagen, als die Sonne höher wanderte. Irgendwann schlug der Fahrer eine Badepause vor, und wir stimmten begeistert zu.

Die Mädels rannten mit ihren abgeschnittenen Jeans und T-Shirts ins Wasser und tauchten unter. Tyrell stand auf und wischte sich die Haare mit den Fingern aus dem Gesicht. Ihr T-Shirt war nass und durchsichtig. Die dunklen Ringe ihrer Brustwarzen waren Magnete für Männeraugen.

Der Lastwagenfahrer planschte aufgeregt und glücklich auf mich zu. „Ist das deine?", fragte er leise. „Ich nehm die andere."

„Nein", sagte ich, aber er hörte nicht mehr. Entflammt von dem Gedanken an willige Hippie-Mädchen stürzte er sich auf Tyrell. Als er aus der Balance geriet, warf ich ihn um. Er kam um Luft ringend an die Oberfläche. Der Brummifahrer war ein großer Mann, ein großer, wütender, spuckender Mann. Einen Augenblick lang brüllte er und ich dachte, er würde mich verprügeln, aber er stieg nur aus dem Wasser, trocknete sich in seiner unterdrückten Wut ab, zog sich an, ging zu seinem Truck und fuhr davon. Ein paar Hundert Meter weiter oben hielt er an und warf die Rucksäcke der Mädchen in den Graben.

Eine Gruppe von Holländern in einem VW-Bus nahm uns bis zum Berg Olymp mit. Dann standen wir wieder wartend am Straßenrand. Wir waren kurz davor, zu verhungern, als wir von einem Tomatenlaster mitgenommen wurden. Wir verschlangen den Laib Brot, den uns der Fahrer geschenkt hatte, und aßen dazu seine riesigen, unförmigen Tomaten – das beste Essen, das wir jemals bekommen haben.

In Athen war Tyrells Bankanweisung noch nicht angekommen. Ich spendete in einer Klinik Blut und bekam dafür genug, um ein Zimmer zu bezahlen und uns ein paar Tage durchzufüttern. Wir erkundeten die Altstadt, die Plaka, und hingen an der Akropolis herum, beobachteten das Glitzern der Sonne auf den Wellen und betrachteten die Stadt, in der die westliche Zivilisation geboren worden war.

Ich saß auf Steinen, auf denen vielleicht schon Plato und Aristoteles gesessen hatten. Sie sich als Menschen vorzustellen, mit Körpern wie meinem, machte sie für mich weniger abstrakt. Wie in einem unvermittelten Perspektivenwechsel erkannte ich, wie sehr sich mein Leben verändert hatte, seit ich an der Uni studiert hatte. Die zurückliegenden beiden Jahre hatte ich mich von einer Flutwelle tragen lassen, war in die Zukunft gesurft, hatte keinen Blick zurückgeworfen und kaum je einen zusammenhängenden Gedanken im Kopf verfolgt. Ganz bewusst. Aus dem sich wandelnden Kaleidoskop von halluzinogenen Gedanken in meinem Kopf waren ein paar sehr klare Vorstellungen davon entstanden, wie man leben sollte.

In der Toskana hatte ich von John Amati einiges über Ökologie gelernt. Er hatte mir den wissenschaftlichen Ansatz erläutert, dass die Wechselbeziehungen zwischen Organismen und natürlicher Umwelt unsere Erde zu dem Ort machen, der er ist. Meine Acid-Vision davon, dass wir alle eins waren, schien durch die Wissenschaft belegt zu sein, zumindest durch die Umweltwissenschaften. Alles Leben auf diesem Planeten ist eins. Erst wenn wir erkennen, dass alle Lebensformen einander beeinflussen, werden wir die Umwelt achten und sie weniger schädigen.

Ich war zum Aussteiger geworden, weil ich nicht Teil dieser Konsumgesellschaft sein wollte, die die Welt zerstört. Ich war mir sicher, dass sie nicht auf dem richtigen Weg war. Die letzten zwei Jahre über hatte ich nach Inspiration gesucht, nicht nach Logik, hatte mich im Augenblick treiben lassen, wenn es sich richtig anfühlte, und versucht, meine Intuition über meinen Intellekt herrschen zu lassen. Ich wollte nicht in der Vergangenheit verweilen oder mir die Zukunft zurechtlegen, sondern nur im Augenblick sein. Dieser Ansatz hatte mir unglaubliche Erlebnisse beschert, aber in letzter Zeit hatte er mich nah an die Katastrophe geführt, und das mehr als nur einmal. Ich fragte mich, ob ich wirklich auf der richtigen Spur war.

Dann wurde mir klar, dass ich mich mit so viel Selbstanalyse genau der Art von Denken schuldig machte, das ich bisher so gehasst hatte. Hatte ich dieses Gegrübel durch meinen Hintern aufgesaugt, nur weil ich auf sonnenwarmen Steinen saß, erfüllt von den Gedanken an Männer wie Sokrates und Aristoteles? Vielleicht war es auch einfach nur ein Zeichen dafür, dass mein Verstand und das analytische Denken nach langer Pause ihre Rechte einforderten. Ich hatte wirklich keine Ahnung. Und ich wollte auch gar nicht darüber nachdenken.

Als Tyrells Geld ankam, trampten wir über Korinth nach Patras und nahmen die Nachtfähre nach Italien. Das Schiff zog an Kefalonia und Ithaka vorbei. Wir sahen Lichterschimmer und hörten Gelächter und Gesang aus den Bars von Korfu. Auf der anderen Seite der Meerenge war Albanien, unbeleuchtet, abweisend, fast nah genug, es zu berühren.

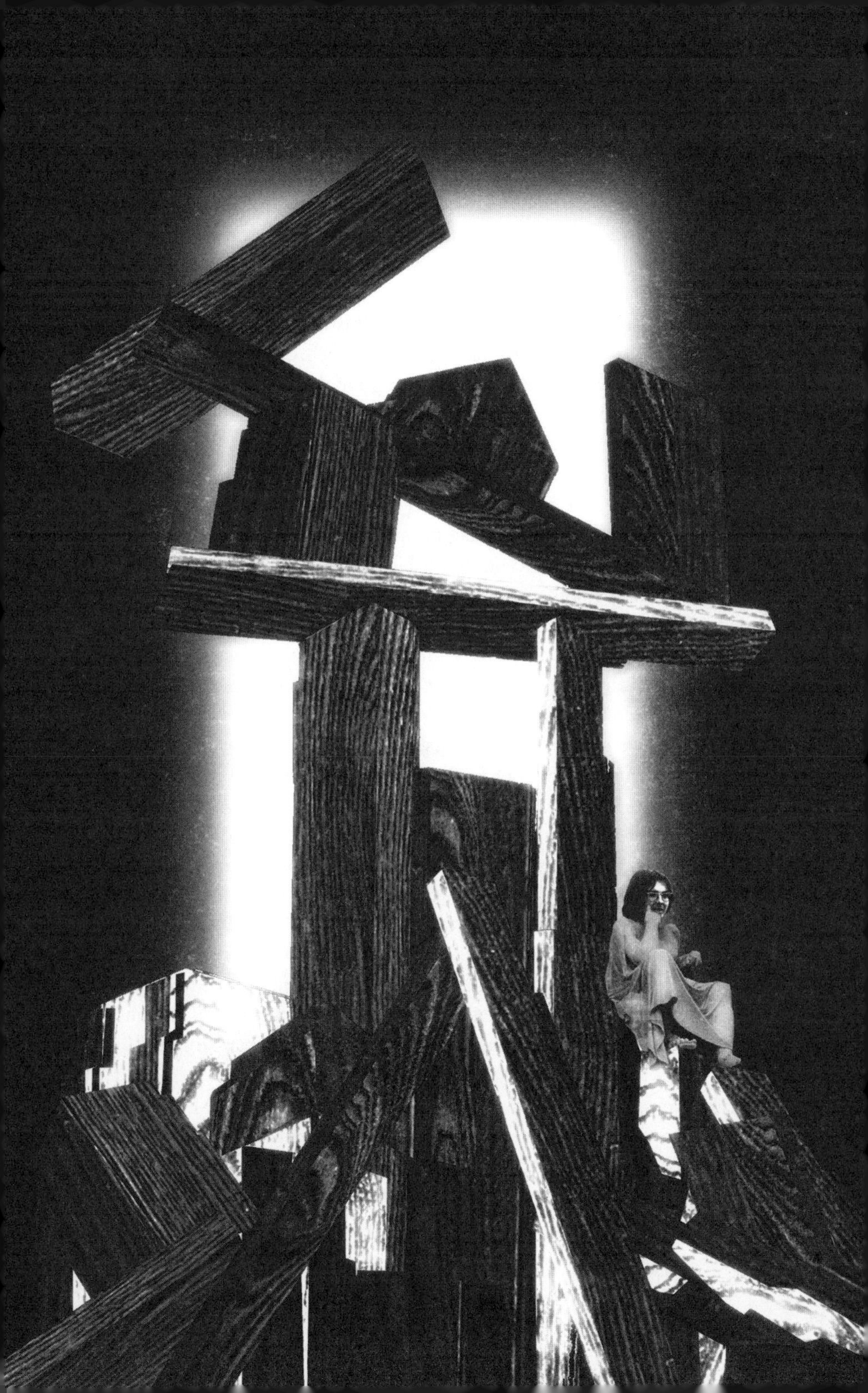

In Süditalien, wo wir noch einen feurigen Lastwagenfahrer abweisen mussten, schwor ich mir, nie wieder mit zwei Mädchen zu reisen. Bei Neapel hielt ein orangefarbener VW-Bus und hupte. Es waren wieder die Holländer, die wir in Griechenland getroffen hatten. Wir stapelten uns rein und reisten mit ihnen tausend Meilen bis nach Amsterdam. Im Paradiso Club kaufte ich mir ein Gramm Gras und drehte uns den ersten Joint seit dem Alptraum in der Türkei.

„Holland ist ein zivilisiertes Land." Ich hustete, nahm noch einen tiefen Zug und reichte ihn weiter. „Schon komisch, oder? Hier können wir offen was besorgen und rauchen … und in der Türkei, wo sie sich schon seit Tausenden von Jahren zukiffen, kommt man wegen ein bisschen Stoff für Ewigkeiten in den Knast."

Amsterdam war cool, aber ich wollte dort nicht sein. Ich hatte Heimweh. Ich sehnte mich danach, die Nordsee zu überqueren, und begann wieder auf dem Gehsteig zu malen. Es gelang mir ganz gut, und wir hatten fast genug Geld für die Überfahrt zusammen, als meine Schultertasche gestohlen wurde. Jetzt hatte ich nur noch die Klamotten, die ich am Leib trug, und ein paar Kreiden.

Die Polizei trieb meine Tasche und meinen Pass wieder auf. Das Geld war natürlich weg. Obwohl England quälend nah war und nur auf der anderen Seite des Wassers lag, fühlte es sich an, als würde ich für immer in Holland bleiben müssen. Ich hatte mich zwar mit den Kreiden durchgeschlagen und jeden Tag ein bisschen Geld verdienen können, aber ich musste auch noch essen und bekam einfach nie genug Zaster für die Fähre zusammen. Schließlich hatten die Mädels Mitleid mit mir und schenkten mir den Rest für ein Ticket nach Harwich.

Der Hafen war nicht weit von Woodbridge, meiner alten Schule, entfernt. Mir kam der Brauch von Queens wieder in den Sinn, Ehemaligen immer eine Mahlzeit und ein Bett zu geben. Der neue Hausvorsteher, mein damaliger Mathelehrer, machte in meinem Fall eine Ausnahme. Er ließ seinen Blick über mich gleiten und sagte mir, dass ich verschwinden solle.

„Und komm gar nicht erst wieder", fügte er hinzu, als ich die Einfahrt hinunterging. „Solche wie dich wollen wir hier nicht. Du bist das schlimmste Beispiel für die Jungen."

Es gab nur einen einzigen Menschen an dieser Schule, den ich wirklich sehen wollte – meinen alten Englischlehrer. Er war einer dieser sehr seltenen Lehrer gewesen, der die Gabe besessen hatte, seine

Schüler zu inspirieren. Desmond Proctor-Robinson, P-R, liebte sein Fach und konnte seine Begeisterung auch vermitteln. Als ich hinüberging nach Maryott, wo er Hausvorsteher war, sah ich ihn deutlich vor meinem inneren Auge – kleiner Kopf, großer Adamsapfel, zurückgegeltes schwarzes Haar und perlenartige Augen hinter dicker Brille. Ich fragte mich, ob er sich an mich erinnern würde – so viel war in den drei Jahren seit meinem Abschluss geschehen. Ein wenig ängstlich klopfte ich an seine Tür.

„Fielding – du lieber Himmel! Wie schön! Komm rein. Was führt dich zu mir?"

Er schenkte uns zwei Sherry ein, während ich ihm von meinem Empfang im Queens berichtete.

„Kein Wunder, dass sie dich weggeschickt haben", sagte er, reichte mir den Drink und hob sein Glas. „Zum Wohl. Ich freue mich, dich zu sehen, bin aber nicht begeistert von deiner Erscheinung. Schau dich mal selber an – der Spiegel ist da drüben. Wie, zur Hölle, denkst du, dass du aussiehst?"

In P-Rs Ganzkörperspiegel sah ich mich zum ersten Mal seit Wochen, vielleicht Monaten, wieder selbst. Ich hätte zur albanischen Bergbrigade gehören können – wilder Blick, verfilztes Haar und sonnenverbrannte Haut. Meine Jeans war eine Flickensammlung, mein T-Shirt ein roter Fetzen unter meiner Hippie-Jacke. Ich fand, ich sah toll aus.

„Du bist jetzt einer von diesen Hippies, oder? Macht es Spaß?"

„Unglaublich." Fast hätte ich „Sir" gesagt, konnte es mir aber gerade noch verkneifen.

„Und worum geht's dabei genau?" Seine Augen leuchteten. P-R konnte vernichtend sein, wenn er wollte, aber er schien ehrlich interessiert. Was sollte ich sagen? „Versuchen Sie mal LSD, und dann wissen Sie's." In der Türkei war ich wahnsinnige Risiken eingegangen, aber ich war nicht mutig genug, so direkt mit P-R zu sprechen, also sagte ich nichts und lächelte nur.

„Wie alt bist du jetzt, Fielding?"

„Bald 21."

„Du bist zwanzig! Du Glücklicher! Mach das Beste draus, so bleibt es nicht ewig."

FREAKS

1969

Während der Wochen im A-Flügel, in denen wir darauf warteten, auf die Gefängnisse verteilt zu werden, verbrachten Brian und ich viel Zeit miteinander. Uns beiden ging es nicht besonders. Wir litten beide an Nebenhöhlenentzündung und einem Gerichtstrauma, aber wir fochten ein paar gewaltige Kämpfe an der Tischtennisplatte aus und brachten uns gegenseitig zum Lachen, wenn wir Karten spielten. Wenn er triumphierend ein Ass ausspielte oder einen Ball über die Platte schmetterte, sah Brian wieder aus wie der wilde junge Teufelskerl, der er gewesen war, als ich ihn vor acht Jahren kennengelernt hatte. Dann war er plötzlich weg, verlegt in eins der Hochsicherheitsgefängnisse. In dieser Nacht lag ich im Bett und dachte an meinen Freund mit der Angst ihn nie wiederzusehen. Wie war er zu einem so wichtigen Menschen in meinem Leben geworden?

Als ich im Spätsommer 1969 wieder nach Reading zurückkehrte, sah es aus, als hätte in meiner Abwesenheit die psychedelische Revolution stattgefunden. Eine unglaubliche Verwandlung hatte stattgefunden – Freaks überall. Sie bevölkerten die Universität und die ganze Stadt.

„Aber am besten ist", sagte mir mein alter Kumpel Jack, „dass es in jeder anderen Stadt im Land ziemlich das Gleiche ist. Die Sporen sind in der Luft, Mann. So viele Leute steigen aus, dass der normalen Gesellschaft bald das Personal ausgeht."

Zunächst kam ich bei Electric Eel und Paula unter. Ich wusste, da konnte ich nicht bleiben – sie hatten ein kleines Baby – also erzählte ich rum, dass ich nach einer Bude suchte. Brian fragte mich, ob ich das freie Zimmer in der 30 Upper Redlands Road haben wollte, dem Studentenhaus, in dem er lebte.

Die meisten Räume in der Upper Reds waren psychedelisch gestaltet. Ich bemalte mein neues Zuhause mit Dschungelgewächs, zeichnete kleine Szenen in die Regentropfen am Ende der Farnwedel und zog ein, sobald die Farbe trocken war.

Jack lieh mir das Geld, um ein halbes Pfund *Pakistaner* zu kaufen. Ich verkaufte es zu zehn, bzw. fünfzehn Gramm und verdiente damit genug, um ihm das Geld zurückzugeben und noch ein Viertelpfund zu besorgen. Upper Reds lag gegenüber vom Whiteknights Park, dem Campus der Uni; permanent kamen Studenten vorbei, die rauchen oder von uns dreien Dope kaufen wollten.

Chip kam, genau wie Brian, aus Birmingham und war ein netter Freak mit watschelndem Gang und brillantem Geist, der unter einem Büschel schwarzer Haare verborgen lag. Seine Kumpels brachten Wagenladungen von gutem Hasch aus Asien vorbei. Jederzeit konnte ich von ihnen guten Schwarzen Afghanen oder Pakistaner kaufen. Mit sehr wenig Aufwand verdiente ich genug, um die Miete zu zahlen, Essen zu kaufen und warm und high durch den Winter zu kommen.

Eines Nachts kam Brian spät nach Hause und stürmte mit einem dicken Grinsen auf dem Gesicht in mein Zimmer. Er schnappte sich den nächstbesten Joint, nahm einen tiefen Zug, hielt den Atem an und sah sich im Zimmer um. Mit ihm war ein Schwall kalter Nachtluft hereingekommen. Das rüttelte mich und die fünf Gestalten wach, die wir in dem von Rauchschwaden eingeräucherten Raum weggenickt waren. Er konnte sich aller Aufmerksamkeit gewiss sein, als er beiläufig sagte: „Na, wer hat Bock auf 'nen Trip?"

In Reading hatte es seit Monaten kein Acid mehr gegeben. Ich hatte seit über einem Jahr keins genommen.

„Ich", sagte ich, genau wie alle anderen.

Jeder von uns schluckte eine der gelben Kapseln, die Brian austeilte. Schließlich steckte er sich selbst noch eine in den Mund.

Jetzt waren wir alle hellwach und warteten darauf, dass der Trip einsetzte. Chip kochte Tee. Irgendjemand drehte eine Tüte. Als ich das erste eindeutige Kribbeln spürte, legte ich die Incredible String Band auf.

I met a man whose name was Time,
And he said „I must be going."
But just how long ago that was,
I have no way of knowing ...

Das Gelächter musste vor Ewigkeiten verklungen sein. Ich schwamm auf einem Meer strukturierter Gedanken. Als ich wieder in meinem Körper war, wurde mir klar, dass ich zu groß für das Haus geworden war, und ich rappelte mich auf.

„Zu viel. Ich geh raus."

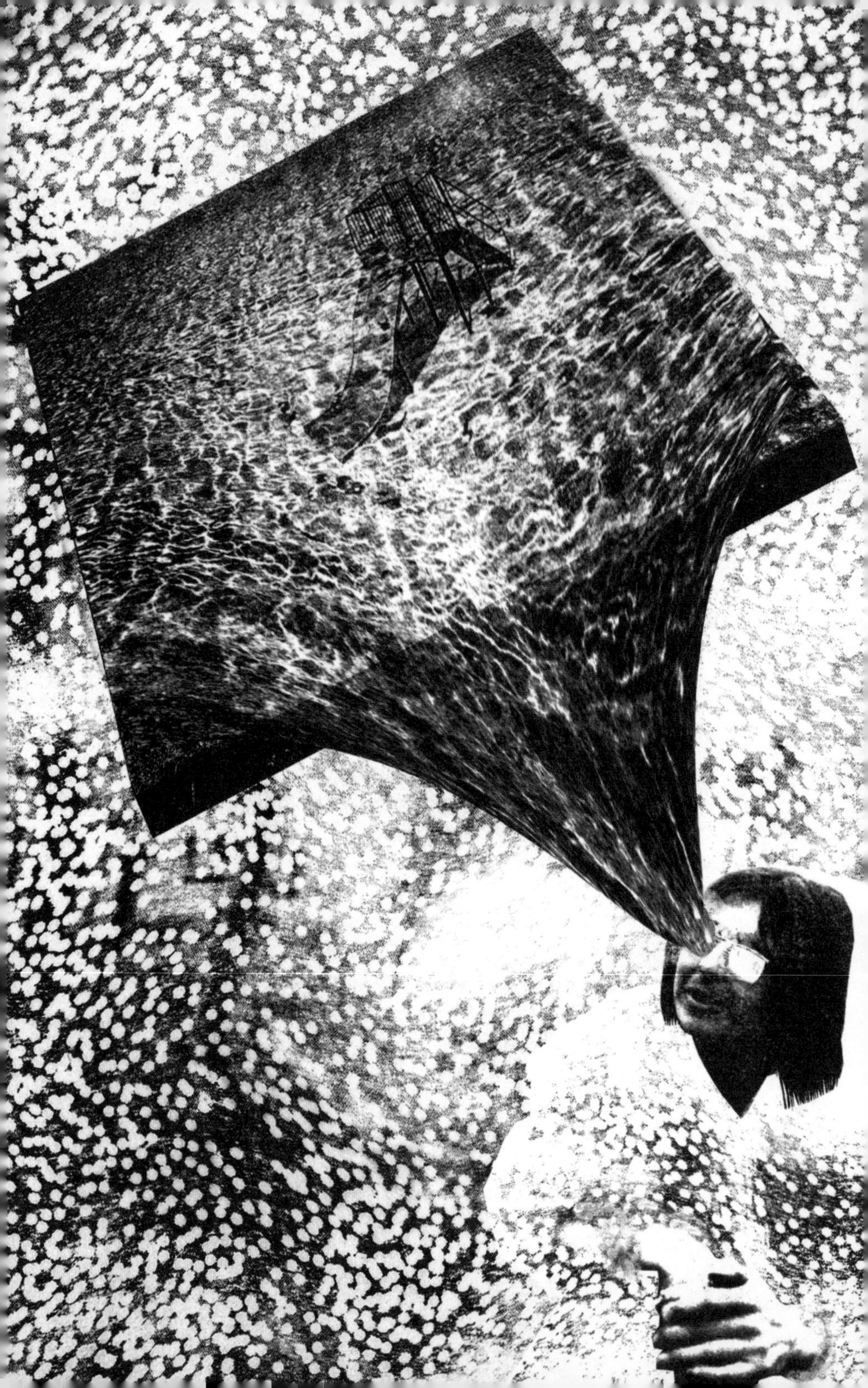

Wie Murmeln hüpften wir die Treppe runter und rannten in die Nacht. Die Dämmerung schlich sich nackt und wunderschön an, während ich auf den Megalithensteinen in der Wildnis jenseits des Whiteknights Lake saß. Ich dachte über den blutigen Verlauf der Menschheitsgeschichte nach, über den Raum zwischen den Sternen und die Vorstellung des Lichts. „Mann, das ist verdammt starkes Acid", sagte ich mir ungefähr zum zwanzigsten Mal. Ein Fuchs trottete leise vor den Steinen über die Lichtung und verschmolz mit den Brombeerbüschen. Das Unterholz pulsierte immer mehr mit dem Herzschlag des Lebens.

Die Geräuschkulisse schwoll an, als es heller wurde. Es raschelte, zirpte, bellte, Maschinengeräusche – immer neue Elemente kamen zum Morgenorchester dazu. Ich hörte verzaubert zu, bis mir plötzlich aufging, dass mir kalt und mein Bauch eine einzige gurgelnde Leere war. Zeit für Frühstück zu Hause.

Die Küche war ein Chaos. Eine Müllhalde war sie eigentlich immer, aber jetzt sah ich sie mit frischem Blick. Auf die Wände waren unzählige Witze gekritzelt, Ideen und Botschaften. Jede Abstellfläche war zugepflastert mit verkrusteten Töpfen, dreckigen Tassen und ekligen Tellern. Wie konnten wir nur so leben? Ich setzte Wasser auf und verließ die Küche.

Außerhalb dieser Welt gingen Männer in Anzügen auf dem Mond spazieren. Völlig high kreisten wir um unser inneres Universum zu einem Soundtrack von Pink Floyd, Hendrix, den Stones, Love, Spirit, Jefferson Airplane, Country Joe and the Fish … Wir nahmen viel LSD in diesem Winter; Brian schien Unmengen davon zu haben. Er gab mir 50 Trips, ehe er nach London zog.

„Gib mir das Geld, wenn du sie verkauft hast", sagte er. „Dann kannst du noch mehr haben, wenn du willst."

Viking John, der bestaussehende Student auf dem ganzen Campus, schlief jetzt auf einer Matratze auf dem Boden meines Zimmers. Er hatte seine Plattensammlung mitgebracht.

„Wie wär's mit Rachmaninow?", schlug er vor, während ich durch den schmalen Stapel Alben blätterte und mir überlegte, was ich als Nächstes auflegen sollte.

„Ich hab's nicht so mit Klassik", gab ich zurück und suchte weiter.

„Trotzdem, ich glaub, das gefällt dir. Sein zweites Klavierkonzert." Er nahm die Platte aus der Hülle und reichte sie mir.

„Dieser Typ ist ein totaler Freak."

Ich legte die Platte auf und zündete den Joint mit dem Afghanen an, den ich grade gedreht hatte, und lehnte mich zurück. John hatte recht, Rachmaninow war völlig durchgeknallt. Diese Musik war leidenschaftlich, fast verrückt in ihrer Intensität. Mit geschlossenen Augen hatte ich das Gefühl, in einem Bus zu sitzen, mit dem ich durch die verschneite Landschaft Russlands fuhr, tief in eine riesige slawische Tragödie verstrickt. Ein paar Tage später sagte John: „Ich glaub, ich probier mal was von Yeats aus. Kennst du was von ihm?"

„Nein, kann ich nicht sagen."

„Okay, hör mal. Das ist William Butler Yeats; wie er selbst ein kurzes und schönes Gedicht vorliest."

Durch das Knistern und Rauschen der alten Platte erklang eine blecherne, aber starke Stimme:

I will arise and go now, and go to Innisfree,
And a small cabin build there,
of clay and wattles made;
Nine bean-rows will I have there,
a hive for the honey-bee
And live alone in the bee-loud glade.

And I shall have some peace there,
for peace comes dropping slow
Dropping from the veils of the morning
to where the cricket sings;
There midnight's all a glimmer
and noon a purple glow
And evening full of the linnet's wings.

I will arise and go now,
for always night and day
I hear lake water lapping
with low sounds by the shore;
While I stand on the roadway,
or on the pavements grey,
I hear it in the deep heart's core. S. 256

„Wow!", sagte ich. „Unglaublich. Los, wir hören das noch mal."

„Das findest du gut, was?“, kicherte John. „Aber warte erst mal ab, bis ich dir was von T. S. Eliot vorspiele.“

Viking John lehrte mich, dass es auch außerhalb des Rock ’n’ Roll viel großartige Musik und Lyrik gab. Neben Rachmaninow begeisterte er mich für Beethoven und Tschaikowski und versuchte, allerdings vergebens, dasselbe mit Mahler.

Ab der Mittagszeit trudelten bei uns immer irgendwelche Freaks ein, um was zu kaufen, zu rauchen, zu quatschen und Musik zu hören. An den meisten Abenden saßen zwischen sechs und zwölf Leute um die Lichtung im Dschungel meines Zimmers. Langes bekifftes Schweigen wurde unterbrochen von Gelächter und lebhaften Gesprächen.

Wir hatten das Gefühl, das Leben neu zu erfinden. Unsere Gegenkultur war eine Art Anti-Establishment-Regenbogenkoalition. Das rote Ende des Spektrums wurde von Trudge verkörpert, einem mürrischen Typ aus dem Norden, der sich in extrem linke Dogmen und einen Trenchcoat hüllte. Zur ultravioletten Seite gehörten Freaks wie ich und Rob, der unter mir wohnte, sich vom Wind treiben ließ und jede Art von Organisation als Beginn der Tyrannei empfand.

Die politischere Fraktion der Gegenkultur ärgerte sich über die Polizeischikanen und wurde zunehmend militant. Trudge und die Schwergewichte, die seine Einstellung teilten, begannen düster über Revolution zu sprechen. Wir Dünnbrettbohrer argumentierten dagegen, denn das hieße, sich ebenso physischer Gewalt zu bedienen wie das Establishment. Bei unserer Rebellion ging es ja gerade darum, dass wir anders waren als sie. Wir mussten einfach nur weiterhin das machen, was wir ohnehin taten. Und schließlich wurden wir täglich mehr. Diese alten Dinosaurier würden über kurz oder lang ohnehin aussterben.

Die langen Winternächte hindurch rauchten wir, nahmen LSD und redeten. Ich erzählte viel vom Reisen und pries die Einfachheit des Lebens auf der Straße und unterhielt meine Freunde mit meinen Abenteuern. Ich redete mich ins Fernweh hinein. Als es Mai und wieder wärmer wurde, packte ich meine Sachen. Ich wollte nach Cornwall, wo ich mir Arbeit in einer Töpferei suchen wollte. Rob hängte sich seine Gitarre über die Schulter und kam mit.

Der schlaksige Rob war ein fantastischer Gitarrist und spielte fast immer, sobald er wach war. Musik erfüllte sein Leben, und sein Leben war voller Musik. Er hatte strohiges Haar, eine Nickelbrille, ein albernes

Grinsen, und wenn er lachend seinen Kopf zurückwarf, sah es aus wie in einem Comic – und das tat er oft. Auch Rob war aus den Fängen einer Militärfamilie geflohen. Vielleicht hatten wir deshalb einen ähnlichen Humor. Wir lachten ununterbrochen, als wir die Basingstoke Road runtergingen und unsere Daumen in die Luft streckten Richtung Land's End.

Die Reise dauerte mehrere Tage. Unsere wilden Haare und vielfarbigen Klamotten schreckten viele ab. Es war egal, denn wir hatten es ja nicht eilig, und das Wetter war perfekt. Wir kamen zusammen mit ein paar Freaks aus London in West Penwith, der Spitze von Cornwall, an. Sie bestanden darauf, dass wir die Freunde treffen sollten, die sie besuchen wollten, und sagten, dass Billy ein prima Kontakt für uns wäre. Auf unser Klopfen hin bekamen wir keine Antwort. Die Tür zum Cottage stand offen. Die Londoner sahen sich gegenseitig an, zuckten mit den Achseln und gingen rein. Wir folgten ihnen. Die Vorhänge waren trotz des herrlichen Wetters geschlossen. Im Dämmerlicht brauchten wir ein paar Augenblicke, um die Gestalten auf den beiden Sofas zu erkennen.

Der Mann regte sich und murmelte irgendwas. Wir waren eindeutig nicht willkommen. Ich wollte eigentlich gerade kehrtmachen, aber die anderen nahmen die angebotene Tasse Tee von Nora, der Hausherrin, an. Die Stimmung des Gastgebers hellte sich auf, nachdem er ein paar der Pillen genommen hatte, die ihm unsere Reisegefährten gaben. Er stellte sich selbst als Billy Bolitho vor und entschuldigte sich für seine Unpässlichkeit. Nachdem er ein wenig von dem *Dynamit-Gras* geraucht hatte, das ich mitgebracht hatte, war Billy allerbester Dinge.

Rob und ich verbrachten unsere ersten paar Nächte in Penzance am Strand. Wir mussten uns unter der Eisenbahnbrücke Schutz suchen, als das Wetter umschlug und Bindfadenregen vom Atlantik her übers Land zog. Billy bot uns den obersten Stock in seinem dreistöckigen Haus in Penzance an, in das er und Nora gerade einzogen. Er kümmerte sich um uns, weil unsere Väter Soldaten waren.

„Die Armee", sagte er uns, „war die beste Zeit in meinem Leben."

Ich klapperte die Töpfereien ab und wurde als Lehrling bei *Leaper's* in Newlyn eingestellt. Die Bezahlung war ein Witz, sechs Kröten die Woche, aber mir war es das wert, weil ich dachte, dass ich das Töpferhandwerk lernen würde. Falsch. Der Boss ließ mich immer nur die

Gussformen für das Geschirr füllen, das er für die Touristen herstellte. Ich machte davon ein paar Dutzend pro Tag; jedes wurde für den gleichen Betrag verkauft, den ich pro Woche verdiente. Ich machte weiter, weil die anderen in der Töpferei – die Frau des Chefs, der junge Töpfer und ein richtiger Lehrling – sehr nett und hilfsbereit waren. Sie brachten mir einiges bei und ließen mich an der Drehscheibe üben, immer wenn der Chef seinen Plunder zu den Souvenirläden ausfuhr.

Zuerst verdiente Rob mit seiner Gitarre gar nichts. Die Touristensaison hatte noch nicht begonnen, also war Straßenmusik Zeitverschwendung. Er konnte ein paar Mal in verschiedenen Bars spielen, aber nur gegen freien Cider oder Bier. Weil wir keine Miete zahlen mussten, kamen wir mit dem Geld, das ich in der Töpferei verdiente, gerade so über die Runden. Wir ernährten uns größtenteils von verbrannten Pasteten, die wir für so gut wie nichts von den Bäckereien bekamen, und von kleinen Makrelen, die man für ein paar Penny bei den Fischerbooten kaufte. Der angebratene Fisch erfüllte Billys dritten Stock mit öligem Hafengeruch.

Billy Bolitho war anders als jeder Erwachsene, den ich je getroffen hatte. Seit ich kiffte, hatte ich wenig mit der älteren Generation zu tun gehabt. Sie lebten in einer völlig anderen Welt. Ich war mit keinem von ihnen befreundet, bis ich Billy traf.

Er war groß und breit und sein Kiefer stand vor wie ein Landungsboot. Ein Büschel graublonder Haare krönte das rechteckige Gesicht und Billys hellblaue Augen leuchteten, wenn er fröhlich grinste, aber es gab auch Tage, an denen er verzweifelt war.

Billy war während des Zweiten Weltkriegs zur Schule gegangen. Die Schulzeit dauerte gerade so lange, dass er noch vor Ende des Krieges eingezogen wurde. Als die Alliierten nach Frankreich vordrangen, raste er auf seinem Motorrad herum und transportierte Sendungen zwischen dem Hauptquartier und der Front hin und her. Sollte er je über das Ziel hinausschießen, würde er direkt bei den Nazis landen, hatte ihm sein Sergeant eingetrichtert. Kurieren gab man Benzedrin, um sie wach zu halten. Seitdem war Billy speedabhängig.

Seit 25 Jahren bekam er dafür vom Arzt ein Rezept. Mit der Zeit vertrug er immer mehr davon und die Dosis wurde erhöht. Als wir uns kennenlernten, bekam er 49 *Black Beauties* die Woche. Eine hielt mich 24 Stunden wach und ich plapperte ohne Pause, aber Billy brauchte mindestens acht pro Tag. Das bedeutete, er hatte ein oder zwei Tage die Woche kein Speed. Das waren seine schlechten Tage.

Um die Durststrecke zu überstehen, musste er sich andere Amphetamine besorgen, viele Barbiturate nehmen oder irgendetwas anderes, das seine kurz vor dem Zerreißen stehenden Nerven beruhigen konnte.

Billy war der missratene Spross der mächtigsten Familie von West Penwith. Sein Onkel war Vizegouverneur von Cornwall. Die Bolithos besaßen Ländereien, Schiffe, Minen und eine Bank. Sie waren unglaublich reich. Mit 30 hatte Billy zwei Millionen Pfund geerbt. Innerhalb von drei Jahren hatte er mit seiner kleinen Armee von Mitläufern bei Partys, beim Glücksspiel und in den Londoner Clubs alles durchgebracht. Statt ihn noch mehr Geld aus dem Vermögen der Bolithos verschwenden zu lassen, ließ ihm seine Familie 200 Pfund pro Monat zukommen. 1970 war das viel Geld, viel mehr, als die meisten verdienten. Billy verprasste es für gewöhnlich direkt und lebte dann für den Rest des Monats auf Pump. Er war ein Bolitho – und bekam überall Kredit.

Anfang Juni bekam ich mit, wie er es anstellte, sein Geld durch die Finger rinnen zu lassen. Er hob es bar ab, zahlte seine lang überfällige Milchrechnung und kaufte eine Kiste Sahne. Am späten Vormittag gingen wir die Market Jew Street runter. Billy machte immer wieder halt, um seine Rechnungen bei einer Reihe von Händlern zu bezahlen. Im Fenster eines Antiquitätenladens sah er ein Bild von seinem Großvater, wie er in der Meute jagte, und kaufte es für 50 Pfund. Auf dem Heimweg kehrten wir ins Pub ein. Sie müssen gewusst haben, dass er kommen würde, denn es war gesteckt voll. Billy zahlte eine Runde für alle und schenkte das Bild dem Wirt, der es unter dem Jubel und Klatschen der Schmarotzer an die Wand hängte. Bis zum Abendessen hatte Billy sein ganzes Geld verbraten. Er und Nora hatten für einen Monat 24 Packungen Sahne.

Obwohl er hochgradig drogenabhängig war, mochte Billy Hippies überhaupt nicht. Weil sie ihn für einen reichen alten Typen hielten, kassierten die Dealer von Penzance immer zu viel von ihm ab.

„Solche Preise musst du nicht zahlen“, sagte ich ihm. „Ich weiß nicht, wie es mit Speed ist, aber in Reading kriegt man gutes Dope für zehn oder zwölf Pfund pro Unze und das beste Acid für ein Pfund pro Trip.“

„Vielleicht kannst du mir was besorgen“, verkündete er mit seiner dröhnenden Aristokratenstimme. „Hätte gern mal wieder einen schönen Trip. Gibt nix Besseres.“

Ich trampte nach London und ließ mir von Brian 50 Trips hinterlegen. Billy nahm sie alle. Obwohl ich ihm gesagt hatte, dass dieses *Sunshine* stark war – 250 Mikrogramm – und dass eine Pille für einen krassen

Trip reichte, schluckte Billy mit einem Glas Milch 20 Stück. Etwa eine Stunde später zog er sich nackt aus, nahm sich einen Lappen und einen Eimer heißes Wasser und ging in den dritten Stock. Lauthals Gilbert und Sullivan singend verbrachte er den Tag damit, das ganze Haus zu putzen. Am nächsten Morgen verkündete er: „Einer der besten Trips meines Lebens. Fantastisch."

Bald darauf bekamen wir Besuch von der Polizei.

„Verzeihen Sie, dass wir Sie belästigen müssen, Mr. Bolitho, Sir", sagte der Polizist und drehte seine Mütze in den Händen, „aber es gab Hinweise, dass auf Ihrem Besitz Drogen konsumiert worden sind."

„Völliger Unsinn!", knurrte Billy. „Denken Sie, ich würde so etwas dulden? Aber ich bin trotzdem froh, dass Sie da sind, Sergeant. Ich würde gerne Ihre Meinung hören zu … sagen wir mal einer privaten Angelegenheit. Wir gehen in mein Büro. Nora, würdest du den Herren in der Küche eine Tasse Tee machen?"

Nachdem die Polizisten Nora hinterher gegangen waren, winkte Billy den Sergeant in sein Büro. Er streckte noch mal den Kopf aus der Tür und zischte mir zu: „Räum auf!"

Billy Bolitho. Was für eine Type! Ein Teil von ihm raste noch immer auf einem Motorrad durch den Krieg mit Schutzbrille über den Speed-Augen und dem ledernen Ranzen über der Schulter.

Eines Nachts kam Rob nach einem Gig mit einem jungen Mädchen im Schlepptau zurück, eine vollbusige siebzehnjährige Dorfschönheit aus Devon, die abgehauen war, um sich den Hippies anzuschließen. Stacia zog in Robs Betthaufen auf dem Boden ein. Ich räumte mein Bündel in ein anderes Zimmer, dann gönnte ich mir eine Pause von dem Pärchen und trampte zurück ins Upper Reds, um meine Kumpels zu besuchen.

Reading knisterte vor Erwartung des anstehenden *Isle of Wight* Festivals. Chip und ein anderer Freund, Scooter, wollten hinfahren, um die 5000 Acid-Pillen zu verkaufen, die sie von Brian bekommen hatten. Ich beschloss, ebenfalls hinzufahren, wie eine halbe Million anderer auch. Ungefähr der erste Mensch, den ich beim Festival sah, war Stacia. Sie war oben auf der Bühne mit Hawkwind, hatte nur noch Unterhosen an und tanzte.

Chip war aus seinem Wissenschaftsseminar in Reading geflogen. Er sah aus wie einer von den *Furry Freak Brothers* mit seiner verfilzten schwarzen Mähne und seiner krummen Nase. Seinen Stand baute er mitten in der riesigen Menge vor der Hauptbühne auf. Dort saßen dann Chip, Scooter und ich unter einem riesigen Transparent, auf dem in meterhohen Buchstaben „ACID“ stand, und sahen dabei zu, wie Hendrix durch seinen letzten großen Auftritt taumelte. Schließlich riss sich unser Idol zusammen, unsere Nackenhaare stellten sich auf und ehrfürchtig lauschten wir dieser unglaublich energetischen Musik, mit der er eine ganze Generation elektrifiziert hatte.

In drei Tagen vertickte Chip fast 4000 von Brians Trips zu einem Pfund pro Stück. Er war reich. Wir alle hatten auf dem Festival Geld verdient. Ich verwendete meins für ein Pfund Roter Libanese, den ich mir mit Duncan, einem flüsternden Aussteiger aus Suffolk mit brauner Lockenmähne, teilte. Wir fuhren nach Schottland und verkauften es am Rand des Edinburgh Festivals.

Die Nachricht von Hendrix' Tod bremste uns gewaltig aus. Alles, was wir aßen, schmeckte fade.

Der Sommer ging zu Ende. Rob ging nach Wales, aber ich kehrte nach Cornwall zurück. Für einen Fünfer die Woche mietete ich mich für den Winter in dem einzigen Cottage an dem alten Kraftort Trencrom ein, einer Festung aus der Megalith-Kultur auf einem Hügel zwischen Penzance und St. Ives. Die Aussicht von dort oben war spektakulär. Im Norden schwang sich die Bucht von St. Ives bis zum Godrevy Leuchtturm; im Süden sah man den Zwilling des Mount Michael im Wasser.

Meiner Freundin Jackie Van Gelder gehörte die Black-Cat-Töpferei am Hafen von Penzance. Sie erlaubte mir, ihr Studio nachts zu benutzen. Hier töpferte ich Chillums, die konischen Haschpfeifen, die in Asien gern benutzt werden. Am Anfang arbeitete ich mit feiner Holzasche und Meersalzglasuren, dann entdeckte ich eine Aventuringlasur, die die Farben ineinanderfließen ließ. Diese Glasur sorgte auf den Schnittflächen der glänzenden Grundglasur für einen psychedelischen Effekt.

Die Chillums brauchten wenig Platz in Jackies Brennofen. Zweimal die Woche brannte sie und stellte meine Stücke mit dazu. Meine psychedelischen Chillums waren schön und funktional und verkauften sich gut in Granny Takes a Trip und anderen Headshops in London. Ich lieferte immer 50 oder 60 auf einmal. Mit dem Geld, das ich dafür bekam, kaufte ich mir normalerweise ein bisschen Gras und holte mir 50 oder 100 Trips von Brian.

Eines Tages tauchte Viking John in Trencrom mit einem großen Koffer und einem halben Pfund feinem jamaikanischen Gras auf.

Wochenlang taten wir kaum etwas anderes, als zu kiffen, lange Spaziergänge zu machen und dann mit so viel Holz, wie wir tragen konnten, nach Hause zu wanken. Wenn atlantische Stürme ums Haus pfiffen, spielten wir Rachmaninow auf voller Lautstärke und prägten uns die Gedichte von Yeats und Eliot ein.

Chip und ein ganzer Trupp aus Reading kamen zu Weihnachten. Wir feierten drei Tage lang, ehe sie sich alle wieder in ihre Autos packten und winkend, rufend und lachend davonfuhren. Viking John ging mit ihnen. Die Party hatte ihn daran erinnert, wie sehr ihm das Sozialleben der Stadt fehlte.

Und auch mir fehlte es, als die Januarstürme an Trencrom rüttelten. Weil ich niemand anderen zum Unterhalten hatte, begann ich lange Gespräche mit den beiden Katzen, die ich geerbt hatte. Ich war oft auf Acid oben in Trencrom und reiste in der Zeit zurück, entfernte Schicht um Schicht, die mich von meinen neolithischen Vorfahren trennte und die vor 4000 Jahren auf denselben Steinen gesessen hatten.

West Penwith, wo England seinen Zeh in den Atlantik streckt, ist ein Magnet für Mystiker aller Arten. Der dürre, besessene Marko war ein Anhänger der Kabbala. Marko mit seinem wallenden Haar und dem langen Mantel, der von einer keltischen Spange zusammengehalten wurde, fixierte mich mit seinen missionarsgrünen Augen, stütze sich auf seinen seltsam geschnitzten Stock und flüsterte: „Deine Haut aus Samt hält ein Nickerchen. Es ist möglich, wortwörtlich, einen Menschen gegen den Strich zu bürsten …"

Und das tat er. Ich hatte das Gefühl, dass Marko weniger schlimm war, als es schien. In West Penwith herrschte ein harter Wettkampf darum, wer der Spinner der Woche würde. Ich traf Astrologen, Kultisten, Zauberer, Numerologen, Okkultisten, Medien, Seher, Tarotkartenleger, Ufologen, Hexer, Hexen und Zeloten. Ich ließ mich mitreißen, las etwas über Ley-Linien nach, driftete zu Carlos Castaneda ab und versuchte die Zeichen im Wald und im Wind zu lesen, um meine Zukunft zu entschlüsseln.

Ich las *I Ging*, das Buch der Wandlungen, ein uraltes, außergewöhnliches Werk, das maßgeblich für die konfuzianische und daoistische Philosophie ist. Ich warf die Münzen und sah mir das daraus entstandene Hexagramm an: Es war *Lü – Der Wanderer.* Der Kommentar dazu lautete: „Durch Kleinheit gelingen."

Ich habe in diesem Buch nur zehn oder zwölf Mal in meinem Leben gelesen, und jedes Mal hat es mich überrascht – nicht, weil es die

Frage beantwortete, die ich stellen wollte, sondern weil es mir zeigte, was wirklich in meinem Kopf unter dem Lärm der Oberfläche vorging. Ich hatte angefangen, mir darüber Gedanken zu machen, wo ich leben sollte, wenn ich das Cottage im Frühling verlassen musste, und machte mir gleichzeitig Sorgen um mein Liebesleben, das schlichtweg nicht existierte. Zuerst schien das Hexagramm nichts mit meinen eigentlichen Sorgen zu tun zu haben. Erst als ich darüber nachdachte, erkannte ich, dass mein Weg eindeutig in der Erkundung lag, nicht im Streben nach materieller Sicherheit oder physischer Bindung. Einmal mehr hatte I Ging die sich überlagernden Schichten in meinem Leben freigelegt und mir mein Innerstes gezeigt.

Der Kommentar fügte hinzu. „Dem Wanderer ist Beharrlichkeit von Heil." Das war sehr vielversprechend. Ich las weiter. „Der Wanderer hat keine feste Stätte, die Straße ist seine Heimat. Darum muss er dafür sorgen, dass er innerlich recht und fest ist, dass er nur an guten Orten verweilt und nur mit guten Menschen verkehrt. Dann hat er Heil und kann unangefochten seiner Straße ziehen."

All das klang in mir nach, vor allem der Satz: „Die Straße ist seine Heimat." Also gut, ich würde wieder ein Wanderer werden. Ich war bereit für die Veränderung.

Im vereisten Trott des Januar träumte ich davon, nach Indochina zu gehen, auf der Suche nach der Quelle des *Buddha*-Grases, dem stärksten Marihuana der Welt, um es nach England zu meinen Freunden zurückzuschicken, und ihnen damit den Schädel mächtig durchzublasen. Ich war noch nie in Asien gewesen, aber egal. Ich konnte mir ja von Singapur aus alles genauer anschauen. Das wäre eine fantastische Möglichkeit, wieder Kontakt mit meiner Familie aufzunehmen, die ich seit zwei Jahren nicht gesehen hatte. Ein paar Monate zuvor war mein Vater nach Singapur versetzt worden, um die britische Militärpräsenz auf der Insel abzuwickeln.

Indochina! Schon seit meiner frühen Schulzeit hatte dieses Wort einen ganz besonderen Klang für mich und hatte ihn noch. Jetzt musste ich nur noch genügend Geld zusammenbekommen, um die Reise möglich zu machen. Bei meiner nächsten Fahrt nach London sprach ich mit Brian über meinen Plan und dieses lästige Hindernis.

„Und wie viel brauchst du?", fragte er mit gerunzelter Stirn, wie immer, wenn es um Zaster ging.

„Äh … Wart mal, muss ich kurz nachrechnen." Ich überschlug es schnell. 250 sollten reichen: Die Hälfte für die Flugtickets, die andere

Hälfte zum Leben. „Also, ich glaub, mir fehlen so an die 100 Kröten."

„Ich leih dir Geld. Weißt du was, ich geb dir 150. Kann nie schaden, ein bisschen was auf Reserve zu haben." Er kramte in einer Schublade und kam mit einem Stapel Zehner zurück. „Hier, bitte."

Ich wusste, dass Brian schon eine Weile ganz gut verdiente, und auch, wie großzügig er war, aber die Nüchternheit, mit der er meinen Traum ermöglichte, nahm mir den Atem.

„Wow, Brian! So viel! Danke! Hör mal, das kriegst du natürlich zurück. Und wenn alles klargeht, besorg ich dir das stärkste Gras der Welt."

Ich erledigte meine Angelegenheiten in Cornwall und kehrte nach Reading zurück, um mich auf meine Abreise nach Südostasien vorzubereiten.

INDOCHINA 1971

Nach mehreren Wochen in der Postsackabteilung wurde die Julie-Bande auf verschiedene Gefängnisse aufgeteilt. Brian war schon weg. Einer nach dem anderen verabschiedete sich – Henry, Richard, Eric und Andy. Schließlich wurde auch ich zugeteilt. Zusammen mit Russ und Dave Solomon sollte ich in Horfield bleiben und dort in den Flügel für die lebenslänglich Einsitzenden kommen.

Der B-Flügel, ein modernes vierstöckiges Gebäude, war für Leute reserviert, die mehr als vier Jahre blieben. Im Erdgeschoss befanden sich das Büro der Wärter, das Bad, der Speisesaal und ein Fernsehraum. Auf jedem der drei darüberliegenden Stockwerke gab es einen Waschraum und 33 Einzelzellen. Über ein Viertel der Knackis hatten lebenslänglich, es gab ein paar verstreute Drogis, ein paar fertige alte Holzfäller und viele junge gewalttätige Männer. Jeder Gefangene hatte seine eigene kleine Zelle, 2 mal 2,30 Meter groß.

Mein Kumpel Smiles, der auch zur Julie-Bande gehörte, war schon ein paar Wochen eher in den B-Flügel verlegt worden. Er bestach den dortigen Anführer, damit ich die Zelle neben seiner bekam, an der kurzen Abzweigung auf dem obersten Flur, einem Korridor mit nur neun Zellen. Einen verlässlichen Freund an der Seite zu haben war ein Riesenvorteil. Wir wussten, dass wir uns aufeinander verlassen konnten, käme, was wolle. Das änderte alles.

Ich hatte Smiles ein paar Mal vor der Verhaftung getroffen, aber wir kannten uns kaum, bis wir eingesperrt wurden. Und selbst dann dauerte es noch eine Weile, ehe wir Freunde wurden. Er kam aus Manchester, ein bärtiger, tätowierter, einfacher Ex-Soldat. In der Untersuchungshaft kannte ich ihn als den lauten Extrovertierten von der anderen Seite des Korridors, und es dauerte ein paar Monate, bis wir beim Hofgang ein paar Runden gemeinsam drehten. Dann entdeckte ich, dass wir eine ziemlich ähnliche Lebenseinstellung hatten … und unter Smiles rauem Äußeren verbarg sich ein ganz außergewöhnlicher Geist.

„Manche von uns suchen nach dem göttlichen Funken in ihrem Inneren", sagte er zu mir während einem unserer ersten Gespräche und starrte mich mit seinen stechenden blauen Augen an. „Die anderen wühlen im Müll."

Wenn man Glück hat, trifft man einen oder zwei völlig außergewöhnliche Menschen im Leben. Riesen spazieren unter uns, verkleidet als Männer und Frauen. Smiles überragte alle. Ohne Furcht und sehr starrsinnig wanderte er durch die Schlangengrube des Gefängnisses und sagte immer jedem, was er dachte.

Kurz bevor wir in der ersten Nacht nach meinem Umzug weggeschlossen wurden, standen alle im B-Flügel vor ihren Zellentüren. Sandy Brown, ein großer professioneller Knochenbrecher und der Härteste im Flügel rief: „Wer sagt, dass Fielding Georges alte Zelle bekommt?"

Schweigend ging Smiles den Korridor hinab und rollte völlig übertrieben die Schultern wie ein harter Hollywood-Typ.

„Ich war's", sagte er mit nachgeahmtem schottischen Akzent. „Willst du kämpfen?"

Bei ihm klang das so absurd, dass Sandy lachte und meinem Kumpel mit den Worten auf die Schulter schlug: „Nee, Smiles, warum sollte ich mit dir kämpfen wollen?"

Zelle 3-1, ein winziger und doch klobiger Würfel war drei Jahre lang mein Zuhause, mein Rückzugsort. Die Steinwände waren mit schmutzig gelbem Gekritzel bedeckt. Gleich zu Beginn schwor ich mir, nie zu zählen, wie viele Steine es waren, und tat es in den 1100 Nächten niemals. Mein Bett stand rechts von der Tür. Daneben war ein kleines Nachtkästchen. Über dem Tisch befand sich ein 50 mal 50 Zentimeter kleines Fenster mit vergitterten Stäben. Über die gesamte gegenüberliegende Wand zog sich eine Arbeitsfläche, darüber war ein Regal angebracht, davor standen ein Stuhl und zwei Schränkchen und darunter ein Pisspott.

Vom Fenster aus sah ich über die Dächer und die Kamine von Bristol zu einem grasigen Hügel am Horizont. Darauf standen ein paar Bäume, die so perfekt arrangiert waren, dass sie in einem japanischen Garten hätten stehen können. Ich starrte stundenlang auf dieses kleine Stückchen Himmel und stellte mir vor, wie ich an einen der Bäume gelehnt saß und über die Landschaft blickte. Das Wäldchen auf dem Hügel schien mir immer zu bestätigen, dass es außerhalb der Gefängnismauern wirklich eine Welt gab, eine Erinnerung daran, dass ich eines Tages wieder frei sein würde.

„Wenn ich frei bin, werd ich mich in euren Schatten setzen", sagte ich den Bäumen in Gedanken.

Ich brauchte nicht lang, um mich an den Alltag im Trakt der Langzeitler zu gewöhnen. Evelyn Waugh hatte vollkommen recht, als er schrieb: „Jeder, der in einem englischen Internat war, wird sich in einem Gefängnis verhältnismäßig zu Hause fühlen.“ Zehn Jahre Internat waren eine prima Vorbereitung für eine Zeit in einer Strafvollzugsanstalt. Ich wusste, wie es sich anfühlt, in einem miserablen Bett zu schlafen, Welten weit weg von daheim. Schon früh im Leben war ich es gewohnt, mit unangenehmer Gesellschaft in widerwärtiger Umgebung klarzukommen, und hatte gelernt, auf der Oberfläche zu funktionieren, während mein eigentliches Leben in meinem Kopf stattfand.

Ich verbrachte Stunde um Stunde in meiner Zelle und rechnete endlos Zahlen durch. Ich kam auf eine Acht, was bedeutete, dass ich – vorzeitig – nach fünf Jahren und vier Monaten freikommen könnte. Nach einem Drittel meiner Strafe kam ich für eine Reststrafenbewährung in Betracht – bis dahin waren es noch zwei Jahre und acht Monate. Weil ich schon ein Jahr abgesessen hatte, konnte ich in zwanzig Monaten rauskommen. Allerdings war mir zugestanden worden, dass ich gegen die Höhe meiner Strafe Berufung einlegen kann. Das hieß, wenn sich die Gesamtstrafe durch die Berufung insgesamt auf sechs Jahre reduzieren würde, könnte ich, wenn ich schon beim ersten Anlauf eine Reststrafenbewährung bewilligt bekam, schon nach einem Jahr wieder draußen sein.

Wir waren alle Zeit-besessen. Smiles hatte die gleiche Strafe erhalten wie ich. Er zeichnete eine Tabelle mit 1500 kleinen Quadraten darauf. Jedes Quadrat stand für einen Tag. Oben stand in winziger Schrift das Datum. Der Platz darunter war in vier kleinere Quadrate unterteilt mit jeweils einer Zahl. Links oben stand die Anzahl der verbleibenden Tage bis zu seiner regulären Entlassung, rechts oben die Tage bis zur Entlassung, wenn die Reststrafenbewährung im ersten Anlauf gewährt wurde, rechts unten für den zweiten Anlauf und links unten für den dritten. Jede Nacht, ehe er sich schlafen legte, übermalte er einen weiteren Tag. Dazu benutzte er abwechselnd roten oder grünen Filzstift. Die Tabelle enthielt eine Botschaft in Schwarz. Nach und nach – aber qualvoll langsam – wuchs der bunte Teil der Tafel, und hin und wieder erschien ein schwarzes Quadrat und die Zahlen in den Quadraten wurden kleiner.

Nach dem Zellenschließen hörte ich oft Radio. Eine Sendung, die ich immer hörte, war *From Our Own Correspondent*. Einmal ärgerte ich mich über mich selbst, weil ich den Anfang verpasst hatte, schnippte das Radio an und hörte den Korrespondenten sagen „ … und auf einmal roch die ganze Lichtung nach Durian."

Die Erwähnung genügte. Ich schloss die Augen und war wieder auf meiner ersten Reise in die Tropen.

☹

Sobald der klapprige Zug in den Bahnhof eingefahren war und sich kein Lüftchen mehr regte, brach mir am ganzen Körper der Schweiß aus. Feuchtigkeit sammelte sich in meinen Körperfalten und Kleidern. Ich wischte mir mit dem Taschentuch über die Stirn und fächelte mir mit dem Notizbuch Luft in Gesicht und Nacken.

„Und siehst du diese Bäume da drüben?" Mein Nachbar beugte sich über mich, streifte mich dabei am Arm und zeigte auf eine Linie. „Das sind Rambutane und der große Baum dahinter ist ein Durian, ein Stinkbaum."

Mein neuer Freund war klein, dunkelhäutig und hatte beunruhigend rote Lippen. Er roch nach einer Mischung aus Kokosnuss, Gewürzen und etwas, das ich nicht benennen konnte. Er war Lehrer und besuchte gerade seine kranke Mutter in Malakka. Auf dem Weg von Kuala Lumpur hatte er mir von Malaysia erzählt und die Namen der Pflanzen genannt, an denen wir vorbeifuhren: Kokosnuss, Bananen, Papayas, Jakobsfrucht, Reis, Ananas, Mangos und Mangostane.

„Jedenfalls", fuhr er fort, „ steige ich hier aus und wir müssen uns verabschieden. Viel Spaß bei deiner Reise in meinem Land. Ich wünsche dir alles erdenkliche Glück."

„Dir auch", antwortete ich. „Und ich hoffe, deine Mutter wird bald gesund."

Wir schüttelten uns die Hände. Er stieg aus dem Zug, stellte seinen Koffer auf den Boden und hob seinen Arm zum Gruß, als wir aus dem Bahnhof fuhren. Ich winkte zurück. Die Luft fühlte sich wunderbar auf meinem schweißnassen Körper an. „Du bist auf der anderen Seite der Welt", rief ich mir selbst wieder in Erinnerung. „In den Tropen, auf der anderen Seite der Welt!"

Es hatte angefangen, nachdem ich aus dem Cottage in Trencrom ausgezogen war. Ich hatte meinen Rucksack gepackt, ließ mein übriges Zeug bei meiner Vermieterin – verabschiedete mich von meinen Freunden und trampte nach Reading. Am nächsten Tag spazierte ich durch die Stadt, machte Besuche und frischte alte Bekanntschaften wieder auf.

Ursula war eine Ex-Freundin. Wir hatten eine kurze Affäre gehabt, ehe ich mich in die Türkei aufgemacht hatte, und waren Freunde geblieben. Ich schaute bei ihrer Wohnung in der Hamilton Road vorbei, segelte hinein und erlitt sofort Schiffbruch. Da saß eine Meerjungfrau in einem Sessel, ein schlankes Mädchen mit langem, wallenden Haar und einem Blick, der meine Seele schmelzen ließ. Das Lächeln, das sie mir schenkte, verwandelte ihr trauriges, prärafaelitisches Gesicht. Wenn sie lachte, war das Zimmer voller Licht. Ich verliebte mich Hals über Kopf, als ich sie zum ersten Mal sah.

Thelma war eine siebzehnjährige Schülerin. Als sie gehen musste, brachte ich sie nach Hause. Wir nahmen den Bus nach Burghfield und gingen die Straße zu ihrem Haus hoch. Sie hielt mich an der Ecke auf.

„Wir gehen nur bis hierher und verabschieden uns jetzt. Bei mir ist die Hölle los, wenn meine Eltern dich sehen."

„Ich benehme mich. Ich werd echt nett zu ihnen sein."

„Das würde nix bringen. Du kennst meinen Vater nicht. Ein Blick auf deine Haare und deine Hippie-Jacke, und er fängt an zu schäumen. Nein, ich halte dich von meinen Eltern fern."

Wir küssten uns zum Abschied an der Lorbeerhecke.

„Wann sehen wir uns wieder?", fragte ich.

„Morgen. Nach der Schule."

Am nächsten Tag wartete ich am Tor auf sie. Von diesem Augenblick an verbrachten wir jede freie Minute miteinander. Es war nie genug. Die wenigen Stunden, die wir uns allein erkämpften, ließen mich immer nach mehr dürsten.

Ich war noch nie so glücklich gewesen, aber es gab ein paar Dinge, die mich mit der Zeit zu beschäftigen begannen. Zum Beispiel meine Reise nach Indochina. Ich hätte England schon vor Wochen verlassen sollen, aber ich trödelte herum, hatte kein Geld mehr, konnte mich nicht von der Liebe losreißen, wusste aber, dass ich meinen Plan durchziehen musste. Ich hatte Schulden bei Brian, und meine Glaubwürdigkeit stand auf dem Spiel: Ich hatte vor allen meinen Freunden mit meinen Asien-Reiseplänen geprahlt.

Mein anderes Problem war Sex. Wie schläft man mit einer Meerjungfrau? Ich hatte schon mit ein paar Mädchen Sex gehabt, aber mein Gefühl für Thelma war etwas ganz anderes. Das war Liebe, nicht einfach nur Geilheit. Natürlich wollte ich, aber mein Geist hielt meinen Körper zurück. Zu verkopft fürs Ficken bekam ich keinen hoch und konnte mich nicht locker machen. Sie versicherte mir, dass es überhaupt nicht wichtig sei. Wir liebten uns, das war alles, was zählte. Das andere würde mit der Zeit schon kommen.

Ich war mir da nicht so sicher. Ich konnte es nicht verstehen und fühlte mich furchtbar. Ich machte mir Sorgen, weil ich keinen hochkriegte, und kriegte keinen hoch, weil ich mir Sorgen machte. Es war eben doch wichtig. Ganz schön sogar.

Die Sache war immer noch nicht gelöst, als sie mir am Gleis von Reading zum Abschied winkte, irgendwann immer kleiner wurde und schließlich verschwunden war. Was tat ich da? Wie konnte ich sie verlassen, einfach so? Wieso tat ich irgendwas anderes? Der Zug trug mich, verzweifelt und gleichzeitig aufgeregt, in mein neues Abenteuer.

Ich landete am 21. April 1971 mitten in der Nacht in Kuala Lumpur und wusste, als ich den ersten Atemzug der Dschungelluft nahm, dass ich eine ganze Welt weit von Zuhause entfernt war. Alles sah seltsam und anders aus. Alles. Ich hätte nie vermutet, dass auch die Hühner, Enten und Schweine orientalisch aussehen können. Mit einem Schlag wurde mir peinlich bewusst, was für ein ignoranter Typ ich war, ein weißer Westeuropäer, der so gut wie gar nichts über seine Umgebung wusste. Mit nur vierzig Kröten in der Tasche musste ich schnell lernen.

Mit der Angst im Nacken, das Gesicht zu verlieren und wie ein Idiot dazustehen, hatte ich mich auf die andere Seite des Planeten befördert, ohne genug Geld für ein Rückflugticket. Mein Plan musste aufgehen, oder ich war am Arsch.

Obwohl ich mein schulterlanges Haar für die Reise hatte abschneiden lassen und mir mein nackter, schwitzender Nacken peinlich bewusst war, nannten mich die Einwanderungsbeamten von Singapur einen Hippie. Anscheinend war in dem Inselstaat die einzig akzeptable Frisur ein Bürstenhaarschnitt. Sie wollten mich nicht reinlassen, bis ich erklärt hatte, dass ich meinen Vater besuchen wollte, einen britischen Armeeoffizier. Sie riefen ihn an, um sicherzugehen, dass ich keine Lügen erzählte.

Zum letzten Mal hatte ich Dad und Katie bei einem Osterbesuch in Larkhill gesehen. Wir hatten nachts um eins am Ostersonntag gestritten und ich war in die Dunkelheit davongestürmt. Nachdem ich die zehn

Meilen nach Salisbury zu Fuß gegangen war, hatte ich mir geschworen, nie wieder ein Wort mit Dad und Katie zu wechseln, tat es dann aber trotzdem. Sie hatten mich eingeladen, als ich geschrieben hatte, dass ich durch Indochina reisen wollte.

Ich ließ den Rikscha-Fahrer vor dem Eingang zum Alexandra Park anhalten und ging zu Fuß in das schicke Anwesen, auf dem mein Vater und Katie wohnten. Ich schwitzte schrecklich. Wie würde das Treffen ablaufen? Zumindest würde ich meine Schwestern sehen, auch wenn ich wegen der Stimmung wohl kaum lange bleiben konnte.

Die Mädchen rannten raus und mir entgegen. Susi ließ mich nicht los, bis Katie sagte: „Na komm schon, Susi. Wir wollen alle Hallo zu Nigel sagen, weißt du?"

„Gut, dich zu sehen, Junge." Der Händedruck meines Vaters war fest, sein Blick warm. „Du siehst gut aus."

„Hallo Nigel", sagte Katie mit breitem Lächeln. „Willkommen."

Wir gaben uns Wangenküsschen. Ich sagte: „Ihr seht auch alle gut aus. Die Tropen bekommen euch offenbar."

Dad und Katie waren froh um den Frieden, und mir ging es genauso. Wir vermieden die Themen Politik und Lebensstil und redeten stattdessen über Sport, Reisen und die Natur. Es herrschte Frieden.

Die Stimmung innerhalb der Familie war viel besser, als ich sie kennengelernt hatte. Judy war kurz davor, in Indonesien zu arbeiten. Aus meiner Schwester war eine schöne junge Frau geworden. Da sie nicht mehr länger unter Katies launischer Fuchtel stand, breitete sie die Flügel aus und war auf dem Sprung nach Jakarta. Die 7-jährige Susi war ein lebhaftes Kind und sehr lustig. Manchmal malten wir in den heißen, klebrigen Nachmittagsstunden zusammen. Ich las ihr an den warmen Abenden die Gutenachtgeschichten von *Rupert dem Bär* vor, wenn der ganze Garten vom berauschenden Duft der Wachsblumen erfüllt war.

Wir saßen auf Rattansesseln auf der Veranda des *Raffles Hotel* und sahen uns ein Cricketmatch auf der Esplanade an. Leiser Applaus ließ die Polster leicht beben. Ich saß einfach nur still da, aber tropfte vor Schweiß.

„Ist das die heiße Zeit des Jahres, Dad?", fragte ich.

„Nein. So ist es das ganze Jahr über", sagte er. Er rief einen Kellner und bestellte sich noch eine Stengah, einen Gin Tonic für Katie und Lemon-Sodas für meine Schwestern und mich.

Ich bewegte mich in einer völlig anderen Welt. Wir alle leben in unserer eigenen. Die meines Vaters bestand aus Uniformen, Paraden,

Inspektionen und Jeepfahrten zu endlosen Sitzungen mit Regierungsbeamten. Katies Leben drehte sich darum, ihre drei Diener beschäftigt zu halten, Dinnerpartys zu planen, in den *Tanglin Club* zu gehen, Intrigen gegen die Frauen anderer Offiziere zu schmieden und Termine bei Friseuren oder Anproben bei Näherinnen wegen der cremeweißen chinesischen Seidenröcke und Blusen wahrzunehmen, die sie jetzt trug.

Am Ende einer ihrer Abendeinladungen fand ich mich selbst mit einem Cognacschwenker in der Hand an einem Tisch mit einem halben Dutzend angetrunkener Offiziere wieder. Die Damen waren ins Wohnzimmer gewandert und die Diener hatten den Tisch abgeräumt. Als unser Gespräch ins Stocken geriet, konnten wir die Unterhaltung am anderen Ende des Tisches bei meinem Vater mithören. Der Offizier zu meiner Linken schnaubte, stieß eine beeindruckende Wolke Zigarettenrauch aus, beugte sich vor und spuckte seine Worte auf den Tisch.

„Wenn du mich fragst, hatten die Jungs, die gegen Wilson ziehen wollten, gar nicht so unrecht. Dieser Mann ist pures Gift. Ich kann dir sagen, wenn der jemals wieder gewählt wird …“

„Und ich kann Ihnen sagen, Major“, mein Vater war aufgesprungen und sprach, plötzlich total nüchtern, mit einer Autorität, wie ich es bei ihm noch nie gehört hatte, „ich bin der festen Überzeugung, dass die unter Eid abgelegte Pflicht des Armeeoffiziers, seinem Land zu dienen, bedeutet, dass er sich nicht in die Politik einmischen wird, nicht einmischen *darf.*“ Mit normaler Stimme sagte er: „Aber wir haben sowieso über Tub Wilson gesprochen, nicht über Harold.“

An den meisten Tagen ging Dad früh zur Arbeit und ich stahl mich aus Katies Haushalt weg, um die ärmlichen Gegenden um die Bugis Street und am Hafen zu erkunden. Ich versuchte rauszufinden, wo man was besorgen konnte, aber das war Zeitverschwendung. Singapur war sehr streng, was Drogen und Junkies anging. Ich konnte noch nicht mal Gras auftreiben, ganz zu schweigen von Informationen, wo ich mehrere Kilo herbekommen würde.

Also gab ich meine Suche bei den Chinesen auf und spazierte durch die malayischen Dörfer im Landesinneren in der Hoffnung, irgendwo den untrüglichen Geruch von Marihuana aufzuspüren. Wieder eine Pleite. Irgendwann traf ich dann ein paar sehr vorsichtige junge Kiffer und erfuhr, dass es in Sumatra und Thailand massig gutes, billiges Gras gab, aber nicht in Singapur.

Wenn ich allein war, dachte ich an Thelma und fragte mich, wo sie war und was sie dachte. Ich hatte geplant, drei Wochen bei meiner Familie zu bleiben, aber nach der Hälfte bekam ich Hummeln im Hintern und wollte endlich meine Geschäfte machen und wieder zurück zu meiner Liebsten fahren. Ich schrieb ihr einen Brief und kaufte Seide, Silber und ein Kästchen aus Sandelholz, das ich ihr mitbringen wollte. Die Geschenke waren unglaublich billig. Ich hatte immer noch über 30 Kröten, als ich mich nach Thailand aufmachte.

Meine erste Station war die Insel Penang im Norden von Malaysia. In der Hauptstadt George Town war es kein Problem, was zu kiffen zu bekommen. Für ein paar Penny kaufte ich eine Handvoll gutes Gras von den Rikscha-Fahrern. Aber ich musste große Mengen kaufen, wenn bei meinem schwindenden Geldvorrat irgendwas hängen bleiben sollte.

Ich traf auf eine Gruppe von Freaks und blieb bei ihnen in ihrer Hütte im Dschungel im Süden der Insel. Ich war der einzige Engländer unter lauter Europäern, Kiwis und Amerikanern. Einer der Amis, ein griesgrämiger Deserteur namens Jake, hatte sich seit Jahren versteckt und war in Südostasien herumgereist. Wir übrigen waren alle aus demselben Grund hier – um Marihuana heimzuschicken. Ich verbrachte Tage damit, dem Australier Hugh dabei zu helfen, die Samen von mehreren Kilo *Sumatra*-Gras herauszupicken, das nach Sydney sollte. Für meine Arbeit bekam ich ein halbes Pfund Gras. Ich versiegelte es in einer Tüte, wickelte es in einen Sarong und schickte es an die erste Adresse auf meiner Liste. Mein Partner in England war Chips Freund Scooter, ein netter, ehemaliger Internatsschüler, der sich unbedingt von seiner wohlhabenden Herkunft reinwaschen wollte, indem er quasi permanent high war. Ich warnte ihn mit einer Postkarte vor. Es war zumindest ein Anfang, wenn auch nur ein kleiner.

„Hier kriegst du keine großen Mengen. Was du machen musst", sagte mir der Amerikaner Pete und reichte mir einen Stengel Buddha-Gras, „ist, mit mir nach Nordostthailand zu fahren. Ich kenne den Bauern, der das hier angebaut hat. Es ist fünf Mal so stark wie das aus Sumatra, hat keine Samen und kostet nur zehn Dollar das Kilo. Ich bin eh auf dem Weg dahin, also falls du mitkommen möchtest …"

Ich drehte eine Tüte aus seinem Gras und zündete sie an. Guter Geschmack. Ich hatte das Gefühl, aufzusteigen, und plötzlich war es wie der Anfang eines Trips. Ich hielt mich fest, setzte mich mit gespreizten Beinen hin und genoss den Ausflug. Wow! So was hatte ich noch nie geraucht und es kostete weniger als vier Pfund das Kilo. Ich hatte immer noch genug Geld, um eine ganze Menge Dynamit-Dope zu besorgen.

Pete war ein kleiner, dürrer Kalifornier mit schlechten Zähnen und schlauem Kopf. Er trug ein Dutzend kleiner Glöckchen in seinen langen, verfilzten Haaren und klingelte, wenn er den Kopf schüttelte. Wir nahmen die Fähre zum Festland, stiegen in einen Zug nach Bangkok und fuhren dann mit dem Bus nordostwärts bis Khorat, einer großen Stadt, in deren Nähe ein amerikanischer Luftwaffenstützpunkt lag. Pete kannte zwei der Piloten dort, Brady und Tim. Wir wohnten in ihrem Bungalow am Stadtrand.

Für thailändische Verhältnisse waren die vielen US-Soldaten unglaublich reich und stellten die lokale Wirtschaft völlig auf den Kopf. Viele von ihnen lebten nicht auf dem Stützpunkt, sondern hatten sich Häuser in Khorat gemietet. Einige hatten *teeruks,* Freundinnen auf Zeit, die dafür bezahlt wurden, dass sie kochten, putzten und mit ihnen vögelten.

In Hochzeiten waren mehr als eine halbe Million US-Soldaten in Südostasien stationiert. Die meisten von ihnen fuhren im Urlaub nach Thailand. Der Dienst einheimischer Frauen bei amerikanischen Soldaten war der Beginn der Sexindustrie Thailands.

Wir wohnten in einer amerikanischen Straße mit schicken neuen Holzbungalows. Neben den offiziellen Bewohnern waren hier auch einige Deserteure aus Vietnam untergekommen. Alle waren high bis zum Gehtnichtmehr von Buddha-Gras oder Heroin. Beides war ganz einfach auf der Straße zu besorgen. Eine Streichholzschachtel voll Heroin kostete fünf Dollar, und so konnte es sich sogar ein Gefreiter leisten, Junkie zu sein, zumindest bis sein Dienst endete. Viele Typen rauchten Heroin und glaubten, sie würden nicht abhängig, wenn sie nicht spritzten. Santanas Album *Abraxas,* der Soundtrack jener Tage, dröhnte aus teuren Stereoanlagen. Harley Davidsons brausten die Straßen auf und ab. Im Kühlschrank stand amerikanische Eiscreme. Alles war so cool, aber ständig kurz davor, zu explodieren.

An einem Nachmittag tranken wir Grüntee und kifften mit einem schwarzen Sergeant, einem Freund von Brady. Er zog eine halb volle Flasche Whiskey hervor, nahm einen Schluck und reichte sie mir.

„Hey Mann, trink mit mir."

„Nein danke, Mann." Ich hatte noch nie Whiskey getrunken, weil mich der Geruch an die Zeit nach dem Tod meiner Mutter erinnerte.

Die Miene des Sergeants veränderte sich schlagartig. Er stellte die Flasche hin, zog einen Revolver und richtete ihn auf mich.

„Hältst dich wohl für zu fein, um mit mir zu trinken, du britisches Arschloch!"

Langsam wie ich war, sah ich in den Lauf der Waffe, dann in die irren Augen des Fremden, der wütend genug schien, um mich zu töten.

„Nein, Mann. Hey, wir kiffen gerade zusammen, oder nicht? Rauchst du den Rest von dem Joint noch?"

„Sorry." Er reichte mir den Stumpen und legte den Revolver hin. „Sorry wegen eben. Du machst dir keine Vorstellung davon, wie viel Scheiße ich hier schon erlebt habe."

„Alles cool", sagte ich, dachte aber das Gegenteil. Er war so aufgeheizt, er hätte mich an Ort und Stelle erschießen können. Mein Leben hätte genau dort enden können, und ich wäre nur ein weiterer Kollateralschaden bei einem der amerikanischen Militäreinsätze gewesen.

Am nächsten Tag standen Pete und ich früh auf und bestiegen nacheinander mehrere Busse, um nach Udon zu kommen. An der Grenze zu Laos nahmen wir ein Taxi und fuhren ins Landesinnere. Der Vorsteher des Dorfes freute sich, Pete wiederzusehen und bestand darauf, dass wir etwas zusammen tranken. Wir setzten uns in den Schatten und schlürften grünen Tee. Ich sah mich um. Tausende von Graspflanzen hingen an Seilen in offenen, strohgedeckten Hütten zum Trocknen. Der Geruch von Marihuana-Blüten erfüllte die dampfige Luft.

Sobald es die Etikette zuließ, rückten wir mit dem Grund unseres Besuchs heraus.

„Kein Problem", lachte der Vorsteher und machte mit dem Arm eine große Geste in Richtung der Pflanzen. Das ganze Dorf war ins Geschäft mit Gras involviert. Wir sprachen Pidgin-Englisch und verhandelten mit Händen und Füßen mit den Männern, während die Mütter und Kinder in Gruppen im Schmutz saßen und Buddha-Sticks herstellten. Ein Stick bestand aus einem Dutzend oder mehr Grasblüten, die mit feinen Hanffasern um ein zwei Zentimeter langes Bambusstiftchen gebunden waren. Jeder Stick wog etwa vier Gramm. Zwanzig davon ergaben einen Ziegel. Die Ziegel wurden von den Alten geschnürt.

Ein Ziegel kostete 75 US-Cent. Ich suchte mir die dicksten aus und nahm sechzig. Pete tat das Gleiche. Mit unseren Säcken gingen wir zum Taxi, das über Nebenstraßen fuhr, um die Straßensperren der Polizei zwischen Udon und Khorat zu umgehen.

Ich hatte fast fünf Kilo Gras, aber nicht mehr viel Geld, um es irgendwo zu verstecken. In einem Lebensmittelladen in der Stadt fand ich geeignete Teedosen. In jeder von ihr konnte ich 300 Gramm unterbringen, wenn ich die Sticks aufbrach und das Gras zusammendrückte, und ich hatte noch genug Platz für die darüberliegende Schicht Tee.

Ich schickte Scooter eine Postkarte und gab sechs Pakete auf, alle an die zuvor abgesprochenen Adressen. Das Porto fraß mein letztes Geld, ich war runter auf zwei Dollar. Meine Lage war noch nicht verzweifelt. Für ein paar Cent konnte man auf der Straße essen, aber ich war froh um ein Gratisessen, als Brady anbot, mich zum Lunch in den Stützpunkt zu schmuggeln. Mit weißer Haut und kurzen Haaren ging ich problemlos als amerikanischer Soldat im fernen Osten durch. Ich reihte mich mit meinem Kumpel in der Futterschlange ein und benahm mich mit meinem Hamburger und Pommes wie ein Schwein.

An diesem Abend bekam ich Magenkrämpfe. Ich schwitzte, kotzte und verkrampfte mich so sehr und so schlimm, dass ich das Gefühl hatte, mein Leben machte sich ohne mich davon. Tagelang war ich krank. Auf meiner Pritsche hatte ich viel Zeit zum Nachdenken und erinnerte mich, dass ich als Kind das meiste Fleisch nicht mochte, aber immer meinen Teller leer essen musste. Seit ich von zu Hause weg war, konnte ich essen, was ich wollte, und hatte fast komplett aufgehört, Fleisch zu essen, hatte es aber nie ganz aufgegeben. Diese schlimmen Erfahrungen rüttelten mich wach, und führten mir das alte Sprichwort vor Augen: Du bist, was du isst.

Ich wollte kein totes Fleisch sein, also hörte ich auf, es zu essen.

Pete zog nach Norden nach Chiang Mai weiter. Ich ging Richtung Süden nach Penang, wohin Scooter mir Geld schicken sollte. Die fünf Dollar für den Zug hatte ich nicht, also musste ich die 800 Meilen zum Isthmus von Kra trampen. In Bangkok traf ich Steve, einen lakonischen amerikanischen Freak mit schmutzig blonden Locken.

„Ich muss aus der Stadt raus, Mann", maulte er. „Hier bekommt man Heroin viel zu einfach. Ich trampe mit dir runter. Gute Chance, um clean zu werden."

Am ersten Tag schafften wir ein ganzes Stück und reisten die Ostküste hinab. Ein Bus, bunt bemalt und vollgestopft mit Menschen, Kindern, Obst, Hühnern und Schweinen, hielt für uns an.

„Bo baht", sagte ich. Kein Geld.

Nach vielem Hin und Her und Gelächter durften wir einsteigen und wurden bis zur Endstation umsonst mitgenommen. Das Gleiche passierte vier Mal in Folge.

Am zweiten Tag waren wir in den Hügeln am Rand eines Gebietes, dass nachts von kommunistischen Rebellen beherrscht wurde. Ab achtzehn Uhr gab es eine Ausgangssperre; keinen Verkehr nach Einbruch der Dunkelheit. Wir saßen in einem kleinen Dorf fest und schliefen auf wackligen Bänken in dem winzigen Teeladen einer alten Witwe. Danke, danke für die Wärme, die du zwei jungen Männern gegeben hast, von denen du wusstest, dass du sie nie wiedersehen würdest.

Wie bei meiner bettelarmen Reise durch Europa erfuhr ich Freundlichkeit von Leuten, die wenig zu geben hatten, aber gerne das bisschen teilten, das sie hatten. Mein ganzes Leben lang und in der ganzen Welt habe ich die Erfahrung gemacht, dass die Menschen sehr freundlich und großzügig sind, es sei denn, sie verfügen über Reichtum, den es zu beschützen gilt.

An unserem dritten Tag tauchten zu unserer Rechten die Berge von Burma auf. Bei Sonnenuntergang kamen wir in einem Dorf an der Westküste an. Steve hatte nicht allzu viel gesprochen, aber sein Entzug schien nicht sehr schlimm zu sein – er wirkte okay. Er ging los, um am Hafen Fisch zu kaufen, während ich im Dorf Obst besorgte. Wir gingen ans Ende der Bucht und zündeten ein Feuer an, um den Fisch am Strand zu grillen.

Kokosnusspalmen wuchsen bis aufs Meer hinaus. Kleine Wellen leckten an der Küste. Der Himmel leuchtete plötzlich farbig auf. Ein Motorrad, das zwischen den Häusern aufheulte, zerbrach den Zauber dieses Anblicks. Das Motorrad hielt direkt vor uns. Im untergehenden Licht standen wir einem jungen Thai-Elvis gegenüber.

„Ihr Jungs besser kommt mit mir", versuchte er sich auf Englisch.

„Warum?", fragte ich.

„Seid nicht Schlaumeier. Kommt mit."

„Verzieh dich", sagte Steve. „Uns gefällt's hier."

Der Mut verließ den Jungen. Er bohrte weiter, dann bettelte er.

„Mein Dad mich bringt um, wenn nicht kommt", sagte er. „Sie kochen Essen für euch. In unserem Dorf nie langnasige Fremde."

Das Königreich von Thailand war das einzige Land Südostasiens, das nicht von Europäern als Kolonie eingenommen worden war. Im Süden des Landes waren wir für viele Menschen die ersten Weißen ihres Lebens. Eine Meute von Kindern tollte um ein großes Haus auf Stelzen herum und wartete darauf, dass die Langnasen endlich erschienen. Bei unserer Ankunft wurden sie still. Als wir Elvis die Bambustreppe hinauffolgten, brach von unten aufgeregtes Geschnatter aus. Drinnen saßen elf Mann mit überkreuzten Beinen im Halbkreis auf dem Boden. Der zwölfte stand.

„Das ist mein Dad, Vorsteher und Polizeichef“, sagte Elvis.

Wir gaben uns die Hände und neigten unsere Köpfe. Dad sprach ein paar Sätze.

„Es ist mir eine Ehre, Sie in unserem Dorf begrüßen zu dürfen“, übersetzte Elvis.

„Es ist uns eine Ehre, so gastfreundliche Menschen zu treffen.“ Ich nickte Elvis zu und fragte mich, was für ein Empfang zwei abgerissenen Thais wohl beschert würde, wenn sie in der Dämmerung in einem Dorf in Wales auftauchten. Elvis übersetzte. Wir lächelten alle und legten unsere Hände aneinander, verbeugten uns und setzten uns, um den Kreis zu schließen.

Frauen stellten große Schalen mit Reis und Dutzende kleine mit Gemüse- und Fischgerichten in die Mitte unseres Kreises. Das Essen war scharf und köstlich; wir aßen lang und gut. Mit Elvis' Hilfe beantwortete ich die Fragen meiner essenden Tischnachbarn über meine Familie, meine Reisen und mein Land.

Nachdem die Teller abgeräumt waren, rief Elvis' Vater eine Frau herbei. Sie brachte ein Schneidebrett, ein großes Messer, eine Tasche und eine Bong, eine thailändische Wasserpfeife. Sie nahm eine Handvoll Gras, schnitt es fein und legte eine Prise in eine kleine Bambusschale. Steve zog seine Ladung in einem einzigen, männlichen Zug hinunter, wie es gedacht war. Als ich an der Reihe war, versagte ich, hustete und spuckte, bis mir die Augen tränten. Das grobe Gras hier war ganz anders als das Buddha-Gras, das ich mittlerweile gewohnt war. Ich holte meine Grastüte hervor und legte sie aufs Tablett. Sie machte die Runde und plötzlich waren alle total high und lachten und hatten Spaß.

Nach einem Wortwechsel mit seinem Dad fragte Elvis: „Das ist sehr gutes Gras. Hast du mehr?“

„Nein, das ist alles“, log ich, weil ich plötzlich Panik bekam bei dieser Frage vom Polizeichef. Ich hatte noch ungefähr ein Kilo im Rucksack.

Am Morgen führte mich der Polizeichef in seinen Garten, entwurzelte eine seiner Graspflanzen und reichte sie mir mit ein paar Worten.

„Ein armseliges Geschenk für einen Mann, der sein letztes Gras mit neuen Freunden teilt", erklärte Elvis.

Ein Arzt und eine Krankenschwester nahmen uns in ihrem Jeep mit. „Nur die Straße runter", sagte der Arzt. „Ich fahre ab, weil ich in einem Dorf an der Ostküste Impfungen machen muss. Meine Krankenschwester gibt Anleitungen zur Nachgeburtshygiene."

„Dort findet ein Fest statt", erklärte sie. „Alle Leute aus der Gegend kommen zusammen."

Wir schlidderten über eine Schlammstraße durch den pulsierenden Dschungel zu einem Dorffest. Während sich der Arzt und die Schwester an die Arbeit machten, gingen Steve und ich spazieren. Wir schlüpften auf eine Bank ganz hinten in der Menge und sahen einer klassischen Tänzerin bei ihrer Aufführung auf der Bühne zu. Die geschmeidige Art, wie sie ihren Nacken bewegte, ihre Arme und Finger, war außergewöhnlich und völlig fesselnd. Ein Mann in der Reihe vor uns wandte den Kopf, entdeckte uns, starrte uns an und stupste seine Nachbarn an. Schnell verbreitete sich die Nachricht von unserer Anwesenheit. Einzeln, zu zweit oder in Gruppen standen die Dorfbewohner auf, drehten sich um, um uns anzusehen und setzten sich wieder. Wir waren zu den Stars des Fests geworden. Die meisten Augen waren nicht auf mich gerichtet – braun von der Sonne und nur mit einem Sarong bekleidet, sah ich nicht so viel anders aus als die Dorfbewohner –, dafür aber auf meinen blonden Begleiter.

„Hey, ist das heiß", sagte Steve zu mir. „Sollen wir uns nicht eine Ananas oder so was holen?"

Ein wenig verwirrt standen wir auf und suchten nach Obst. Das ganze Publikum folgte uns. Bald sahen ein paar Hundert Menschen fasziniert dabei zu, wie wir uns an den Fuß einer Kokosnusspalme setzten, große Scheiben Wassermelone aßen und die Kerne ausspuckten.

Wir durchkreuzten die Landenge von Kra und sahen die Sonne im Südchinesischen Meer aufsteigen und im Indischen Ozean untergehen.

In der nächsten Nacht konnten wir auf einem Lastwagen voller Zinnminenarbeiter mitfahren und blieben bei ihrer Mine im Dschungel. Sie warfen für uns die Maschinen an, damit wir sehen konnten, wie alles funktionierte. In Hat Yai gab ich mein letztes Geld für ein Zugticket nach Alor Star in Malaysia aus. Es war dämlich, mein Gras mit über die Grenze zu tragen, aber ich kam damit durch.

Völlig high von der Erleichterung hörte ich mich zu Steve sagen: „Wie wär's mit einem Taxi nach Butterworth?"

„Wovon sprichst du? Du hast kein Geld mehr und ich auch nicht – nicht für eine Taxifahrt von fünfzig Meilen."

„Wart mal 'ne Minute."

Ich ging zum Taxi, das mich auf die Idee gebracht hatte und fragte, was es bis Butterworth kostete. Es waren ein paar Dollar.

„Okay, in einer halben Stunde bin ich mit dem Taxigeld zurück", sagte ich.

Er sah mich ungläubig an.

Ich dachte an den Electric Eel, als ich auf der Straße auf den Geschäftsmann zuging, der am wohlhabendsten aussah, und ihm sagte, dass ich pleite war. Er gab mir ein bisschen Geld. Ich zog weiter zu meinem nächsten Gönner. In Alor Star gab es wahrscheinlich nicht allzu viele weiße Schnorrer. Innerhalb weniger Minuten hatte ich das Taxigeld zusammen.

Zurück in Penang kehrte ich wieder in die Hütte im Dschungel zurück. Petes Freundin Cheryl war dort, aber er selbst war immer noch weit oben im Norden Thailands. Wir alle außer Jake waren in derselben Situation: Wir hatten Gras nach Hause geschickt und warteten auf Geld. Zwischenzeitlich besaßen wir nur noch 30 Dollar für acht Leute. Ich hatte Gras, aber überhaupt kein Geld, bis es mir gelang, ein paar Gramm an durchreisende Kiwis zu verhökern. Unsere Essensreserven in der Hütte bestanden aus einem Sack Erdnüssen und einem kleinen Sack Kaffeebohnen. Wir würden nicht verhungern, weil der Garten gut mit Bananenbäumen und Ananas, Mangostan, Rambutan und dem teuren Durian bestückt war.

Der Regen strömte aus den dunklen Wolken und die Frösche begannen vor lauter Freude zu quaken. Als die Sonne wieder rauskam, dampfte der Boden und ich machte mich mit dem Australier Hugh an den Aufstieg des Penang Mountain. Die meiste Zeit über konnten wir außer dem Blattwerk um uns herum kaum etwas erkennen.

Der Dschungel schien leer zu sein, aber surrte, kreischte, schrie und vibrierte permanent. Kurz vor dem Gipfel warf eine Meute Affen Steine auf uns und wir rannten verstört davon. Schlangen auf dem Weg, riesige Echsen in den Bäumen, Blutegel in den Bächen und jetzt auch noch Steine werfende Affen … Penang war nicht Berkshire, so viel war klar. Es zeigte uns die Zähne.

Am nächsten Tag fuhr ich an die Nordküste mit ihren wunderschönen Stränden. Nahe bei George Town waren die Strände voll, also trampte ich Richtung Westen. Als ich eine Bilderbuchbucht entdeckte mit einer kleinen Insel mittendrin, ließ ich mich von meinem Fahrer absetzen. Der Strand war leer, abgesehen von zwei chinesischen Mädchen. Ich grüßte, als ich vorbeiging. In perfektem Englisch luden sie mich ein, mich zu ihnen zu setzen. Hübsch, gebildet – eine wahre Freude, sich mit diesen Mädels zu unterhalten.

„Und wie seid ihr hierhergekommen?", fragte ich.

„Wir haben ein Auto", sagte die gesprächigere der beiden. „Wir haben gesehen, dass dich der Bus abgesetzt hat. Wenn du vor Einbruch der Dunkelheit mit nach George Town zurückfahren willst, können wir dich mitnehmen."

„Fantastisch. Habt ihr Lust, schwimmen zu gehen?"

Beide lehnten ab und sagten, sie seien schon genug geschwommen.

„Ich glaub, ich schau mir mal die Insel an", sagte ich. Ich legte meinen Pass und mein Shirt in meine Schultertasche, bat sie, auf mein Zeug aufzupassen, und ging ins warme Wasser.

Obwohl ich kein guter Schwimmer bin, war ich mir sicher, dass ich die Insel erreichen konnte. Das tat ich auch, obwohl es ein ganzes Stück weiter war als gedacht. Was ich nicht erwartet hatte, war dass die Insel knietief mit Pitabrot-großen Krebsen bevölkert war, die permanent übereinanderstiegen. Ich schwamm erschöpft um die Insel herum auf der Suche nach einem Ort, wo ich an Land gehen konnte. Ich fand nichts, und als ich im Flachen meine Füße auf den Boden stellen wollte, bewegte er sich. Panisch zog ich meine Füße hoch und begann wieder Richtung Land zu schwimmen, um möglichst viel Distanz zwischen mich und diese verdammte Krebsinsel zu bringen.

Schon ziemlich erschöpft kam ich nur langsam voran, als ich in einen kalten Strom geriet. Das erste Stechen war ein Warnsignal, dann verkrampften sich meine Zehen. Automatisch griff ich an meinen rechten Fuß, um meine verkrampften Muskeln zu dehnen, ging unter und schluckte eine ganze Menge Wasser. Weil ich mein Bein gebeugt hatte, hatte sich der Krampf bis in die Wade ausgedehnt. Ich kämpfte mich an die Oberfläche, sog Luft ein, aber schluckte wieder Wasser. Ich spürte die Signale jetzt auch in meinem anderen Bein und dachte schon, ich sei geliefert, aber genau in dem Moment kam ich wieder ins warme Wasser zurück und der Krampf ließ nach. Trotzdem schaffte ich es kaum noch an den Strand. Völlig erschöpft und unfähig, mich auch nur noch einen Zentimeter zu bewegen, lag ich keuchend am Rand des Wassers wie ein selbst verschuldeter Schiffbrüchiger.

Die Mädels hatten sich den Rücken gebräunt und von all dem nichts mitbekommen.

Nach einer Woche trampte ich mit meinem stämmigen Kumpel, dem Australier Hugh, nach Georgetown und wir gingen zur Bank. Von Scooter war nichts gekommen.

„Macht nix", sagte Hugh. „Wahrscheinlich ist es morgen hier. Komm, wir teilen uns ein Gramm O bei *Eddie's*."

„Bitte?"

„Eddies Opiumhöhle. Ist gleich hier um die Ecke. Warst du da noch gar nicht? Sind ganz viele Reisende dort. Super Ort. Komm, schau's dir an."

Nach drei Pfeifen Opium klang meine wachsende Angst, dass ich auf der anderen Seite der Welt gestrandet war, ab, und ich driftete in die großen Kathedralen der Träume. Später trank ich Tee, sah mir Eddies fantastische Sammlung von *Marvel*-Comics an und sprach mit ein paar anderen Reisenden.

Ich ging auch am nächsten und am übernächsten Tag zur Bank. Schon bald kannten mich die Schalterangestellten. Wenn ich reinkam, sagte der Typ bei den Fremdwährungen: „Sorry, Mr. Fielding, nichts für Sie dabei."

Nach jedem glücklosen Gang zur Bank war die Versuchung groß, um die Ecke zu Eddie zu gehen, wo meine Sorgen zur Bedeutungslosigkeit verblassten und der Tag verstrich. Mein Kopf lag auf einem Keramikkissen von erstaunlicher Weichheit. Schnell verschmolzen die Tage.

Zu Beginn bereitete Eddie meine Pfeifen zu. Bald machte ich das selbst, öffnete die Zellophanverpackung und löste mit der Stahlnadel einen Teil der klebrigen Paste. Ich erhitzte und wendete das Opium an der Nadel und formte es an der festen Glasspitze der Lampe, bis ich eine Kugel mit dünner Kruste hatte. Ich durchstach die Kugel, rammte sie in das kleine Loch der Opiumpfeife, drehte die Nadel und zog sie raus.

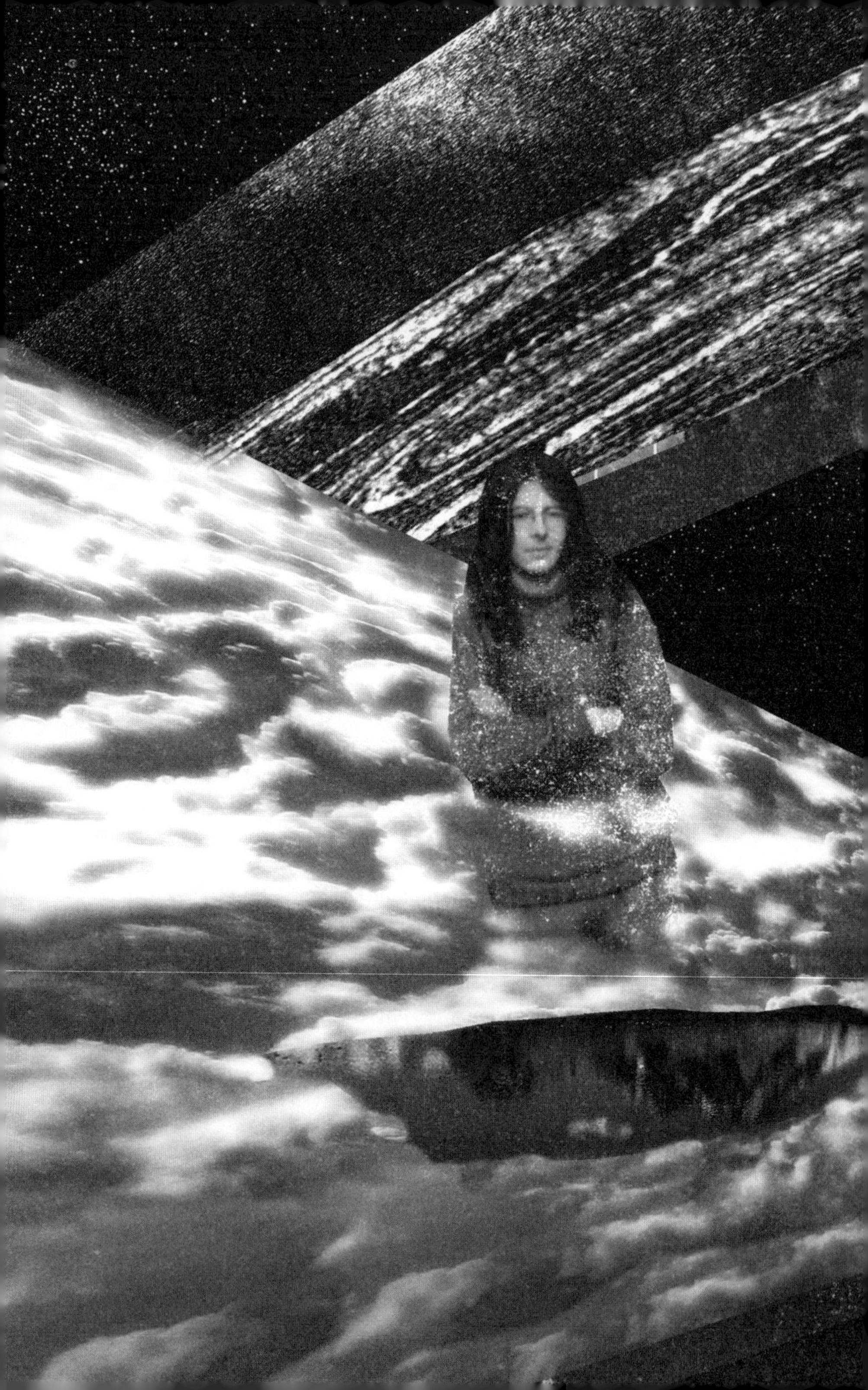

So bekam ich einen Mini-Donut, ein O um den Mund der Pfeife. Jetzt begann mir das Wasser im Mund zusammenzulaufen, ich drehte die Pfeife herum, so dass der Donut direkt über dem kleinen Loch der Lampe mit der Glasspitze war. Wenn die Droge zu blubbern begann, leerte ich meine Lungen und nahm einen langen Zug.

Ich zahlte bei meinen ersten paar Besuchen, danach rauchte ich auf Pump. Mit einem halben Gramm pro Tag fing ich an – drei Pfeifen. Einen Monat später war ich bei zwölf, dann fünfzehn am Tag. Obwohl das Opium billig war, nur drei Pence pro Pfeife, wuchs meine Rechnung beständig.

Immer wieder, wenn ich lese, was ich geschrieben habe, denke ich: Wer ist denn dieser verdammte Idiot? Ich bin es. Von all den dämlichen Dingen, die ich in meinem Leben angestellt habe, muss das eines der dümmsten gewesen sein … Gott weiß, was aus mir geworden wäre, wenn ich nicht hätte zahlen können. Ich kann kaum glauben, wie lange ich so unglaublich leichtsinnig gewesen bin in meiner Jugend. Und trotzdem hatte ich damals immer das Gefühl, dass ich wusste, was ich tat …

Sechs Wochen nachdem ich nach Penang zurückgekehrt war, erschien der Amerikaner Pete wieder. Er erwartete eine Lieferung Acid, also trampte er mit mir nach George Town, um nach seiner Post zu sehen. Ich kam mit, um die unvermeidliche Enttäuschung in der Bank hinauszuzögern. Ich sah nach, ob für mich etwas angekommen war. Immer noch kein Brief von Thelma, aber ich hatte ein Päckchen. Es war ein gebundenes Buch. Es war ausgehöhlt und darin war eine Tüte mit 500 blauen LSD-Trips und einer Nachricht von Brian. Petes Paket war auch angekommen. Er hatte 300 Trips von kalifornischem Acid auf Löschpapier.

Nachdem wir unsere Trips probiert hatten, um sicherzugehen, dass sie in Ordnung waren, verkaufte ich ein paar an eine Gruppe amerikanischer Reisender und verdiente genug, um meine Opiumschulden zu begleichen und meine Fahrt nach Thailand zu bezahlen. Pete und ich hatten beide Hunderte von Trips zu verchecken und kannten einen Ort, der dringend gutes LSD brauchte: Khorat.

Wir nahmen den 24-Stunden-Zug nach Bangkok. Auf dem Weg begann ich zu spüren, dass mir das Opium fehlte, konnte aber ohnehin nichts dagegen tun, also versuchte ich damit klarzukommen.

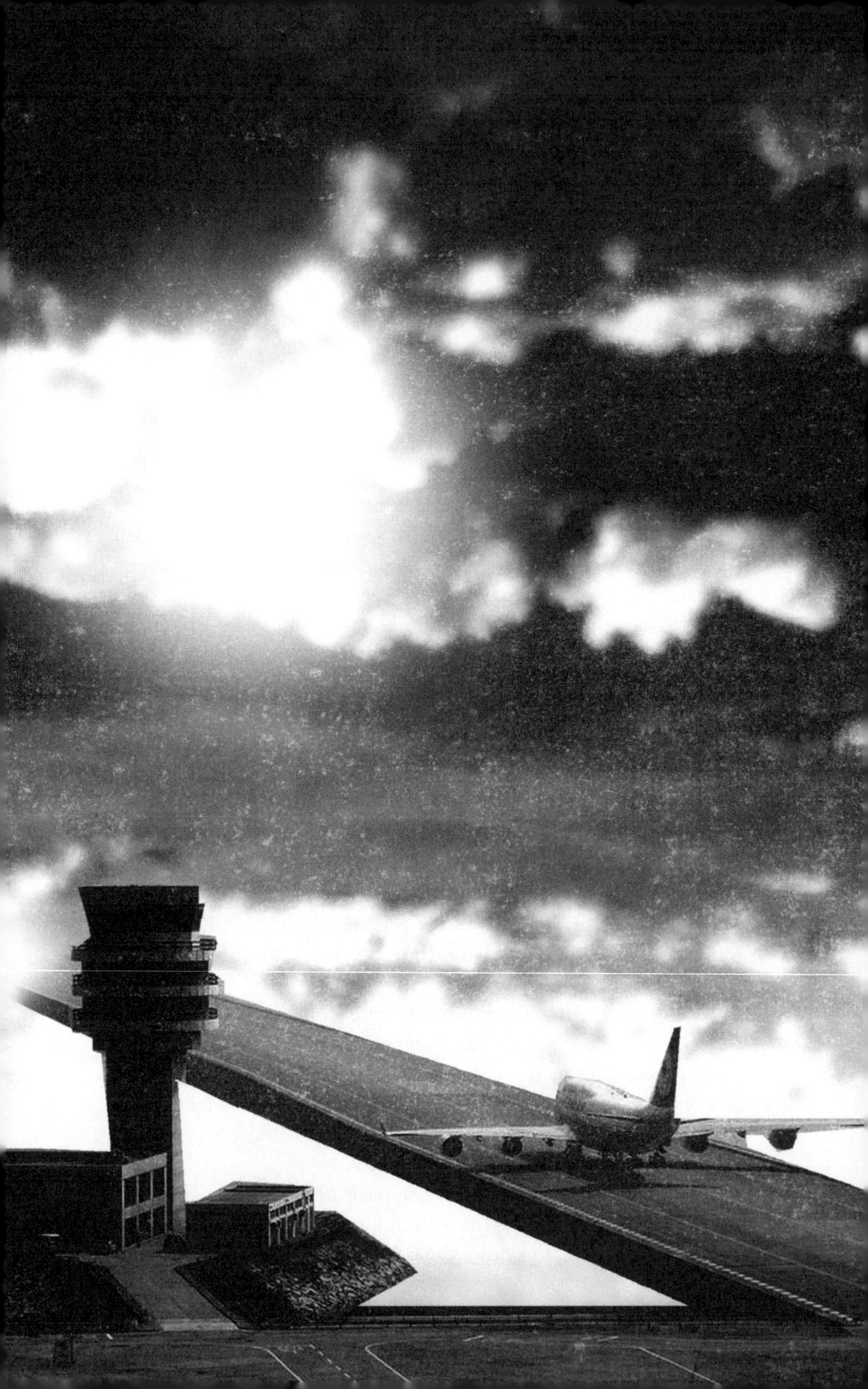

Ich war noch nicht so tief in die Droge eingestiegen, dass der Entzug zur Qual wurde. Als wir in Khorat angekommen waren, hatte ich es mehr oder weniger überstanden. Unser Acid war innerhalb von ein paar Tagen weg, verteilt unter den Tausenden von US-Soldaten. Ich weiß nicht, was ich erwartet hatte, aber aus den Bodentruppen war keine Friedensbewegung geworden; die Flugzeuge hoben immer noch täglich vom Stützpunkt ab und bombardierten Kambodscha.

Ich hatte fast 1000 Dollar und konnte es kaum erwarten, wegzukommen. Ich wollte unbedingt nach Hause. Schon mehrfach hatte ich mich gefragt, ob ich England je wiedersehen würde. Ich hatte Thelma gesagt, dass ich ein paar Wochen weg sein würde, aber jetzt waren vier Monate vergangen. Das war so lange – es hätte genauso gut auch für immer sein können. Würde sie noch auf mich warten? Ich kaufte mir ein Ticket nach Heathrow und schluckte direkt vor dem Flug meinen letzten Trip. Ich war noch nie in der Luft auf einem Trip gewesen. Ich hob noch vor dem Flieger ab.

Ich starrte über den Flügel in den blauen Himmel, erträumte mir wunderbare Wiedersehensszenen und malte mir meine schlimmsten Alpträume aus. Warum hatte ich keine Nachrichten von Thelma und Scooter? Zumindest war ich in ein paar Stunden daheim und würde dann erfahren, was Sache war. Meine Augen wanderten zum Flügel. War das nicht ein Riss, der sich da entlangzog? Aber ich war auf einem Trip oder war es gewesen … Wie viel Zeit war vergangen? War ich nüchtern genug, um mit der Stewardess zu sprechen? Ich beschloss, dass ich es war, und rief sie.

„Sehen Sie mal“, sagte ich und zeigte zum Flügel. „Das sieht für mich sehr nach einem Riss aus.“

„Oh, das ist nur ein Sprung in der Farbe. Nichts, worüber man sich Sorgen machen müsste, Sir“, versicherte sie mir.

Ich sah ihr hinterher, wie sie in den vorderen Teil des Flugzeugs ging und im Cockpit verschwand. Einer aus der Bordmannschaft kam herüber, um es sich anzusehen. Augenblicke später knisterte der Lautsprecher und eine leise Stimme sagte: „Werte Fluggäste, hier spricht der Kapitän. Wir beginnen unseren Landeanflug zum Flughafen von Karatschi. Obwohl es ein unplanmäßiger Zwischenstopp ist, gibt es keinen Grund, sich Sorgen zu machen. Bitte kehren Sie an Ihre Sitzplätze zurück und schnallen Sie sich an.“

Ein paar Minuten später waren wir am Boden. Nach ein paar Stunden wurde uns mitgeteilt, dass wir über Nacht bleiben mussten. Wir sollten uns zum Eingang begeben, wo uns Busse zu unserem Hotel bringen würden. Ich fragte mich, wie lange wir in Karatschi sein würden. Wenn ich nicht bald nach England kam, würde ich durchdrehen.

HAFT 1978 – 1980

Mit meinem Umzug innerhalb der Haftanstalt änderte sich auch meine Arbeit. Ich wurde in die Näherei geschickt. Plötzlich war ich reich – ich verdiente doppelt so viel wie bei den Postsäcken. Mein Job war es, die Vordertaschen an Jeans anzunähen. Als ich irgendwann mit der Tretkurbel klarkam, schaffte ich mein tägliches Pensum in zwei Stunden. Den Rest des Tages verbrachte ich größtenteils versteckt hinter einem Stapel Kisten, hinten im Lagerraum mit Glücksspiel.

Ich hatte mein Universitätsleben mit *Three card brag* finanziert, einer Art Poker. Jetzt spielte ich wieder, aber diesmal Backgammon. Ronnie, mein Hauptgegner, war ein schwarzer New Yorker, der sechs Jahre einsaß, weil er beim Kokainschmuggeln erwischt worden war. Ronnie war unkompliziert, man musste ihn einfach mögen. Seine langen Pianistenfinger bewegten die Steine sehr selbstsicher, aber er spielte mit einer seltsamen Mischung aus übergroßer Vorsicht und vorschnellem Risiko.

„Mann. Du hast immer so viel GLÜCK!", rief er ungläubig, wenn ich wieder gesiegt hatte – und spuckte das Wort Glück dabei so aus, als hätte er auf etwas Verdorbenes gebissen.

„Das ist kein Glück, Ronnie."

„Aahhh! Verarsch mich nicht, Mann. Erzähl mir nicht so eine Scheiße."

„Das ist kein Glück. Sieh mir zu, wie ich spiele."

„Du kleiner, kiffender Wichser. Du würdest einem doch alles erzählen. Du hast einfach verdammtes Glück."

Jede Woche mussten wir aufhören zu spielen, wenn Ronnie seine zwanzig Gramm verloren hatte – mehr konnte er sich nicht leisten. Normalerweise dauerte das zwei oder drei Tage. Jetzt konnte ich den Old-Holborn-Tabak rauchen, den ich von Ronnie gewann, und mir mit meinem eigenen Geld Essen aus dem Gefängnisladen bestellen. Ich musste den schlechten vegetarischen Speiseplan ausgleichen. Geld war in Horfield nicht erlaubt; Lohn wurde auf das Konto im Gefängnisladen angerechnet, der einmal die Woche geöffnet hatte. Wir standen Schlange, um die Grundnahrungsmittel und Produkte zu kaufen, die sie im Angebot hatten – Tabak, Papers und Streichhölzer,

Kekse, Süßigkeiten, Briefmarken, Zahnpasta – oder wir bestellten andere Dinge, wenn wir Geld hatten. Ich verprasste meinen Lohn für Orangen, Erdnussbutter und Weizenkeime.

Eine Zeitlang sah ich den Pokerspielern zu, die sich abends während der Gemeinschaftszeit in einer Ecke des Speisesaals trafen. Weil Glücksspiel im Gefängnis verboten war, spielten die bösen Buben am Pokertisch angeblich nur Freundschaftsspiele mit Holzchips. Der Tabak wurde dann in den Zellen übergeben.

Ich sah so lange zu, bis ich wusste, wie es funktionierte. Dann sah ich noch ein bisschen länger zu. Als ein Stuhl frei wurde, setzte ich mich zu den Spielern. Schon bei der ersten Hand spürte ich das Adrenalin in meinen Adern. Ich berechnete meine Chancen, machte mir ein Bild über meine Gegner, wartete auf den richtigen Augenblick und entschied mich mitzugehen, auszusteigen oder zu erhöhen.

Aber das war nicht das *brag*, das ich kannte. Beim Poker war ich ein Neuling, und wie die meisten Anfänger war ich versucht, zu lang mitzugehen, in der Hoffnung, dass mein schlechtes Blatt beim Ziehen besser wurde. Dann wurde der Einsatz hoch und ich bekam Schiss. Wenn man so spielt, wird man für gewöhnlich seine Chips los. Der Auftrieb durch einen gelegentlichen Gewinn gleicht die vielen kleinen Verluste nicht aus von all den Blättern, denen man hinterhergejagt hatte. Nachdem ich mich ein paar Abende lang einigermaßen gehalten hatte, verlor ich meinen Einsatz und musste den Platz räumen.

Ich sah weiterhin zu. Diesmal konzentrierte ich mich weniger auf die Karten, als auf die Spieler. Nur zwei von ihnen waren schwer zu durchschauen, die anderen gaben viel preis. Der interessanteste Typ am Tisch war Chris Davies. Ein kleiner, akkurater Mann mit einem großen Kopf, der seine Chips in ordentlichen Stapeln auftürmte, nur einen kurzen Blick auf seine Karten warf und sie dann wieder auf den Tisch legte. Meistens war er heiter, gelegentlich sah er besorgt aus, und manchmal schien er seine Zuversicht verbergen zu wollen. Nichts davon hatte unbedingt etwas zu bedeuten. Chris war ein Zauberer. Sein bester Taschenspielertrick war, einen besorgten Blick auf sein Blatt zu werfen, als wäre er nicht ganz sicher, was er hat. Chris war zu gut für die anderen und gewann an den meisten Abenden. Seine Schwäche war, dass er es nicht ertrug, wenn ihm ein großer Einsatz entging. Irgendein Macho-Reflex veranlasste ihn, öfter einzufordern, als er sollte. Von Zeit zu Zeit musste er eine richtige Niederlage einstecken.

Ich wartete ab, bis ich einen ordentlichen Einsatz zusammenhatte. Als ein Typ namens Singh ausschied, nahm ich seinen Platz ein. Das Spiel zog sich Woche um Woche hin, ohne dass etwas Entscheidendes passiert wäre. Manchmal gewann ich, manchmal verlor ich. Ich blieb ungefähr auf dem gleichen Level und hatte das Gefühl, besser zu werden. Es machte Spaß und ließ die Zeit schneller vergehen.

Während der langen Abende in meiner Zelle hörte ich Radio, las, malte, zeichnete oder dachte über meinen wöchentlichen Brief an Mary nach. Ziemlich viel Zeit floss in die Planung dieses vierseitigen Briefs. Oft machte ich mehrere Entwürfe, ehe ich ihn auf Gefängnisbriefpapier ins Reine schrieb. Ich konnte nicht ausblenden, dass der Zensor mir über die Schulter sah. Gefangenen war es nicht erlaubt, das Gefängnis zu beschreiben; seinen Aufbau, Alltag, oder die Angestellten. Man durfte sich auch nicht über den Knast beschweren, also musste der Inhalt der Briefe in erster Linie aus der eigenen Fantasie kommen oder aus dem Gedächtnis. Nach der schlimmen Zeit auf Kaution war ich nicht sehr optimistisch, was meine Beziehung mit Mary anging, aber ich legte alles, was ich hatte, in diese Briefe, um sie zu amüsieren und zu unterhalten. Ich erinnerte mich an unsere schönen Zeiten in Griechenland, Spanien, Kaschmir und Peru. Ständig versuchte ich die Bande zwischen uns zu stärken.

Ich gab mir Mühe, sie immer mit etwas Neuem zu überraschen, und verbrachte mehrere Abende damit, ein ausgefeiltes und verschlungenes keltisches Muster um den Brief herum zu malen. Einmal verstieg ich mich in die Beschreibung unglaublich vieler Luftballons, die über dem Knast vorübergeschwebt waren, ein andermal unterhielt ich sie mit dem Gespräch, das ich mit einer Wespe geführt hatte …

Nachdem ich ein völlig außergewöhnliches Buch gelesen hatte … *Trotzdem Ja zum Leben sagen: Ein Psychologe erlebt das Konzentrationslager* – verschob sich mein ganzer Blick aufs Leben. Der Autor Viktor Frankl hatte Auschwitz überlebt. Das rückte mich und meine Zwangslage ins rechte Licht. Aus der grauenhaften Erfahrung der Gefangenschaft hatte Frankl unglaublich wertvolle Erkenntnisse gezogen:

„… dass man dem Menschen im Konzentrationslager alles nehmen kann, nur nicht: die letzte menschliche Freiheit, sich zu den gegebenen Verhältnissen so oder so einzustellen."

Ein Schatz, der mich jetzt befreite. Ich konnte nicht ändern, was mit mir geschah, aber ich hatte die Freiheit, eine Haltung dazu einzunehmen. Dieses Wissen fügte meiner Existenz eine weitere Dimension hinzu.

Hauptsächlich im eigenen Kopf zu leben eröffnet uns unendlich viele Möglichkeiten, uns abzulenken, und unzählige Formen der Depression. Wenn sich mir die Ausweglosigkeit meiner Situation aufdrängte und ich in dieser Stimmung zu versinken drohte, zog ich Kraft aus dem Wissen von Viktor Frankl und dem Mantra, das mir Smiles mitgegeben hatte: Auch das geht vorbei.

Es wurde wieder Weihnachten, mein zweites im Knast. Im Jahr zuvor hatte ich in Untersuchungshaft gesessen und meine Besucher hatten mir viele festliche Köstlichkeiten mitgebracht: Wein, Walnüsse und Datteln, Mandarinen, Schokolade, Plätzchen und Minztörtchen. Das war jetzt anders.

Die Küche hatte uns den ganzen Monat sehr knapp gehalten und damit vertröstet, dass sie Essen aufsparen würden, um uns ein richtiges Festtagsmenü zu servieren. Es gab einen Truthahn, aber für die Vegetarier bestand die Weihnachtsleckerei aus einer Orange und Eiscreme, das einzige Mal im Jahr. Ein paar Besucher standen peinlich berührt da und wünschten uns im Speisesaal ein frohes Fest.

Mehrere Wettbewerbe wurden ins Leben gerufen, um uns während der Feiertage zu beschäftigen. Smiles und ich schafften es ins Halbfinale beim Cribbage-Doppel, aber beim Tischtennis war ich am besten. Im Finale traf ich auf den aktuellen Champion. Matty war einer der vier Lebenslänglichen in unserem Trakt, ein sommersprossiger Mann mit langsamem Lächeln und kaltem Herz.

„Ich weiß schon, wie man gegen dich spielen muss", höhnte er und versuchte mich vor dem Spiel einzuschüchtern. „Du bist nur so weit gekommen, weil du Linkshänder bist. Und du hattest die einfacheren Gegner. Ich hab schon alle guten Spieler geschlagen. Mit dir werd ich den Boden wischen."

Ich hielt den Ball fern von seiner tödlichen Vorhand. Trotzdem war das erste Spiel ein knappes Rennen, das Matty fast gemacht hätte. Im zweiten Spiel fiel er zurück, fluchte über meine „negative Taktik" und verspielte in seiner Wut die letzten paar Punkte.

Ich gewann das Spiel und den Preis von einem Pfund, aber hatte mir einen Feind gemacht.

Die Pokerspiele begannen wieder, nachdem die Wettbewerbe in den Flügeln vorbei waren. Zum Jahresende lag ein Wagemut in der Luft, der sich im Spiel widerspiegelte. Smiles verlor ein teures Spiel und musste seinen Platz aufgeben. Chris Davies forderte mich heraus. Er erhöhte den Einsatz und versuchte sich so wieder zurückzubeißen.

Kurz darauf wurde ein Blatt ausgeteilt, bei dem jeder gute Karten zu haben schien. Trotz des hohen Einsatzes und einer weiteren Erhöhung blieben viele Spieler dabei. Ein dicker Topf. Eine Karte würde ich noch kriegen – bisher hatte ich zwei Königinnen und noch eine im Ärmel. Ich hatte zurückhaltend gespielt und andere das Spiel machen lassen. Der Dealer verteilte die letzten Karten. Ich bekam die vierte Königin. Ich wusste, dass ich das beste Blatt hatte, und blieb drin. Chris hatte zwei Paare, Asse und Zehner. Er erhöhte, womit ich gerechnet hatte. Ich erhöhte weiter. Er kapierte, dass er ausgetrickst worden war, und stieg aus. Die anderen Spieler dachten, ich würde bluffen. Beide gingen mit. Im Pot waren über 850 Gramm Tabak. Die Pokerrunde war platt. Ich hatte alles gewonnen.

Weil Häftlingen nicht mehr als zwei Unzen (56 Gramm) Tabak erlaubt waren, musste ich meinen Überschuss an mehrere Nichtraucher im Flügel verteilen.

Einer aus der Runde, ein Lebenslänglicher namens Nigel, nahm *Regel 43* für sich in Anspruch und behauptete, sein Leben sei in Gefahr. Einen oder zwei Tage später wurde er in ein anderes Gefängnis gebracht und vermied es so, mir das halbe Pfund Tabak zu zahlen, dass er mir schuldete.

Regel 43 ist eine besondere Regel, bei der ein Gefangener von den anderen Insassen ferngehalten wird – Einzelhaft. Dem Direktor steht sie als Strafmaßnahme zur Verfügung, wenn man zum Beispiel bei einem Fluchtversuch erwischt wird oder nach der Flucht wieder gefangen wird. Alternativ kann man sich entscheiden, auf Regel 43B zu gehen, wenn man sich von seinen Mitinsassen bedroht fühlt. Männer auf Regel 43 machen ihren Hofgang gesondert und arbeiten in ihren Zellen. Die meisten, die sich für Regel 43B entscheiden, sind Sexualstraftäter.

Der Flurfunk im Knast funktionierte ganz hervorragend. Sexualstraftäter hatten nicht die geringste Chance, ihr Vergehen geheim zu halten. Im Zweifelsfall plauderten die Wärter, falls die Insassen es aus irgendeinem Grund nicht ohnehin schon wussten.

Wenn so einer eingeliefert wird, muss er damit rechnen, von einem der selbst ernannten Ordnungshüter in die Mangel genommen zu werden. Das geschieht für gewöhnlich in den ersten paar Tagen. Manche nehmen ihre Bestrafung durch den Mitgefangenen hin und beharren: „Es war keine Vergewaltigung, das hat sie erst im Nachhinein behauptet." Wird ihnen geglaubt, besteht die Chance, dass man sie in der Knastgesellschaft akzeptiert, und sie kommen damit durch. Aber diejenigen, die mit Kindern erwischt worden sind, können auf keine Gnade hoffen. Ihr jämmerliches Leben ist auf den Fluren, in den Duschen und den Werkräumen wirklich in Gefahr. Aber auch Regel 43 gewährt keine vollkommene Sicherheit. Denn die Wärter mögen Pädophile auch nicht lieber als die Knackis. Früher oder später wird ein Sexualstraftäter, wenn er herumspaziert oder duscht, plötzlich allein sein. Kein Wärter in der Nähe, nur ein paar Knackis.

Physische Gewalt gehört zum Gefängnisalltag. Sie köchelt unter der Oberfläche und explodiert plötzlich.

In den Zellen lodern viele Feuer. Zur eigenen Sicherheit muss man sich dessen bewusst und permanent auf der Hut sein und die Auswirkungen der Gefangenschaft auf den Geisteszustand der oft heimtückischen und unberechenbaren Männer beobachten. An den meisten Tagen ist es dem Anschein nach ruhig, aber jeden Augenblick kann die Gewalt oder das Chaos ausbrechen. Jeden Tag entstehen neue Bündnisse und Intrigen. Treibsand. Wer heute Freund war, kann morgen Feind sein, kann dich verpfeifen oder sogar versuchen, dich umzubringen.

Nach einer fantastischen Frühlingswetterperiode war es im Flügel heiß und schwül. Also sprach ich mit dem Vorsteher und die Heizung wurde abgedreht. In der nächsten Nacht standen wir wie immer alle in unseren Zellentüren und unterhielten uns. Man bekommt ein feines Gehör im Knast; das Hintergrundgeräusch aus Stiefelgetrampel und rasselnden Schlüsseln sagte uns, dass die Schließer mit dem zweiten Stock fertig waren und bald bei uns sein würden.

Tischtennis-Matty, der Lebenslängliche, hatte die Zelle mir gegenüber. Als sich der Wärter uns näherte, trat Matty heraus, schlug mich zweimal ins Gesicht und rannte in seine Höhle, gerade als der Wärter um die Ecke bog und ihn einschloss. Er hatte mich kalt erwischt. Ich drehte mich um, um meine heruntergefallene Brille zu suchen. Hinter mir schlug die Tür zu. Meine Brille war in Ordnung – ich nicht. Was, wenn er ein Messer gehabt hätte?, schoss es mir durch den Kopf, dann könnte ich jetzt verbluten. Die zwei leichten Schläge hatten nicht wehgetan, ich spürte sie kaum. Der Schaden war in meinem Kopf. Er hätte mich umbringen können, und ich hatte überhaupt keine Bedrohung wahrgenommen.

Ich begann unkontrolliert zu zittern, eine verspätete Reaktion auf die Schläge. Matty hatte mich völlig unvorbereitet erwischt. Das war mir noch nie passiert. Die meisten Menschen müssen erst in Kampfeslaune kommen. Ich hatte immer gewusst, wann ein Gespräch kippte und Prügel drohte, wegen des Surrens, das in der Luft lag, und dem widerlichen Vorgeschmack im Mund, den ich jedes Mal spürte. Diesmal war die Gewalt aus dem Nichts gekommen.

Ich versuchte tief einzuatmen, um das Zittern unter Kontrolle zu bekommen. Mir wurde klar, dass das ein Wendepunkt in meiner Zeit im Knast sein konnte. Matty hatte mich vor sieben Zeugen geschlagen. Ich konnte den Vorfall nicht einfach ignorieren und hoffen, dass es vorbeiging. Nichts zu tun würde bedeuten, dass mich jeder ungestraft schlagen konnte.

Wie also verhalten? Ich musste mir das genau überlegen. Wenn ich die Situation falsch einschätzte, hatte ich ein Problem. Sobald am Morgen die Pötte geleert wurden, würde sich die Geschichte innerhalb von Sekunden im ganzen Flügel verbreiten. Die andere Backe hinzuhalten war vielleicht edel, aber im Gefängnis galt es als Zeichen der Schwäche. Wenn ich nichts unternahm, sank mein Ansehen im Flügel und ich stand den Angriffen aller Knackis, die gern die Schwächlinge herumschubsten, schutzlos gegenüber. Andererseits konnte eine gewalttätige Auseinandersetzung mit Matty tödlich sein. Er war geisteskrank und gab damit an, dass er seine Frau umgebracht hatte, weil sie vielleicht fremdgegangen war. Nein, ich wollte nicht mit Matty kämpfen.

Ich hasse Gewalt. Ich glaube, ich habe noch nie in meinem Leben einen Kampf angefangen, obwohl ich in ein paar verwickelt war. Auch wenn man sich nicht prügeln will, hat man manchmal keine andere Wahl. Aber das hier wäre keine Schulhofkeilerei bei der, abgesehen von ein paar blutenden Nasen und blauen Flecken, nichts weiter passiert – hier konnte die Auseinandersetzung mein Leben kosten.

Ich verbrachte eine ruhelose, besorgte Nacht und versuchte, eine gute Lösung für diese Situation zu finden.

„Was sollte diese Scheiße?", stellte ich Matty am nächsten Tag im Waschraum, direkt nachdem die Zellen geöffnet worden waren.

Der ganze Flur hatte sich im Lokus versammelt, um zu sehen, was passierte.

„Du denkst, dass du den ganzen verdammten Flügel kontrollierst. Für wen hältst du dich eigentlich?", zischte Matty.

„Von was redest du da?" Ich wusste es wirklich nicht.

„Warum soll die Heizung abgedreht werden, nur weil du es sagst?"

„Verdammte Scheiße, Matty", sagte ich. „Was ist mit dir los? Mach das mit einem, der nicht dichthält, und die lassen dich hier nie wieder raus. Herrgott noch mal, komm mal wieder runter. Wenn dir was nicht passt, dann sag es mir einfach. Mach so was nie wieder! Zum Glück ist meine Brille nicht kaputt."

„Moment mal, was ist hier los? Auseinander!", brüllte ein Wärter vom Flur.

„Ein paar von uns leben hier", fauchte Matty mich an, als einige Knackis sich durch die Tür nach draußen drängelten. „Ihr tanzt hier herein, seid noch keine fünf Minuten da und meint, dass der ganze Laden euch gehört."

Für Matty, der schon elf Jahre hier abgesessen hatte, war das vielleicht keine Zeit, aber ich war schon in meinem dritten Jahr.

Wie sich herausstellte, hatte ich genug Tamtam veranstaltet, meine Zähne deutlich genug gezeigt, um klarzumachen, dass man mich nicht herumschubsen konnte. Ich hatte keine Probleme mehr mit Matty, der gern wieder mit mir Frieden schloss. Er wusste, dass ein momentaner Kontrollverlust seine Chancen auf eine mögliche Bewährung völlig zunichte machen konnte. Ich für meinen Teil war erleichtert, aus einer vielleicht katastrophalen Situation ungeschoren und mehr oder weniger glaubwürdig davonzukommen.

Nacht für Nacht kritzelte und malte ich in meiner Zelle und dachte an Mary. Ich las ihre Briefe immer und immer wieder, ließ ihre letzten Besuche Revue passieren und schwankte zwischen leisem Optimismus und tiefster Verzweiflung.

Unsere Berufungen wurden endlich verhandelt. Viel vorsichtige Hoffnung lag darin, denn es war unsere einzige Chance auf Strafverkürzung.

Ich erwartete kein Ergebnis, aber konnte nicht anders, als sehnsüchtig daran zu denken, nachzurechnen, davon zu träumen … „Wenn ich meine Strafe runterkriege auf sechs, dann kann ich mich sofort um Bewährung bemühen. In ein paar Monaten könnte ich draußen sein."

Meine Träume von einer verkürzten Haft wurden jäh zerstört, als das Strafmaß für die gesamte Julie-Bande aufrechterhalten wurde. Die Wiederaufnahmeanträge derjenigen, bei denen Geld sichergestellt worden war, wurden vom höchsten Gericht im Land, dem House of Lords, abgelehnt.

Im Sommer 1979 war ich bereits eines der alten Gesichter in der sich permanent verändernden Gefängnispopulation und konnte einen besseren Job ergattern. Ich wurde der Schreinerwerkstatt zugeordnet. Unter der Anleitung eines der Älteren lernte ich, wie man Möbel baut – kleine Kücheneinheiten, Anrichten mit Tellerbord, Kommoden – für die Kinderstation im örtlichen Krankenhaus. Die Schreinerwerkstatt war ein toller Ort. Es roch gut, ich mochte die Arbeit und die anderen neun Jungs dort waren in Ordnung. Die Tage flogen dahin, aber die Nächte dauerten immer noch ewig.

Eines Nachmittags wurde ich von meiner Werkbank zu meinem monatlichen Besuch gerufen. Mary trug ihre langen blonden Haare jetzt in einer kastanienbraunen Dauerwelle. Sie hatte ein anderes Parfum. Diese Veränderungen konnten nur eines bedeuten. Während der zwanzig Minuten redete ich fast gar nichts und wartete auf den Schlag. Am Ende des Besuchs sagte sie: „Tut mir leid, Leaf, ich will eine Scheidung. Ich warte noch bis zu deiner Bewährungsentscheidung, aber ich wollte es dir jetzt schon sagen."

„Zeit ist um, Fielding." Ein Wärter stand an unserem Tisch. Zusammengesunken wankte ich in meine Zelle zurück.

Smiles war ein Leuchtfeuer. Vor ein paar Monaten hatte ich ihm beigestanden, als er sich von seiner Frau getrennt hatte. Jetzt war ich an der Reihe. Er begleitete mich durch die folgenden Wochen, stützte mich, wenn ich zu fallen drohte, entschärfte meine plötzlichen Wutanfälle und hielt mich davon ab, gegen die Autorität anzurennen.

„Wut ist die einfachste Reaktion auf Verzweiflung", sagte er, „aber sie ändert nichts an der Lage, und danach geht es dir schlechter als zuvor. Steh's durch. Auch das geht vorbei."

Smiles sah einen direkt an mit seinen leuchtend blauen Augen und sagte, was er dachte, egal, wer vor ihm stand. Er verlangte höchste Integrität von jedem, und seine Direktheit machte ihn nicht gerade beliebt. Niemand stellte sich offen gegen Smiles, aber alle paar Tage lag eine Beschwerde gegen ihn vor.

Die vielen Spitzel im Knast verpfiffen die Leute für gewöhnlich heimlich, indem sie einen Brief in den Briefkasten warfen. War man erst mal Thema eines Briefes, erschienen die Sicherheitsleute. Sie durchsuchten dann den Betreffenden und seinen Arbeitsplatz. Dann wurde man in die Zelle geführt. Sie nahmen ein Ding aus deinem Besitz nach dem anderen unter die Lupe und warfen es auf den Flur. Wenn sie fertig waren, war deine Zelle leer.

Die Tage wurden wieder kürzer. Die Heizung im Flügel ging an. Der erste Bewährungsantrag von Smiles und mir rückte näher. Wir beide hatten acht Jahre und konnten die Hoffnung nicht aufgeben, obwohl wir wussten, dass unsere Chancen minimal waren.

Wieder Weihnachten. Ich behielt meinen Tischtennis-Titel. Mit dem neuen Jahr kamen die schlechten Nachrichten. Bewährung abgelehnt. Mary leitete die Scheidung ein.

Obwohl ich versuchte, in den wunderbaren Worten von Viktor Frankl Trost zu finden, stellte ich fest, dass ich nicht einfach meine Haltung zu der Scheidung von meiner Frau verändern konnte. Innerlich war ich am Boden. Vielleicht sah ich nicht so aus – ich hoffe, dass es so war, im Knast ist es nicht gut, verletzlich auszusehen –, aber ich war so am Ende wie einer, der ein Erdbeben überlebt hatte.

Smiles wusste genau, was in meinem Kopf vorging. Wir kannten uns mittlerweile ziemlich gut, nachdem wir achtzehn Monate lang Zellennachbarn gewesen waren, und er wusste, wie er mich anfassen musste. „Wenn man bis zum Hals in der Scheiße steckt, nutzen Flossen auch nicht viel“, sagte er eines Abends. Wir saßen zwischen Mahlzeit und dem Türenschließen in seiner Zelle.

Ich konnte nicht anders, als zu lächeln.

„Ach komm, scheiß drauf, wir spielen Scrabble.“

Nachdem wir ein paar Worte aufs Brett gelegt hatten, kratzte er sich am Bart und sagte: „Ich bin mir sicher, dass ich hier ein Wort mit sieben Buchstaben kriegen kann, aber das könnte ein bisschen dauern.“

Ich bastelte aus einer Streichholzschachtel eine Pfeife und stopfte sie mit einem reiskorngroßen Stück Dope – eine Lunge voll. Ich zündete es an und hielt so lange ich konnte den Atem an, ehe ich mich aus dem Fenster lehnte und ausatmete. Als Smiles das Gleiche gemacht hatte, flog ich schon. Seine Frage erwischte mich kalt.

„Erinnerst du dich an deine erste Liebe?"

„Was?", sagte ich und dachte an die Meerjungfrau. „Natürlich. Tut doch jeder, oder nicht?"

„Weißt du noch, wie beschissen es dir ging, als ihr euch getrennt habt?"

Jetzt wusste ich, worauf er hinauswollte – er wollte meine Situation in Relation setzen. Auch Smiles hatte einen Rückschlag erlebt, seine Hoffnungen waren genauso zerschlagen wie meine, aber er war nicht im Selbstmitleid gefangen, sondern half einem Kumpel. Das wusste ich zu schätzen.

Und sein Plan ging auf. Als ich nach dem Türenschließen wieder allein in meiner Zelle war, kam mir Thelma in den Kopf und meine Gedanken kehrten wieder zum Herbst 1971 zurück, als ich von Thailand nach Hause flog.

TABLETTIEREN

1971

Barfuß und grinsend war ich in Heathrow durch den Zoll geflitzt. Ich hatte es geschafft! Und meine Pakete auch. Ganze Stadtteile von Reading waren lahmgelegt von dem Dynamit-Gras, das ich geschickt hatte. Scooter gehörte auch zu den Opfern. Zu stoned, um seine Wohnung zu verlassen, war er nicht dazu gekommen, viel zu verkaufen. Natürlich hatte sich das Gerücht von seinem unglaublichen Dope verbreitet, und die Leute hatten sich den Weg zu seiner Tür gebahnt, um was abzusahnen.

„Das meiste ist schon weg, und ich war immer noch nicht dazu gekommen, mit der Bank zu reden", sagte Scooter entschuldigend, „als Brian anrief, um rauszukriegen, was los war. Er sagte, dass er dir Acid geschickt hatte, also dachte ich, das wär okay. Tut mir echt leid, Mann. Ich hätte dir direkt Geld schicken sollen."

„Ja, na ja, ich hab's ja zurück geschafft."

Ich hätte wissen müssen, dass Scooter von der Ankunft des stärksten Gras der Welt ausgeschaltet sein würde. Wo ich auch war, hinterließ ich eine Spur verwirrter Menschen, die sich an die Geländer von Hotelbalkonen klammerten, stoned am Straßenrand saßen, obwohl sie eigentlich trampen wollten, in den Himmel starrten oder auf ihre Fingernägel. Mir war's genauso gegangen, als ich im Dschungel von Penang zum ersten Mal Petes Buddha-Sticks ausprobiert hatte. Und Scooter sowieso. Er hätte ein „Außer-Betrieb"-Schild für seine Stirn gebraucht.

„Ich hab die Kohle, Leaf. Ist alles hier." Er zog eine Schublade auf und warf mir ein Bündel Geldscheine zu. „Alle sagen, dass es das beste Dope ist, das sie jemals geraucht haben. Und das stimmt!"

Es hätte eine triumphale Rückkehr sein sollen, aber die Schwingungen stimmten nicht. Niemand im Upper Reds konnte mir richtig in die Augen sehen, und keiner schien zu wissen, wo Thelma war. Ich bekam ein ungutes Gefühl und besuchte meine Ex-Freundin Ursula. Sie war nicht zu Hause, aber ihr Typ, Lance, war da.

„Leaf. Mein Gott. Komm rein", sagte er. „Ich mach grade Tee. Hör mal, jetzt muss ich dir die Neuigkeiten sagen. Ich mach erst mal Tee. Dreh dir einen – ist eh dein Buddha-Gras. Unglaubliches Zeug, Mann.

So was hab ich noch nie geraucht. Urs und ich haben uns einen kleinen Sticky gebaut, ein paar Züge genommen, und dann war es vier Stunden später und ich hatte immer noch die halb gerauchte Tüte zwischen den Fingern … Okay, äh, Tee. Bin gleich wieder da." Er floh in den hinteren Teil der Wohnung.

Ich fühlte mich seltsam ruhig. Lance hatte es mir gesagt, ohne etwas zu sagen. Ich folgte ihm in die Küche. Er schenkte den Tee ein.

„Was ist passiert?", fragte ich.

„Es war Rob." Er stellte die Kanne ab, drehte sich um und sah mich an. „Tut mir leid, Mann. Tut mir echt leid. Rob ist aufgekreuzt, ein paar Wochen nachdem du weg warst. Allen war klar, dass sie aufeinander abfuhren, Thelma und er, aber sie war deine Freundin und es ist erst mal nichts passiert. Dann verging die Zeit und wir haben nichts von dir gehört …"

„Aber ich hab ihr hierher Briefe geschrieben. Habt ihr die nicht erhalten?"

„Nur einen aus Singapur, kurz nachdem du weg warst."

„Aber – na ja, egal. Du hast gesagt …"

„Ja, hm. Ich soll dir von Thelma sagen, dass sie dich immer noch liebt, aber sie liebt auch Rob. Sie kann nichts dafür. Vielleicht sollte es nicht so sein, aber so ist es nun mal. Ich glaube, mehr gibt es dazu nicht zu sagen, Leaf. Oh, doch, sie ist in Norwich. Sollte in ein paar Tagen wieder da sein. Sie wird mit dir reden, wenn du das willst."

„Ich weiß es nicht. Jedenfalls danke, dass ich jetzt Bescheid weiß."

Völlig benommen verließ ich Reading und fuhr mit Scooter nach Cornwall, um zu sehen, ob wir unser letztes Paket finden würden, das verloren gegangen war.

Die Hälfte aller Freaks in Penzance war völlig ausgeschaltet von dem wahnsinnigen Gras, das Mike verkaufte. Wir statteten dem langfingrigen Opportunisten einen Besuch ab und kriegten die zweite Dose zurück. Von der ersten hatte er schon fast alles verkauft.

Egal, wo ich war, am Strand von Mount's Bay, auf dem Trencrom Hill, auf den Ley-Linien … ich bekam Thelma nicht aus dem Kopf: Ich hörte ihr blubberndes Lachen, wusste genau, wie sie ihre Hand hielt, wenn sie etwas betonte, kannte den kleinen Hüpfer, den ihr Körper vollzog, wenn sie aufgeregt war …

Ich fragte mich, ob sie auf mich gewartete hätte, wenn wir miteinander geschlafen hätten. Und was alles noch schlimmer machte, war, dass sie mit einem meiner besten Freunde abgehauen war. Dieser Wichser.

Rob war ein netter Typ. An der Gitarre war er ein Zauberer und zog die Leute damit an wie ein Magnet. Ich konnte schon verstehen, warum die Ladys auf ihn standen. Und mir war natürlich völlig klar, warum sich jemand in Thelma verliebte. Ich konnte alles verstehen, aber das half mir gar nichts. Wie konnten sie mir das antun?

Von meinen kosmischen Gefährten betrogen saß ich auf dem Asteroid meines Selbst fest in den tiefen Weiten des Raums, tausend Lichtjahre von allem entfernt.

Ich war den ganzen Herbst 71 unterwegs, wechselte die Szene, zog ruhelos herum. Als ich in Reading war, hörte ich, dass Brian mich gesucht hatte. Also fuhr ich nach London, um ihn zu besuchen.

Er kaute, als er die Tür öffnete. Sein Gesicht leuchtete freudig grinsend auf.

„Hey Leaf! Komm rein, komm rein. Tässchen Tee? Wasser kocht grade. Hab mir grad ein Schinkensandwich gemacht. Willste auch eins?"

„Nein danke, Bri. Bin jetzt Vegetarier."

„Was! Kein Scheiß?"

„Doch. Mir ging's echt schlecht nach einem Burger in Thailand, und dann hab ich beschlossen, gar kein Fleisch mehr zu essen."

„Leaf, du kannst nicht nur von Gemüse leben. Das macht einen krank."

„Ist ja nicht nur Gemüse, Bri. Ich esse alles außer toten Tieren. Ich habe schon seit drei Monaten kein Fleisch mehr gegessen, und mir geht's prima."

„Mann, das ist doch nur ein Spleen von dir. Irgendwann kriegst du Heißhunger auf ein schönes, saftiges Steak, und dann wirst du schwach und das war's dann. Hier, beiß mal ab."

Er hielt mir das Sandwich unter die Nase.

„Verpiss dich!", Ich stieß seinen Arm weg.

„Was willst du denn dann? Ein Käsesandwich – ist Käse okay?"

„Käse ist super. Aber iss du erst mal deins, ich dreh solang."

Er aß auf, schmatzte übertrieben laut und sagte: „Mann, du spinnst echt mit dem Fleisch. Aber egal. Hör mal, ich hab einen Vorschlag. Aber du sagt erst mal niemandem was .... ehe du einschlägst, okay?"

„Klar, Brian." Irgendwie wusste ich, was er sagen würde.

Er grinste mich an. Wie immer musste ich zurückgrinsen. Brian war im Upper Reds irgendwie eine Kuriosität gewesen, in einem Haus voller weggetretener Raggamuffins. Er war der Einzige, der ordentliche

Kleider getragen hatte, der einzige mit einem Auto und abgesehen von Viking John, der Einzige mit einer festen Freundin. Wir verarschten ihn, dass er zu sehr am Geld hinge; er spöttelte über uns, weil wir nichts auf die Reihe kriegten. Wir waren seit über zwei Jahren gute Freunde, hätten aber nicht unterschiedlicher sein können. Auf einem Trip sah ich Rob lachend dabei zu, wie er seine letzten Münzen über die Oberfläche des Whiteknights Lake hüpfen ließ. Brian hätte das niemals getan. Als armer Erstsemester ist er mal wegen einer Zehn-Pfund-Wette komplett bekleidet in den See gesprungen. Er war gesprungen ohne zu zögern und hatte sofort kassiert.

„Wenn du sehen könntest, wie du aussiehst", kicherte Brian. „Warum lachst du?"

„Nur eine alte Erinnerung. Los, was hast du für einen Vorschlag?"

„Ja genau, aber es ist mein Ernst – zu niemandem ein Wort. Das ist nur zwischen dir und mir, okay?"

„Klar, Brian. Hab ich beim ersten Mal schon kapiert. Kein Wort."

„Also, du weißt ja von dem Acid, das ich gekriegt hab?"

„Klar", sagte ich. „Super Stoff." Ich reichte ihm den Joint.

„Das beste. Das Allerbeste. Mein Partner und ich haben direkt mit den Leuten gedealt, die es herstellen. Jetzt sind wir mit ihnen ins Geschäft gekommen. Sie sind so unorganisiert, dass es ein Wunder ist, dass sie überhaupt was verkaufen. Aber das ist eine andere Geschichte. Wir wollen das Ganze komplett umkrempeln. Wir ziehen damit weg aus Cambridge, wo alle möglichen Leute wissen, was abgeht, und fangen von vorne an, aber diesmal als unauffälliges, effizientes Unternehmen."

„Klingt gut."

„Wir stellen eine kleine Gruppe zusammen, die alles organisiert, und brauchen auch sonst noch ein paar Leute. Und da hab ich an dich gedacht. Sag's gleich, wenn's dich nicht interessiert."

„Nein, red weiter." Das klang, als wäre es genau das Richtige für mich. Ich brauchte irgendwas, um mich zu beschäftigen.

„Es war gar nicht so leicht, die richtigen Leute zu finden. Es gibt nicht so viele Acid-Freaks, auf die man sich verlassen kann ... also mehr oder weniger."

„Ich halte mich auch nicht gerade für einen Fels in der Brandung."

„Ich weiß. Aber du hast das Acid, das ich dir gegeben hab, immer bezahlt ... und hast deine Thai-Tour durchgezogen. Das ist schon mal was. Mann, dein Buddha-Gras ..." Er brachte den Satz nicht zu Ende.

„Aber eins noch – wenn du bei uns einsteigst, dealst du sonst nicht mehr. Das ist unsere Bedingung. Du verdienst damit genug, dass du nichts anderes mehr tun musst. Also, wie hört sich das an? Interessiert?“

„Im Prinzip schon. Aber wozu braucht ihr mich da?“

„Wir brauchen jemanden, der beim Tablettieren hilft. Das muss man zu zweit machen. Wenn du magst, hilf mir doch gleich bei der nächsten Ladung. Wir zahlen dir dafür 50 Kröten. Und wenn dann alle zufrieden sind, bist du dabei. Als Tablettierer kriegst du einen halben Penny pro Pille – das sind 200 Pfund für ein paar Stunden Arbeit.“

„Wie oft macht man das?“

„Kommt drauf an. So oft wie nötig. Momentan ist das so alle fünf bis sechs Wochen.“

„Und wo machen wir das?“

„Das zeig ich dir nachher. Dann stell ich dir auch meine Partner vor. Wir drei gehen dann alles im Detail durch. Ist gar nicht so wenig zu lernen.“

„Klar. Hey, das klingt super. Bin euer Mann.“

Die Bezahlung war gut, aber das war nicht der Grund, warum ich mitmachen wollte. Das war meine Chance, der Welt auf die Sprünge zu helfen. Ich würde den Lauf der Geschichte verändern.

Ich wusste, dass ich Teil einer Outlaw-Gruppe wurde, wenn ich mich Brians Leuten anschloss. Aber ein Outlaw war ich jetzt schon seit einiger Zeit – mein ganzer Lebensstil war irgendwie illegal. Das kümmerte mich nicht. Die Polizei kannte vielleicht viele Pfade in die Unterwelt, aber sie hatte keinen Zugriff auf uns Acid-Rebellen. Wir waren nicht auf ihrem Radar.

„Erinnerst du dich noch an die alten Sunshine-Pillen?“, fragte Brian.

„Da kannst du deinen Arsch drauf wetten. Das war super LSD“, antwortete ich. Wir standen im Stau irgendwo südlich der Hammersmith Bridge auf dem Weg zum Tablettierhaus.

„Einige. Aber die waren nicht gut gemischt. Viel von diesem Sunshine war schwacher Mist. Ich bekam eine Mogelpackung und nahm sie mit nach Cambridge. Sie hatten keine Pillen mehr, also gaben sie mir ein bisschen Crystal. Dann hatte ich das gleiche Problem wie sie. Wie teilt man ein Gramm in 4000 gleiche Teile? Weißt du, wie ich das Problem gelöst hab? Weißt du, was ich gemacht hab?“ Er sah mich an und grinste wie ein Lottogewinner.

„Die Ampel hat umgeschaltet, Brian. Was hast du gemacht?“

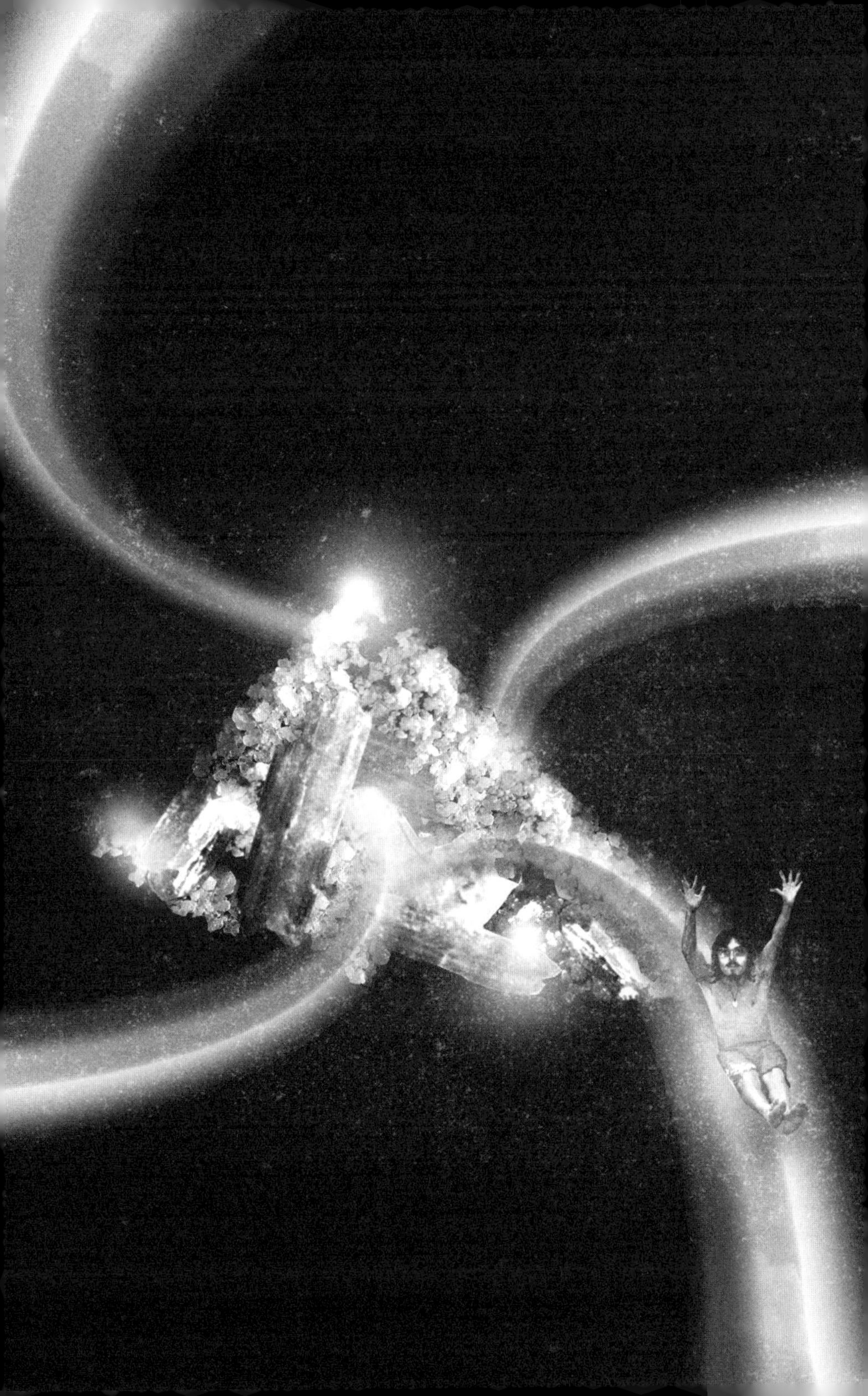

Er legte den Gang ein und brauste los. „Ich hab Chip darauf angesetzt, eine Lösung zu finden. Er sagte, er würde drüber nachdenken. Innerhalb von einer Woche hatte er den *Microdot* erfunden, also ganz winzige LSD-Tabletten. Kannst du das glauben? Dann hat er nur aus Spaß eine Maschine gebaut, um *Microcubes* zu machen. Also machen wir heute Würfel." Er bog in die Einfahrt einer Doppelhaushälfte ein und kam auf dem Kies zum Stehen. „Da sind wir."

„Du musst das hundert Prozent richtig machen, Leaf", warnte mich Brian. Wir standen in einem großen, gefliesten Badezimmer. „Sei gründlich und geh methodisch vor. Denk über jeden einzelnen Schritt nach, den du machst. Ein Fehler, und du bist so neben dir, dass du dich selbst und die ganze Operation gefährdest. Ist das klar?"

„Klar." Plötzlich war mein Mund staubtrocken.

„Wir machen erst mal einen Probelauf, ohne Acid. Das ist die Ausrüstung." Er zeigte auf den Aufbau an der Wand vor dem Spiegel. „Mischungsschale und Glasstab, Plastikfolie zum Abdecken der Schüssel, pulverisiertes Calciumlactat – das ergibt die Masse der Pille – rote und grüne Farbe, Gummi, Handschuhe, Maske. Da drüben steht Chips Maschine zum Würfelmachen. Die zeig ich dir später. Das Acid bleibt erst mal in meiner Tasche und die Masken benutzen wir erst, wenn wir mit dem richtigen Zeug arbeiten."

Wir machten einen Probelauf. Brian war noch nicht ganz zufrieden, also machten wir noch einen.

„Okay, sieht so aus, als hättest du's jetzt raus. Dann fangen wir an."

Er nahm eine Ampulle aus seiner Tasche, hielt sie vors Licht und drehte sie um. Die silbrigen Kristalle warfen ein regenbogenfarbenes Glitzern in die Luft. Zum ersten Mal sah ich Crystal Acid.

„Schön, hm? Die Geheimzutat", murmelte Brian mit träumerischem Blick. Dann fuhr er mit seiner normalen Stimme fort: „Musst mit dem Zeug vorsichtig sein. Es ist so leicht wie Luft. In dieser Ampulle sind zehn Gramm, das reicht für 40 000 Trips. Bist du bereit?"

Ich nickte.

Wir legten unsere Kluft an. Als ich meine Gesichtsmaske aufsetzte, hörte ich plötzlich meinen eigenen Atem sehr laut. Erst da wurde mir wirklich klar, auf was ich mich da einließ. Ich war eine Stufe aufgestiegen. Alle meine illegalen Machenschaften bisher waren eigentlich nur Peanuts, ein Naserümpfen gegenüber dem autoritären Staat. Aber jetzt wurde es ernst, war es kein Spiel mehr. Gedankenverloren streifte ich ein Paar Gummihandschuhe über.

Brian goss eine bestimmte Menge Wasser in eine Glasschüssel. Er öffnete die Acid-Ampulle sehr vorsichtig. Unter dem Schutz der durchsichtigen Plastikfolie goss er die LSD-Kristalle in die Schale. Sie lösten sich sofort auf. Es schien kein Rückstand zu bleiben. Er fügte ein paar Tropfen roter und blauer Farbe hinzu, ein wenig Gummi und rührte mit dem Glasstäbchen in der Lösung. Unter Rühren siebte er alles in zwei Behälter mit dem abgemessenen Bindemittel, dem pulverisierten Calciumlactat. Dann war ich dran.

Ich machte mich ans Werk und knetete aus den Zutaten eine feste Paste. Meine Brille beschlug und meine Finger taten mir weh, bis Brian endlich zufrieden war, weil das Acid nun gleichmäßig in der Paste verteilt war. Wir hatten einen Cricketball aus lilafarbenem Brei, der sich anfühlte wie Mürbeteig.

Brian nahm eine Portion, legte sie in eine Form und presste einen Metallstempel darauf. Er schnitt ab, was überstand, und bekam eine gleichmäßige Platte, vier mal vier Zentimeter und zwei Millimeter dick.

Während ich die nächste Platte machte, legte Brian die erste auf die Unterfläche von Chips Maschine. Die Maschine sah ziemlich genau aus wie ein Spielzeugfrosch von *Meccano.* Er zog den Hebel, der dem Kopf des Tieres ähnelte. Neunzehn parallele Klingen im Bauch des Froschs fuhren in die Acid-Platte und zerschnitten sie in zwanzig gleiche Teile. Er hob den Hebel wieder und drehte die Platte um 90 Grad. Das Heben und Senken des Hebels zeichnete ein quadratisches Muster auf die Platte, man musste sie nur noch in 400 Würfel brechen. Er nahm die Unterplatte raus, legte die vorgeschnittene Platte beiseite, damit sie trocknen konnte, und legte die nächste ein.

Wir arbeiteten schweigend. Nach einer Weile wechselten wir durch und machten weiter, bis die gesamte Paste verarbeitet war – 100 Platten, 40 000 Trips *Purple Haze.* Am Ende war ich schon selbst auf einem kleinen Trip, übersensibel für Geräusche und Licht.

Wir machten uns ans Aufräumen, wuschen alles wieder und wieder. Als wir fertig waren, waren die Platten trocken. Wir verpackten sie tausendstückweise und verbargen das Ergebnis unserer Arbeit in einer Packung Frühstücksflocken.

Ich fuhr mit Brian in seine Wohnung, um seinen Partner kennenzulernen. Es stellte sich heraus, dass ich ihn schon kannte. Henry war ein großer, bärtiger Schotte, ein rugbyspielender Bergsteiger, der Tweed und Kniehosen trug und wie ein Landadliger aussah. Seine sanfte, gebildete Stimme stand im Gegensatz zu seiner starken Persönlichkeit.

„Was denkst du über Acid?", fragte er mich direkt.

„Hmmm, schwierig", sagte ich. „Acid lässt sich nicht so leicht auf den Punkt bringen. Also … LSD ist wahrscheinlich die größte Hoffnung der menschlichen Rasse, ihre Probleme in den Griff zu kriegen."

„Gut", sagte er und auf seinem Gesicht machte sich ein Lächeln breit. „Ich denke ziemlich genau das Gleiche." Er wurde wieder ernst. „Einer der Bereiche, mit dem ich zu tun habe, ist Sicherheit. Dir muss klar sein, dass das hier sehr ernst ist, wir arbeiten hier mit extrem hohem Risiko. Kommst du damit klar?" Er sah mich eindringlich an.

„Denke schon", gab ich zurück.

„Na ja, so weit ist das okay."

„Ich hab dir doch gesagt, dass er in Ordnung ist", sagte Brian. „Kommen wir zu den Codes."

„Erst die Meetings. Also Leaf, wir sprechen über Verstecke, Vorsichtsmaßnahmen, Übergaben, den Plan B. Wir haben immer ein Ausweichquartier. Unser Treffpunkt ist der *Maids of Honour Teashop,* nahe beim Eingang von Kew Gardens. Kennst du den?"

Ich schüttelte den Kopf.

„Sie haben unglaubliche Kuchen und Scones. Wenn wir ein Treffen arrangieren – und gleich sprechen wir noch über Telefoncodes –, findet es dort statt. Wenn es einer von uns nicht schafft, tritt die Notfalloption ein paar Stunden später in Kraft. Kennst du einen guten Ausweichtreffpunkt?"

„Äh, muss ich mal drüber nachdenken."

„Okay. Also wenn ich sage, wir sehen uns im Pub, beim Spiel oder sonst was, Samstag um fünf, heißt das, dass wir uns Freitag um drei im Maids of Honour treffen. Einen Tag und zwei Stunden vor der genannten Zeit. Klar?"

„Klar, einen Tag und zwei Stunden."

„Wenn du jemals am Telefon über unsere Organisation sprechen musst, dann heißen wir *Intertrans* – Abkürzung für Internal Transport. Außerdem müssen wir alle einen ordentlichen Eindruck machen. Wir wollen nicht irgendwelche Aufmerksamkeit erregen, weil wir wie Freaks aussehen."

Ich stimmte zu, dass es sinnvoll war, unauffällig auszusehen. Ich würde meine Hippie-Klamotten gegen normale Kleider eintauschen und meine Haare kurz tragen – mich als Normalo verkleiden. Obwohl der Schuljunge in mir von diesem ganzen Le-Carré-Zeug begeistert war, gefiel mir dieser Teil der Übereinkunft nicht wirklich. Ich wäre lieber ich selbst geblieben.

Chip war der andere Intertrans-Rekrut. Wir beide wurden das Tablettier-Team. Er hatte hin und wieder für Brian und Henry gearbeitet, hatte aber jetzt eingewilligt, voll bei ihnen einzusteigen.

„Ich konnte ihrem Hilferuf nicht widerstehen“, gestand mir Chip. „Brian sagt, dass ich die naheliegende Wahl war, weil ich eh schon Bescheid wusste.“ Er imitierte Brians Stimme und brummte: „Wir benutzen eh schon deine Ausrüstung, Chip, verdammt noch mal!“

Mit kurz geschorener Mähne, Bart und Schnurrbart war Chip ein völlig anderer Mensch. In normaler Kleidung sah er aus wie Kanonenfutter, ordentlich und langweilig. Genau wie ich. Zuerst konnten wir gar nicht mehr aufhören, uns über unser Aussehen totzulachen. In unserer Verkleidung mieteten wir eine Bude in Fulham, um dort zu wohnen, und eine in der Oxford Street, um dort zu arbeiten.

Eine Woche später traf ich Brian im Maids of Honour und ging mit einer Ampulle Crystal wieder weg. In dem winzigen Badezimmer in der Oxford Street verwandelten Chip und ich die zehn Gramm Crystal Acid in 40 000 kleine Würfel, von denen jeder 250 Mikrogramm LSD enthielt. Chip verschloss die Trips in einem Päckchen Frühstücksflocken. Ich brachte alles zum Teehaus, wo ich bei Tee und Kuchen mit Henry meine Einkaufstüte mit einer identischen von Henry vertauschte, in der die nächsten zehn Gramm Crystal waren.

Business.

Nachdem wir mehrere Ladungen in der Oxford Street verarbeitet hatten, zogen wir um, und dann noch mal in eine Bude in Richmond. Wir mieteten auch eine andere Wohnung und zogen von einem Zimmer in Hurlingham Gardens in eine Kellerwohnung in Twickenham. Es war zwar dunkel und feucht, aber Rettung war nah – die Nähe zum Fluss. Ich konnte den Treidelpfad entlangwandern oder einfach nur auf einer Bank sitzen und dem Wasser beim Fließen zusehen.

Es war ein faules Leben – wir mussten nur einen Tag im Monat tablettieren. Die übrige Zeit hatten wir für uns. Wir kifften und hörten Musik, machten lange Spaziergänge am Fluss, gingen ins Kino oder besuchten Freunde. Gelegentlich nahmen wir den Zug nach Reading, um mit unseren alten Kumpels zu kiffen. Alle paar Wochen traf ich mich mit Brian oder Henry und wir tauschten Crystal gegen Tabletten. Während wir Tee tranken und Butterscones aßen, brachten wir uns gegenseitig auf den neuesten Stand. Alles lief prima. In sechs Monaten hatten wir unsere Verkäufe verdoppelt und den Preis fürs LSD halbiert. Auf der Straße kostete ein Trip wieder ein Pfund, wie 1967. Jeder, der Lust dazu hatte, sollte sich einen Trip leisten können.

Microcubes waren das Markenzeichen von Intertrans. Anfang 73 beschlossen Henry und Brian, dass es an der Zeit war, wieder auf Microdots umzusteigen und die Stärke der einzelnen Trips auf 200 Mikrogramm zu reduzieren.

„Der Chemiker meint, wir sollten bei 250 bleiben", flüsterte mir Brian während des Lunchs in der Cafeteria zu, die unser neuer Treffpunkt geworden war, „aber 200 reicht locker für einen richtigen Trip." Mit normaler Stimme sagte er: „Ich weiß nicht, wie du dich von diesem Brei ernähren kannst. Fühlst du dich nicht schwach? Willst du nicht ab und zu deine Zähne in ein richtiges Stück Fleisch schlagen?"

Man brauchte nicht viel, um Microdots herzustellen: einen Plastikspachtel, ein Tablett und fünfzig identische Plastiktafeln, alle mit 1008 zwei-Millimeter-Löchern. Um die winzigen Pillen herzustellen, legten wir eine der Tafeln auf das Tablett, bestrichen sie mit Acid-Paste, bis alle Löcher gefüllt waren, und kratzten den Rest ab. Wenn die Microdots trockneten, schrumpften sie ein kleines bisschen. Mit einer anderen Tafel, die genauso aussah, aber statt der Löcher Stacheln hatte, war es ganz einfach, die Trips aus der Tafel direkt in eine Plastiktüte zu drücken.

Am Tag nach unserer ersten Microdot-Session machte ich gerade Frühstück, als Chip in Unterhosen in die Küche kam. Er sah furchtbar aus.

„Oh Mann", stöhnte er. „Ich bin völlig fertig. Was ist los?"

„Setz dich", sagte ich. „Locker bleiben. Was ist?"

Als er mich ansah, wurde die Verwirrung in seinen Augen zu Angst.

„Du bist ganz verzerrt", flüsterte er. „Wie bei einem Trip. Oh verdammt. Ist das ein Flashback? Was ist hier los? Hilf mir, Mann."

„Alles wird gut, Chip", antwortete ich und versuchte zuversichtlich und sicher zu klingen. „Vielleicht hast du ein bisschen Acid-Staub von deinen Klamotten abbekommen oder so. Alles ist gut. Du musst gar nix machen. Entspann dich einfach nur, lass es ruhig angehen. Weißt du was, geh doch mal duschen. Ich wasch deine Klamotten." Ich wusch meine gleich mit.

Nachmittags war er ruhiger und abends war er fast wieder der Alte. Aber am nächsten Tag wachte er wieder mit Halluzinationen auf. Und am übernächsten auch. Chip sah gequält aus. Nach einer Woche hatte er die Nase voll. Er hörte bei Intertrans auf und verließ die Stadt.

Am nächsten Tag erwachte ich auf einem hüpfenden Floß, das mein Bett gewesen war. Die äußeren Bereiche meiner Wahrnehmung kräuselten sich, Paisleymuster vermehrten sich wie Amöben. Ich trieb hilflos auf dem Meer meines Lebens. Es wäre schrecklich gewesen, hätte ich nicht kapiert, dass ich auf einem Trip war. Und ich fand die Quelle von Chips Problemen, denn ich hatte sein Kissen mit in mein Bett genommen. Er muss Crystal in seine Haare gebracht haben. Ich rief ihn an, um es ihm zu erklären.

„Es macht keinen Unterschied", sagte er. „Ich schaff das nicht mehr. Ich bin fertig mit Intertrans. Und eigentlich will ich von jetzt an mit allen Drogen aufhören."

Die nächste Ladung machte ich allein. Ich war mit dem Mischen fertig und hatte schon ein paar Tafeln gefüllt, als ich merkte, dass ich gerade in einen Trip einstieg. Die Symptome waren unverkennbar. Ich stand unmittelbar vor einem Trip, und gemessen an der Geschwindigkeit, mit der das geschah, würde ich gleich wie eine Rakete ins Acid-All schießen.

Was konnte nur passiert sein? Meine Handschuhe sahen okay aus – oh nein, waren sie nicht! Einer hatte einen Riss und meine linke Hand war aufgeschnitten und blutete. Wann war das passiert? Als ich mich auf die Beine stellte, schwamm ein ganzer Schwarm Gedanken durch meinen Kopf. Ich hatte den Radar verloren, der sie auseinanderhielt, und tausend Vorstellungen stießen aneinander. Mit einem Hirn voller aufeinanderprallender Ideen versuchte ich mich auf den Job vor meiner Nase zu konzentrieren, der Mob im Landesinneren, die Goblin-Band … es nützte nichts. Verdammt, das würde ein Hammertrip werden.

„Komm schon, konzentrier dich!", schalt ich mich selbst. Ich setzte mich hin und begann die nächste Tafel zu bestreichen. Es dauerte Ewigkeiten. Wir sind Regentropfen, die durch die Luft des Lebens in das Meer des Seins fallen. Sollte ich meinen Schnitt verbinden?

Was, wenn die Straße voller Polizei war? Ich sah besser mal nach.

Ich hatte noch gerade genug Verstand, zu wissen, dass ich, wenn ich meine Werkstatt verließ, niemals wieder zurückkehren würde. „Vergiss den ganzen anderen Mist, du Idiot", erinnerte ich mich selbst. „Du bist nur auf einem Trip. Mach weiter und füll die Tafel." Das tat ich. Es war ein enormer Triumph des Willens.

Ich drehte mich um, weil ich die Tafel zu den anderen stellen wollte, und stieß mit dem Ellbogen gegen das Trockenregal mit den anderen. Es fiel zu Boden. Acid war überall. Tausende von winzigen pinkfarbenen Tabletten verteilten sich auf dem pink und grün gemusterten Boden. Ich ging auf Knie und Hände, um sie aufzusammeln. Der Boden war ein Chaos aus sich windenden Ranken. Ich sank auf ihnen zusammen und konnte mich über vier Millionen Jahre lang nicht bewegen.

Generationen wuchsen auf, wurden alt, starben und wurden wiedergeboren auf dem kleinen Felsen, der um ein Feuer im Weltraum kreiste. Durch die Konfetti von Jahrmillionen wurde ich der endlosen menschlichen Geschichte müde, aber sie ging unaufhaltsam weiter, Grausamkeit folgte auf Güte, bis am Ende der Zeit Shiva die Welt barmherzig aus ihrer Existenz hinaustanzte.

Das süße Nichts.

Dann tanzte er sie wieder zurück ins Leben und alles begann wieder von vorne. Das Leben bäumte sich in noch komplizierteren Formen auf und kämpfte sich zum Bewusstsein. Ferne Reptilienvorfahren standen einer nach dem anderen vor der selben Blitzentscheidung – kämpfen oder fliehen – und trafen alle lang genug die richtige Entscheidung, um sich zu vermehren. Sie alle waren beißend, rennend und sich versteckend meine Großeltern und auf dem langen Mutationsmarsch Richtung Menschlichkeit unterwegs. Dann waren sie wieder menschliche Wesen, die das Feuer entdeckten, die Erde mit Hunden durchwanderten, Samen säten, Städte gründeten und Flugzeuge erfanden.

Wie auf's Stichwort dröhnte ein Flugzeug über meinem Kopf. Als das Dröhnen der Maschinen nachließ, stieg ein anderes an seiner Stelle auf. Ich setzte mich auf. Ich war wieder in Richmond, in der Bude unter der Flugschneise von Heathrow. Ich sah mich in dem Chaos um mich herum um …

Vier Millionen, dreihundertzwanzigtausend Jahre alt war ich, aber nicht in der Lage, aufzuräumen. Ich schwankte davon, um mir von Brian Hilfe zu holen. Alle schienen mich anzustarren, als ich die Straße runtertorkelte.

„Lieber Himmel! Was ist los?" Brian stand verschlafen in seinem Schlafanzug auf der Schwelle und war plötzlich hellwach. „Komm rein. Komm rein. Alles okay mit dir? Was ist passiert?"

Nach dem Runterkommen brachte mich Brian nach Hause und meinte, ich solle mich ein wenig ausruhen. Etwa eine Woche später tauchte er mit Henry auf.

„Schlechte Nachrichten. Wir haben Probleme mit dem Chemiker", sagte Henry geradeheraus. „Er meint, wir hauen ihn übers Ohr. Er will nicht mehr mit uns weiterarbeiten. Es gibt kein Crystal mehr. Alles vorbei."

Ich nickte. Ich hatte es in den Sand gesetzt und kassierte gerade meinen Rausschmiss. Zur Sicherheit sagte Henry, dass Intertrans abgewickelt sei. Ich konnte es verstehen. Der Form halber tat ich so, als würde ich ihm glauben.

Ich war jung und belastbar und erholte mich schnell von dieser unglaublichen Überdosis Acid. Denke ich. Aber wenn es anders wäre, könnte ich es dann noch unterscheiden? Was ist real?

MARY MIT SAHNE

1973 – 1975

Viele Dinge änderten sich nach meinem Vier-Millionen-Jahre-Trip. Irgendwie ging es mir nicht mehr so schlecht, weil Thelma weg war. Die Zeit hatte Schorf über meine Wunde wachsen lassen, jetzt juckte es nur noch, wenn ich daran herumbohrte. Nach dem Rausschmiss bei Intertrans musste ich mich nicht mehr länger als Normalo verkleiden, konnte meine Haare wieder wachsen lassen und anziehen, worauf ich Lust hatte. Ich wollte nur noch weg aus London und Felder um mich haben.

Im Frühling 1973 war ich 24 und mietete mit meinem alten Kumpel Viking John für zehn Wochen ein elisabethanisches Herrenhaus in den Chilterns. Es gab sieben oder acht Gästeschlafzimmer, einen großen Speisesaal für Festmähler, einen Cricketrasen für die Spiele am Nachmittag und hinter dem Garten Buchenwälder voller Glockenblumen. Der Christmas Common war ein wunderbarer Ort für die lange Party, die ich plante.

Ich wusste, dass ich mir über Geld eine Weile lang keine Sorgen machen musste; ich hatte 3000 Pfund – genug, um ein Jahr lang gut zu leben. Wir bezogen unser gemietetes Herrenhaus und luden unsere Freunde ein. Am Wochenende waren immer so um die zwanzig Leute da, unter der Woche weniger, aber die Party hörte nie ganz auf. Ich genoss es, aber Viking John hatte eine schwere Zeit.

John und seine Freundin Mary – beide groß, blond und schön – waren auf dem Campus das goldene Paar gewesen. Aber in der letzten Zeit war es bei ihnen schlecht gelaufen. Sie machten sich seit Monaten unglücklich, schienen es aber nicht auf die Reihe zu kriegen oder ihre Beziehung zu beenden. Die endgültige Trennung geschah in unserer letzten Woche im Herrenhaus. John stürmte in die Stadt und überließ es mir, das Partychaos zu beseitigen und das Haus in Ordnung zu bringen, um es den Besitzern zu übergeben.

Mary blieb und half mir beim Aufräumen. Die Trennung hatte ihr zugesetzt. Ich mochte sie sehr und es tat mir weh, sie so apathisch und verheult zu sehen. Ich tat, was ich konnte, um sie aufzuheitern, und kramte alle meine schrecklichen Wortspiele und abgedroschenen Witze hervor.

„Wusstest du, dass ich Warzen habe? Ich mochte sie am Anfang nicht, aber dann sind sie mir ans Herz gewachsen."

„Oh Gott. Das ist ja furchtbar, hör auf."

Aber das tat ich nicht und brachte sie dann wirklich irgendwann zum Lachen. Wir hatten richtig Spaß miteinander. In drei Tagen langer harter Arbeit putzten wir das Haus von oben bis unten.

Ich war bei Duncan und Debbie, alten Freunden aus meiner Unizeit, untergekommen, die in einem kleinen Cottage wohnten, das sie in Dorset, tief im Land von Thomas Hardy gemietet hatten. Ihr ursprüngliches, ländliches Leben gefiel mir. Ich war erschöpft und abgestumpft von der endlosen Feierei und wollte wieder ins einfache Leben zurückkehren.

Mary war durch ihre Prüfungen in Reading gerasselt und war jetzt an der Uni in Southampton. Auf meinem Weg nach Dorset setzte ich sie an ihrer Wohnung ab und ließ mich zu einer Tasse Tee einladen. Ich blieb eine Weile dort und wollte mich nicht verabschieden. „Also, ich geh dann mal", sagte ich irgendwann. „Komm mich doch besuchen."

„Das würd ich sehr gern", antwortete sie.

Es klang, als würde sie es wirklich so meinen. War da die Andeutung einer Einladung in ihren Augen, oder war das nur mein Wunschdenken? Ich war verrückt nach ihr, aber ich konnte es kaum glauben, dass jemand, der so schön war wie Mary, an mir, einer rundschultrigen Bohnenstange mit Brille, interessiert sein könnte.

Unsere Verabschiedung wurde zu einer sehr langen Umarmung, aber ich ließ sie los, ehe es irgendwie weitergehen konnte. Ich spielte es im Kopf auf meinem Weg nach Dorset durch.

„Du hast das richtig gemacht", beharrte mein tugendhafter Teil. „Es wäre dumm gewesen, so schnell zu weit zu gehen. Dann hättest du vielleicht eine Freundin verloren."

„Idiot", höhnte der Opportunist in einem anderen Teil meines Hirns. „Du hast grade deine beste Chance in den Sand gesetzt. Dreh sofort um und fahr zurück."

Ich bremste sogar, aber hielt nicht an. Ich zerbrach mir den ganzen Tag lang den Kopf darüber und auch den nächsten, bis mich ein Anruf aus meiner Misere riss.

„Ist für dich", sagte Duncan und gab mir den Hörer. „Mary", formte er mit den Lippen.

„Hi", sagte ich fröhlich. Mein Herz hüpfte wie ein Känguru auf Speed.

„Leaf, hi. Ich hab mich gefragt, ob du das ernst gemeint hast mit der Einladung?“

„Natürlich!“

„Na ja, wenn's bei dir passt, wie wär's dann dieses Wochenende?“

„Wow! Ja. Das wär fantastisch.“

Ich stand eine Viertelstunde lang am Bahnsteig im Bahnhof von Yeovil und probte, was ich sagen wollte. Mit jeder Minute wurde ich nervöser. Als sie aus dem Zug stieg, flog sie in meine Arme und ich hielt sie fest, als würde mein Leben davon abhängen.

„Bis du mich in Southampton abgesetzt hast, war mir nicht klar, wie gern ich mit dir Zeit verbringe“, flüsterte sie mir ins Ohr.

„Ich wäre lieber geblieben“, flüsterte ich zurück. „Ich weiß nicht, warum ich's nicht gemacht hab.“

Es war so ein schönes Wochenende, dass sie am nächsten Wochenende und am Wochenende darauf wiederkam. Nach dem dritten Wochenende kehrte sie nicht mehr an die Uni zurück.

Bald darauf fanden wir ein möbliertes Cottage zur Miete, außerhalb von Nethercompton an der Grenze von Dorset und Somerset. Es war perfekt. Rock Cottage war im neunzehnten Jahrhundert eine isoliert stehende kleine Festung gewesen; es war eine halbe Meile vom nächsten Haus entfernt. Tag und Nacht konnten wir die Musik aufdrehen und niemand beschwerte sich; wir konnten nackt herumrennen und niemand würde es sehen. Der Sommer verwandelte sich in ein warmes Glühen. Wir machten Yoga, spazierten, arbeiteten im Garten, ernteten, machten unser eigenes Brot, Joghurt, Wein, Marmeladen, Chutneys, aßen das Gemüse, das wir vor unserem Einzug angepflanzt hatten … Das Leben mit Mary war lässig, sahnig und großartig.

Was bedeutet ein Name? Meiner bedeutet etwas. Ich bin Fielding, draußen unter freiem Himmel am glücklichsten. Im Herbst pflückten wir Brombeeren, klauten Äpfel und sammelten Haselnüsse. Wir standen früh auf, um in den Feldern Pilze zu suchen, füllten unsere Taschen mit Walnüssen und stapelten Holz für den kommenden kalten Winter. Das war unsere einzige nagende Sorge: Wir hatten kein Einkommen und der Winter, der verdammte Winter, stand bevor.

Obwohl wir den ganzen Winter hindurch sparsam lebten, schrumpfte das bisschen Knete, das ich von Intertrans noch hatte, weg. Wenn ich doch nicht so viel Kohle am Christmas Common verschleudert hätte …

Im Frühling bekam ich einen Anruf von Russ, einem befreundeten Dealer aus London, von dem ich Ende der Sechzigerjahre immer Gras gekauft hatte. Offenbar hatte er es schlau angestellt, denn er lebte jetzt in einem schicken Haus in Oxfordshire.

„Und, wie läuft's?", fragte er.

„Na ja, eigentlich bin ich grade ein bisschen knapp. Mary ist bei ihrer Familie in den Ferien. Ich war nicht eingeladen. Wie geht's dir?"

„Oh Mann! Phoebe hat mich verlassen. Ich dreh hier noch durch, ganz allein im Haus. Hör mal, ich brauch einen Luftwechsel. Hast du nicht Lust, ein paar Tage wegzufahren?"

„Ich bin ziemlich pleite, Russ, und kann es mir nicht leisten, irgendwohin zu fahren."

„Mach dir darüber keine Sorgen. Geht auf mich. Bist du dabei?"

„Ja, klingt super."

„Also pack dein Zeug. Bin in ein paar Stunden bei dir."

Ich weiß nicht, warum, aber ich war davon ausgegangen, dass wir nach Cornwall fahren würden. Russ hatte Marokko im Kopf. Ich schnappte mir mein Zeug und meinen Pass und sprang in seinen verbeulten Land Rover und dirigierte ihn Richtung Kanal.

In Frankreich blieben wir irgendwo südlich von Tours liegen. Die eintätige Zwangspause, in der wir auf die Reparatur des entscheidenden Teils warteten, gab uns Zeit zum Entspannen und uns die neue Umgebung anzusehen. Die Felder waren voller Blumen, kleine Schäfchenwolken schwebten am blauen Himmel. Beim Essen flirtete die Kellnerin schamlos mit uns. Russ legte sein geistesabwesendes Stirnrunzeln ab und schien sein übliches munteres Wesen wiederzufinden.

Russ' schmales Gesicht zierte eine große römische Nase. Als wir den Somport Pass durch die Pyrenäen nahmen, fiel mir auf, dass er nur noch Haut und Knochen war in seinen teuren, schicken Klamotten. In Saragossa kauften wir bei der Apotheke Speed, damit er weiterfahren konnte. Zum Schlafen hielten wir erst in Jaén an. Am Spätvormittag des nächsten Tages waren wir in Algeciras und nahmen die Fähre nach Afrika. Ein schwedisches Paar suchte eine Mitfahrgelegenheit zu den Rif Mountains.

„Wir nehmen euch mit", sagte Russ.

Als wir von der marokkanischen Zollstation abfuhren, kam ein junger Straßenjunge auf uns zu. Er quatschte drauflos, als er auf die offene Ladefläche hinten kletterte.

„Eins A Qualität. Super Preis. Wollt ihr Hasch? Kif? Was wollt ihr?“

„Nichts. Runter mit dir.“

„Nein“, brüllte er. „Ihr braucht mich.“

Meilenweit widerstanden wir seinen Versuchen, uns Hasch, Teppiche, Mädchen, Jungen, Lederwaren, Metallwaren oder Schmuck anzudrehen ... Schließlich, als wir uns Tétouan näherten, wurde ich schwach und sagte, dass ich was kiffen wollte. Wir hielten in der Stadt, setzten uns vor eine Bar und tranken Minztee. In Null Komma nix besorgte er uns zehn Gramm. Omar war ein einnehmender Junge, vierzehn vielleicht, es war schwer zu sagen. Mir gefielen sein Mut und seine Hartnäckigkeit. Ich sprach mit den anderen, ehe ich dem Jungen sagte, dass wir Interesse an einem halben Kilo hätten, aber nur, wenn es bessere Qualität wäre.

„Wir fahren nach Ketama“, sagte er. „Mein Onkel ist Bauer. Eine Tonne, kein Problem. Zwei Tonnen.“

„Nein, ein halbes Kilo.“

„Jaja“, sagte er. „Erst wollt ihr gar nichts, dann okay, ein bisschen und dann mehr. Ich weiß, was ihr wollt.“ Er weigerte sich zu akzeptieren, dass wir wirklich nur ein halbes Kilo wollten.

Hinter Chefchaouen begannen wir den Anstieg in die Ausläufer der Rif Mountains. Die Landschaft wurde wilder und steiniger. Zerlumpte, barfüßige Kinder rannten aus freistehenden Hütten heraus, winkten mit großen Bündeln Gras und riefen uns etwas zu. Omar beschimpfte sie wild.

„Verpisst euch! Das sind meine Fremden“, sagte er wahrscheinlich.

Nach ein paar Stunden voller Haarnadelkurven verließen wir die Straße und steuerten einen Feldweg hinab. Das Licht schwand, als wir bei ein paar Gebäuden ankamen, die sich um einen schmutzigen Hof drängten. Der Bauer und seine drei erwachsenen Söhne hießen uns willkommen und führten uns in einen großen Raum mit Teppichen, Kissen und niedrigen Tischchen. Wir setzten uns, nahmen Tee und aßen Kuchen, während sie uns mit ihrem Hasch bearbeiteten.

Lach-Dope. Ziemlich schnell hatte es uns alle erwischt und wir kicherten hilflos. Die Welt ist ein großartiger Ort, wenn du es nicht besser weißt. Ein Gericht nach dem anderen wurde aufgetragen. Wir sprachen in schlechtem Französisch über unsere Familien und unsere Reisen. Nach dem Essen kamen wir zwischen Zügen aus der Wasserpfeife zum Geschäft.

„Es ist gutes Dope, aber im Moment brauchen wir nur eine Probe“, sagte ich. „Wenn alles gut läuft, kommen wir wieder und kaufen mehr.“

„Wie groß soll die Probe sein?“, fragte der älteste Sohn.

„Ein halbes Kilo.“

„Ist das dein Ernst?“

Er drehte sich zu unserem Fremdenführer und schimpfte. Omar und er stritten sich, bis ihn einer der anderen Söhne packte und in die Nacht hinauswarf. Der Junge begann an der Tür zu kratzen und jammerte, dass er für seine Arbeit bezahlt werden müsse. Ich gab ihm ein wenig Geld. Es war Nacht geworden und der Tag hatte für ihn über 100 Meilen weit weg in den Bergen begonnen.

„Ein halbes Kilo hättet ihr in Tangier oder Tétouan bekommen können“, sagte der älteste Sohn. „Warum seid ihr den ganzen Weg hierher gefahren?“

Ich sagte ihm, dass ich darüber nachdachte, richtig ins Geschäft einzusteigen. Das tat ich ja irgendwie auch. Früher oder später würde ich jemanden kennenlernen mit einem Boot oder einer Schmugglerkette. Eines Tages würde es sicher nützlich sein, einen Bauern zu kennen.

Am nächsten Morgen führte mich unser Gastgeber über sein Anwesen. „Schau“, sagte er als er eine Tür öffnete und mich hereinwinkte.

Der Geruch erschlug mich fast. Der Schuppen war so lang wie ein Cricketfeld und hatte einen schmalen Gang in der Mitte. Auf beiden Seiten waren Hunderte Säcke von Gras gestapelt, auf denen Dutzende Säcke mit Pollen lagen. In diesem Schuppen lagerten mehrere Tonnen Dope – allein schon die Luft einzuatmen machte einen high.

Wir ließen die Schweden dort zurück und fuhren Richtung Nordosten an die Küste. Russ ging es nicht gut. Alle paar Meilen mussten wir anhalten und er sprang ins Gebüsch, um noch ein bisschen mehr von dem Hühnchen herauszuwürgen, das er am Vorabend gegessen hatte. Hinter einer Kurve stießen wir auf eine Straßensperre der Polizei. Ein Maschinengewehr war auf uns gerichtet.

„Oh fuck.“ Ich fluchte über das lächerliche Versteck, das wir für das gekaufte Dope gesucht hatten – ganz unten in meinem zusammengerollten Schlafsack. Männer mit Sonnenbrille holten uns aus dem Wagen. Sie durchsuchten das Auto. Ich wartete hilflos darauf, dass sie es entdeckten.

Irgendwie entgingen ihnen die Pollen. In gedämpfter Stimmung fuhren wir nach Al Hoceima. Wir dröhnten uns ein paar Tage lang am Meer zu und ließen das restliche Dope in einem Abflussrohr.

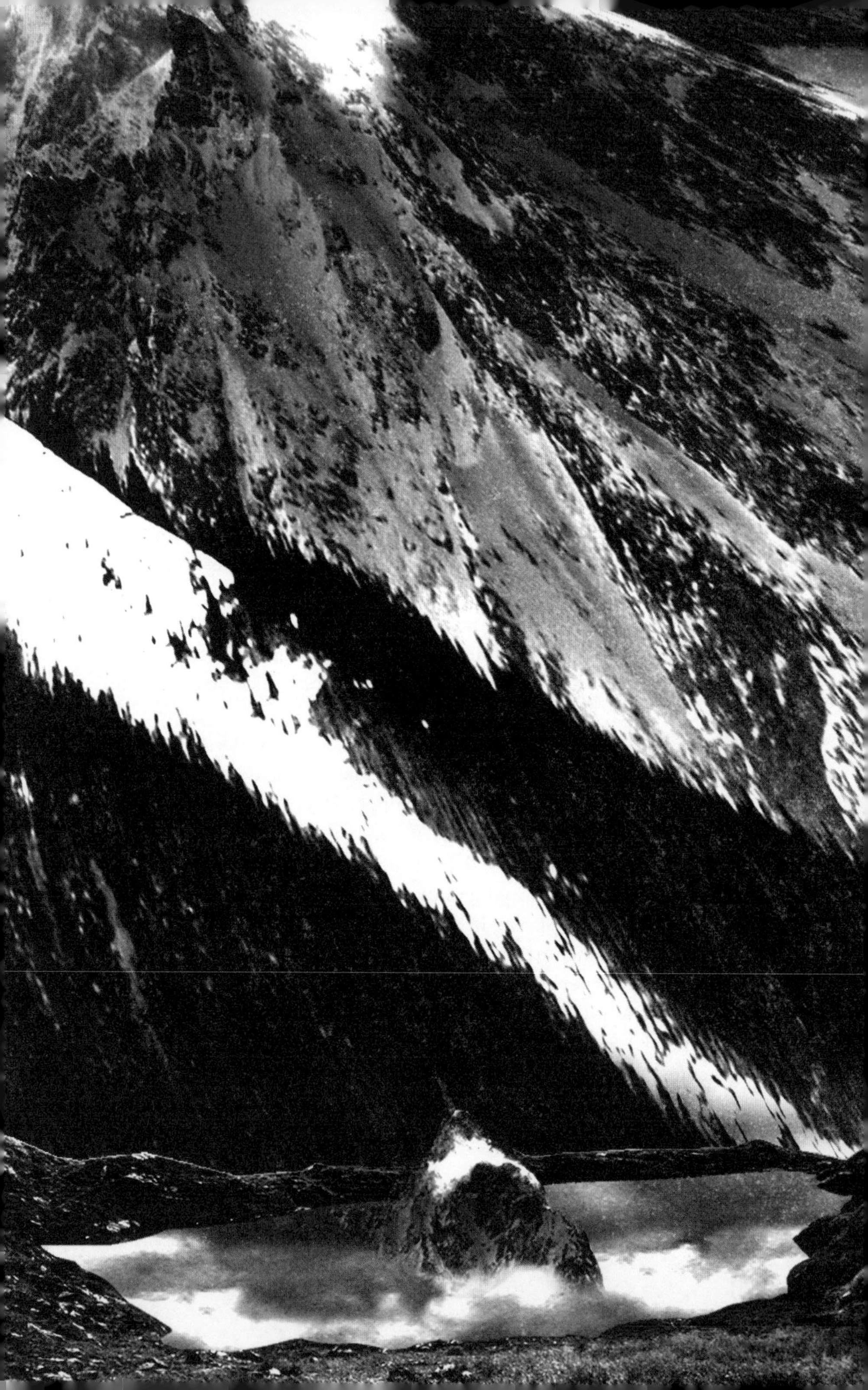

In Southampton behielt uns die Zollbehörde stundenlang bei sich, während sie den Land Rover komplett durchsuchten. Wir waren clean. Schließlich mussten sie uns gehen lassen.

Nach dem Marokko-Trip war ich komplett pleite. Mary und ich bekamen ein bisschen Miete von Duncan, der nach der Trennung von Debbie bei uns einzog, aber wir waren sehr knapp bei Kasse, bis Duncan und ich einen Sommerjob als Zeltaufsteller fanden, bei dem wir Pavillons für Hochzeiten, Feste und Blumenausstellungen aufbauten. Jeden Morgen standen wir um sieben auf und fuhren auf Duncans Motorrad nach Martock. Dort trafen wir die anderen und fuhren zu unserem jeweiligen Job, irgendwo zwischen Cornwall und Hampshire.

Waren wir erst mal dort, arbeiteten wir so lange, bis alles fertig war. Zum Mittagessen gingen wir ins nächstbeste Pub, wo alle ihre Pies aßen und zwei Stunden lang Cider tranken. Dunc und ich hatten Sandwiche dabei und verzogen uns, um zwei oder drei Joints zu rauchen.

Nach einem schläfrigen Nachmittag plante Eddie, der Vorarbeiter, unseren Heimweg. Er kannte alle Pubs im West County und nahm meilenweite Umwege in Kauf, um in denen einzukehren, die er besonders mochte. Dort verbrachten wir zwei oder drei Stunden und tranken, machten Überstunden, ehe wir wieder nach Martock zurückkehrten, um uns für den Tag abzumelden. In der Dämmerung fuhren Dunc und ich mit dem Motorrad ohne Licht auf den Seitenstraßen nach Hause.

Als der Sommer zu Ende ging, lief auch der Zeltaufstellerjob aus. Es gab keine anderen Jobs im ländlichen Dorset. Weil ich kein Arbeitslosengeld beanspruchen wollte – schließlich hatte ich mein Studium abgebrochen und wollte nichts vom Staat –, musste ich dahin ziehen, wo die Arbeit war.

Im Herbst 1974 kehrten Mary und ich nach Reading zurück und mieteten uns ein Zimmer im Haus von unseren Freunden Paul und Sonia Newson. Ich bekam einen Job als Maler und Dekorateur bei einem Bauunternehmen, das ein alter Unifreund führte.

In diesem Winter hatten wir zu kämpfen. Ich verdiente nicht viel und die Hälfte des Geldes ging für das Auto drauf, das ich brauchte, um zur Arbeit zu kommen. Als es an einem Januarmorgen im eiskalten Regen in der Rushhour auf der London Road mal wieder stehen blieb, fiel mir ein, dass einer der Gründe, warum ich irgendwann zum

Aussteiger geworden war, der gewesen ist, dass ich kein Sklave der Arbeit sein wollte. Ich knallte die Motorhaube meines müden alten Mini zu. Ich musste einen Weg aus der Einbahnstraße finden, in die ich mich da hineinmanövriert hatte.

„Ich könnte doch arbeiten", bot Mary an. „Meine alte Freundin Jane ist Stewardess bei *BOAC*. Sie findet es super. Anscheinend lebt sie mehr oder weniger von ihren Spesen und spart sich ihr Gehalt."

„Aber dann wärst du die halbe Zeit weg."

„Aber irgendwas müssen wir doch tun. Ich würde das ja nicht ewig machen, nur so lang, bis wir den Kopf wieder über Wasser haben ... also wenn die mich überhaupt nehmen."

Sie war hübsch, klug und konnte sich gut ausdrücken. Mir war sofort klar, dass sie sie nehmen würden. Das taten sie auch, für die erste Klasse. Aber nach der Ausbildung wurde sie zunächst für Langstreckenflüge in die ganze Welt eingeteilt, und manchmal war sie zehn Tage am Stück unterwegs. Zu Hause hatte sie Jetlag und war ausgelaugt. Im Frühling zogen wir aus der Stadt raus nach Farley Hill, wo wir uns eine Wohnung in einem umgebauten Herrensitz mieteten. Marys Flugplan hatte sich geändert, sie arbeitete jetzt bei den Linienflügen zwischen Heathrow und L.A. Langsam ging es bergauf.

Martin Wise war Fahrer der Newson-Brüder, die ein Geschäft mit importierten indischen und marokkanischen Klamotten betrieben. Er lieferte sie an Läden im ganzen Land aus. Wir hatten uns bei Paul kennengelernt, uns auf Anhieb verstanden und begannen an den Wochenenden viel Zeit miteinander zu verbringen. Eines Tages klagte ich bei ihm über die unglaublichen Preise des einzigen Bioladens in Reading.

„Habe gerade einen fantastischen Bioladen in Manchester gefunden", sagte Martin. „Er heißt ‚Am achten Tag'. Ist echt günstig. Gib mir mal 'ne Liste, was du brauchst, und ich bring es dir mit, wenn ich das nächste Mal dort bin."

„Frag die mal, wie die anfangs ihren Laden hochgezogen haben", sagte ich.

Sie waren sehr hilfsbereit. Martin kam zurück und war völlig begeistert, und uns gefiel die Idee, so etwas selbst aufzuziehen. Wir fuhren zu *Community Foods,* einem Großlieferanten für Reformhäuser in London, um rauszubekommen, was sie zu welchen Preisen im Angebot hatten. Das Gleiche taten wir dann bei Mühlen, Honiglieferanten, Saftherstellern, Kräuterläden ... anschließend setzten wir uns zusammen und begannen zu kalkulieren. Wir hatten nicht genug Geld, um in Reading einen Laden zu mieten, zumindest jetzt noch nicht. Aber vielleicht konnte es mit einem Lieferservice klappen, bei dem wir eine ganze Reihe von Bioprodukten zu vernünftigen Preisen anboten.

Martin war ebenso entschlossen wie ich, es zu probieren. Zum ersten Mal im Leben hatten wir etwas gefunden, das wir erstrebenswert fanden und das auch noch legal war. Fantastisch!

„Wir müssen noch eine Weile unseren normalen Jobs nachgehen", sagte ich, denn wir hatten nur 700 Pfund Startkapital.

Martin schrieb unsere erste Preisliste in seiner gestochen schönen Handschrift. Wir verteilten Kopien und stellten unser Sortiment zusammen. Unsere erste Bestellung kam von meiner Schwester Judy, die alle ihre Schulfreunde zusammengetrommelt hatte und jetzt eine riesige Einkaufsliste schickte. Und schon bald kamen auch andere Bestellungen.

Reading Wholefoods hieß unser Laden und das Konzept war denkbar einfach. Wir kauften die Lebensmittel in großen Mengen direkt von den Produzenten oder Importeuren, verpackten sie in unserer Wohnung in Farley Hill und lieferten sie mit dem alten Transit, den wir gekauft hatten, aus. Wir verwendeten keinerlei Plastikverpackungen und recycelten von den anderen Materialien, was immer möglich war. Unsere Kunden baten wir, die Eierkartons, Papiertüten, Zellophantütchen und Gläser beim nächsten Kauf zurückzugeben.

Die Preisliste war unser einziges Werbemittel. Die Nachricht, dass es uns gab, verbreitete sich vor allem durch die Mund-zu-Mund-Propaganda unserer Freunde. Unser Geschäft wuchs beständig. Zu Beginn zahlten wir uns keine Löhne aus, sondern benutzten unsere Gewinne, um unser Sortiment zu vergrößern.

Im Frühling 1975 bekam ich einen Anruf von Brian. Er sagte, er sei auf dem Weg zu mir und wolle mit mir reden. Ich wusste sofort, was er wollte – irgendwas lag in seiner Stimme. Oder hatte mir das ganze Acid irgendwelche telepathischen Fähigkeiten verliehen?

Mary war in L.A., als ich die Tür öffnete. Brian trug ein breites, verschwörerisches Grinsen im Gesicht. Es war, als wäre überhaupt keine Zeit vergangen. Dick eingemummelt gegen die Kälte machten wir einen Spaziergang unten am Fluss. Die Uferhänge waren voller Primeln, im Wasser spiegelte sich die Märzsonne.

Brian grinste mich an, zuckte mit den Schultern und fiel wie immer direkt mit der Tür ins Haus. „Weißte was? Wir sind wieder dabei – haben grad wieder angefangen."

„Also habt ihr die Probleme mit Richard auf die Reihe gekriegt. Ich hatte den Eindruck, dass beim letzten …"

„Mensch, Leaf. Ich wusste, dass du uns nicht geglaubt hast, als wir dir sagten, dass alles vorbei war. Es stimmte, Mann. Kein Mensch weiß, wo Richard jetzt steckt. Wir haben damals wirklich aufgehört. Dann, nach einer Weile, dachten wir, na ja, wir haben ja eigentlich alles, wir brauchen nur noch einen Chemiker. Es hat ein bisschen gedauert …", Brian setzte sein berühmtes Grinsen auf, „aber jetzt haben wir einen."

Ich musste zurückgrinsen.

„Ja, wir sind wieder im Geschäft. Hör mal, wir wollen, dass du zurückkommst … aber nicht als Tablettierer", fügte er schnell hinzu. „Henry und ich machen das jetzt. Wir tauschen die Jobs. Du kannst den Vertrieb organisieren und leiten. Was meinst du?"

Ich nahm eine der Tabletten, die er mir gegeben hatte, während ich darüber nachdachte. Der Trip bestätigte mein Bauchgefühl. Ich war dabei. Es machte mich nervös, wieder auf der illegalen Seite zu stehen. Ich hatte Angst. Man kann Angst, so versuchte ich mich zu beruhigen, zu den Wänden machen, hinter denen man sich versteckt, oder man kann sich den Ängsten stellen, sie beiseite schieben, Platz schaffen, an ihnen wachsen. Schließlich rang ich mich durch und rief Brian an.

„Bin dabei", sagte ich.

Es gab noch einen anderen Grund für meine Entscheidung: Ich brauchte Geld, denn ein paar Monate zuvor hatte ich meinen Malerjob aufgeben müssen. Wir hatten den Auftrag, das Heerlager in Arborfield zu streichen, und die dort verwendeten Farben machten mich krank. Reading Wholefoods warf noch nicht so viel ab, dass wir uns Löhne auszahlen konnten, also hatte ich kein Einkommen, und ich wollte Mary nicht ewig auf der Tasche liegen.

Ich sagte mir selbst, dass ich immer noch an das glaubte, was ich tat. Okay, ich dachte nicht mehr wie früher, dass Acid das goldene Zeitalter von Toleranz und Verständnis einläuten würde. Aber ich sah in LSD immer noch ein Mittel, um den Menschen dabei zu helfen, sein Inneres zu erkennen, sich selbst zu verstehen, und auch die Außenwelt und die transzendentale Schönheit unserer Heimat wahrzunehmen.

Acid-Freaks würden den Planeten niemals zerstören.

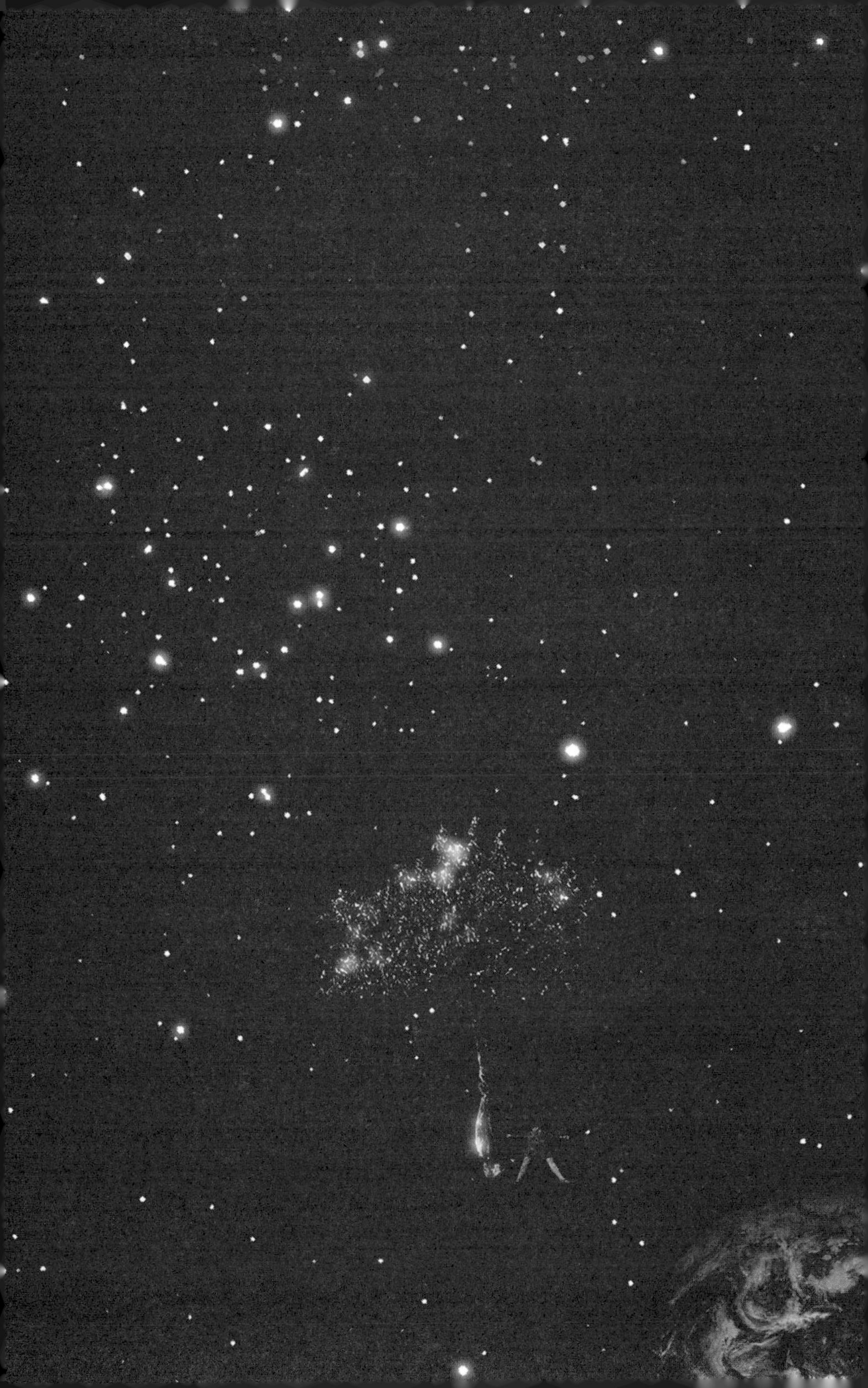

HIGH VON INNEN

1980

In den Monaten nach der abgelehnten Berufung erkannte ich, dass meine Beziehung eigentlich schon mit meiner Verhaftung vor drei Jahren geendet hatte. Ich konnte Mary nicht vorwerfen, dass sie eine Ehe auch formal beenden wollte, die schon lange kaputt war. Vielleicht würde ich noch drei weitere Jahre eingesperrt sein, und bis dahin hätten wir uns endgültig entfremdet.

Ich akzeptierte mein Schicksal, sah mich um und erkannte, dass ich besser daran tat, weniger über die mir versperrte Welt draußen nachzudenken, als mich auf meine unmittelbare Umwelt zu konzentrieren. Die Möglichkeiten im Gefängnis sind sehr eingeschränkt, aber es gibt sie, und ich saß bereits lange genug ein, um zu wissen, wie ich sie mir zunutze machen konnte.

Nachdem ich ein Jahr in der Schreinerei gearbeitet hatte, nahm ich eine mir angebotene Stelle an, die im Knast als Topjob betrachtet wurde, ich übernahm die Sportaufsicht.

Ich hatte sie bekommen, weil ich nach viel Training der beste Badmintonspieler im Knast geworden war. Beide Trainingswärter waren Badmintonfans, und ich war der Einzige, der ihnen ein anständiges Spiel liefern konnte. Nach einiger Zeit war ich ihnen ebenbürtig. Der ältere Wärter weigerte sich weiterhin, mit mir zu spielen, nachdem ich ihn irgendwann endlich geschlagen hatte. Der andere war ein anständiger Kerl und spielte weiter, auch wenn er kaum einen Punkt machen konnte. Ich absolvierte ein bisschen Krafttraining, spielte Fußball und ein Dutzend Mal am Tag Badminton: So fit war ich noch nie. Es war ein wunderbarer Zeitvertreib, viel besser, als man es im Knast jemals erwarten könnte. Alle waren völlig verblüfft, als ich dort aufhörte.

Ich ging, weil ich endlich die Stelle bekam, auf die ich schon seit Beginn meiner Haftstrafe gehofft hatte. Nach mehr als drei Jahren stieg ich zu den *Garden-Red-Bands* auf.

Alle Gefangenen in Horfield standen unter der direkten Aufsicht eines Wärters, wenn sie sich nicht in ihren Zellen aufhielten. Alle außer den Red-Bands. Meine Bewegungsfreiheit war immer noch eingeschränkt, aber als Gärtner konnte ich alleine nach draußen gehen und in den Beeten arbeiten. Gott, es war großartig an der frischen Luft.

Ich sog den berauschenden Duft von Rosen, Goldlack und Veilchen ein, pflanzte, jätete Unkraut und fuhr mit der Schubkarre herum …

Wir waren zu dritt. Unzählige Samen und Setzlinge zogen wir in den riesigen beheizten Gewächshäusern auf. Sie wurden verschickt, um Gefängnisse in ganz Südengland zu verschönern. Ich beantragte und bekam erlaubt, jedem lebenslang einsitzenden Häftling, der eine wollte, eine Topfpflanze zu schenken. Die meisten wollten eine. Für meine Zelle wählte ich eine Kletterpflanze, um die scharfen Kanten meines vergitterten Fensters abzumildern, eine Ipomoea, auch bekannt unter dem Namen Prunkwinde.

Drei Mitglieder der Julie-Bande hatten Einspruch gegen die Pfändung des bei ihrer Verhaftung sichergestellten Geldes eingelegt. Darüber zu urteilen hatten die Richter des House of Lords. 1980 entschieden sie, dass die fraglichen 100 000 Pfund nicht einbehalten werden durften, was aber nicht hieß, dass sie zurückgegeben werden mussten, sondern nur, dass es nicht korrekt gewesen war, sie einzuziehen. Juristisch gesehen ist eine Verabredung eine Übereinkunft zwischen Menschen, die sich über den Gegenstand und die Regeln gemeinschaftlichen Handelns verständigen, Güter und Geld haben damit nichts zu tun.

Das war ein Tritt in den Arsch des Home Office. Wer auch immer die Idee gehabt hatte, uns wegen „Verabredung zum Verstoß gegen das Betäubungsmittelgesetz“ anzuklagen, musste sich jetzt in den Hintern beißen; öffnete die Entscheidung der Lords doch einem erfolgreichen Einspruch Tür und Tor, und die Chancen standen gut, dass das Geld doch an die „rechtmäßigen“ Besitzer zurückgegeben werden musste. Konnte die Regierung tatenlos zusehen, wie verurteilten Drogendealern die Gewinne aus ihren Geschäften zurückgegeben wurden? Nein.

Man änderte umgehend das Gesetz, um künftig Blamagen zu vermeiden. Für uns suchten sie nach einer anderen Lösung. Bald nach der Entscheidung des House of Lords bekam ich einen Einkommensteuerbescheid über meine Einkünfte als Drogendealer. Der Flurfunk im Knast bestätigte schnell, dass die Hauptverschwörer, die derzeit über das ganze Land verteilt waren, denselben Brief bekommen hatten. Henrys Bescheid belief sich über eine Summe von1,6 Millionen Pfund.

Wenn man nicht innerhalb eines Monats Berufung einlegt, ist ein Steuerbescheid gesetzlich bindend. Ich legte Einspruch ein. Ein Steuerbeamter kam zu mir. Zuerst bestand er darauf, dass das ein ganz normaler Einkommensteuerbescheid sei.

INCOME TAX AND CLASS 4 NATIONAL INSURANCE CONTRIBUTIONS - Year 19 76 - 77

Date Notice of asst. issued	Assessment number	File number	
7/7/1980	714D 37561/80/9A		◀PLEASE QUOTE

PART I	Payable	
NET AMOUNT PAYABLE AS COMPUTED IN PART II	£ 1645.00	[illegible]
	£ 264.00	[illegible]
	£ 1909.00	TOTAL

CONFIDENTIAL

N R S Fielding
c/o the Governor
H M Prison Bristol
Cambridge Road
BRISTOL

Notice of Assessment

This notice is addressed to you personally as required by law, but if you have a professional adviser or agent, **it is desirable that you should let him see it immediately.**

Appeals

If you do not agree with the assessment(s) whether or not tax or Class 4 National Insurance contribution is payable you can appeal by giving me notice in writing, stating the grounds of the appeal, within thirty days of the date of issue above. If you believe you are overcharged by the assessment you may, in addition to making an appeal, apply within the same period to postpone payment of some or all of the tax etc. charged by the assessment. This application must be in writing and must state the amount by which you consider you are overcharged and the grounds for that belief. If the appeal cannot be settled by agreement between us it will be heard and determined by the Commissioners, an independent appeal body. You will, in this case, be notified of the meeting of the Commissioners and should either attend or be represented. [illegible]

Similar provisions apply to the application for postponement of payment of tax, etc.

An "E" before any item on this notice means that the amount has been estimated in the absence of information needed to determine it. If you are dissatisfied with the estimate, you should appeal (the note above tells you how to do this) and as soon as possible let me have the information I need. If you do not know what further information is required, please ask when sending in your appeal.

Payment

Where any tax and/or Class 4 National Insurance Contribution is payable the amount is shown in Part I. Unless you appeal and apply to postpone payment of tax payment should be made in accordance with the "Directions as to payment" on the attached notice to pay without further request. Interest is chargeable on overdue tax and your attention is drawn to the enclosed notes.

Personal Reliefs

1. Income tax

The personal reliefs apply only to individuals. If the full reliefs are not shown in Part II, please refer to any notice issued in relation to other source(s) of income, for example, a PAYE coding notice. In the case of a partnership, particulars of reliefs have

Part II ASSESSMENT PARTICULARS		£	£
Profits of trade, etc. of			
Drug Salesman		4700	
Balancing Charge			
DEDUCTIONS –			
Retirement annuity payts.			
Capital Allces			
Losses			
Building Socy./other loan int.			
ALLOWANCES –			
Personal/Wife's Earned Income	1685		
Housekeeper/Addl. Personal			
Children			
Dependent Relative			

„In diesem Fall", sagte ich, „sollte es mir erlaubt sein, meine Geschäftsausgaben abzusetzen: Spesen, Reisekosten, Büroräume, Telefonrechnungen …"

Ich bot ihm an, meine Aufwendungen dadurch zu belegen, dass wir die Tonbänder meiner abgehörten Telefongespräche als Beweismittel einsetzten. Jetzt musste der Beamte lachen. Er gab zu, dass sich ein Deal anbahnte, aber nur, wenn alle zustimmten.

Das taten alle. Wir unterzeichneten ein Dokument, mit dem wir einwilligten, dass alle Gelder, die von der Polizei bei unserer Verhaftung beschlagnahmt worden waren, für die Zahlung unserer Steuerschulden eingesetzt werden sollten. Ich habe keine Kopie von diesem Dokument bekommen, aber ich habe noch den Steuerbescheid – der beweißt, dass die Regierung ihren Anteil an unseren Drogendeals einforderte. Meiner Meinung nach macht sie das zu Nutznießern.

Ich frage mich, was mit den 100 000 Pfund cash passiert ist.

Das ehedem in Stein gemeißelte Gefängnissystem veränderte während meiner Haftzeit plötzlich seine Regeln. Das Lichterlöschen wurde zuerst von zehn auf elf verschoben, dann völlig abgeschafft. Wir bekamen selbst die unglaubliche Verantwortung dafür aufgebürdet, wann wir die Lichter zu löschen gedachten. Aber damit nicht genug: Ich hatte immer die Meinung vertreten, dass die vorsätzliche Bosheit der Behörden keine Grenzen kannte, aber meine Überzeugungen wurden schwer erschüttert, als es den Langzeitlern zugestanden wurde, batteriebetriebene Kassettenrekorder zu besitzen.

Uns waren nur sechs Kassetten erlaubt. Die Wahl war ebenso schwer zu treffen wie die Frage danach, was man auf eine einsame Insel mitnehmen soll.

Ganz oben auf meiner Liste stand *Blonde on Blonde* von Dylan, das beste Album aller Zeiten, wie ich glaubte. Da es ein Doppelalbum war, bekam ich eine Platte zusätzlich. Joni Mitchell, Steely Dan, Bruce Springsteen, Joan Armatrading und Love vervollständigten meine Sammlung. Das Buch, das ich in der Zelle ständig um mich haben wollte, war mein Atlas. Mit ihm erkundete ich stellvertretend die Welt. Smiles und ich träumten oft von den Orten, die wir bereisen würden, wenn wir endlich raus waren.

Von allen natürlich vorkommenden psychedelischen Rauschmitteln kamen die Samen der Prunkwinde LSD am nächsten. Im Herbst erntete ich die Samen von meiner Fensterpflanze und aß sie. Sie zeigten eindeutig eine Wirkung, aber für einen richtigen Trip genügte es nicht. Mein Appetit auf psychedelische Drogen war wieder entfacht und ich brachte Scooter dazu, mir Acid zu schicken. Ich nahm es eine Stunde vor dem Zellenschließen und begann gerade zu fliegen, als wir eingesperrt wurden.

Eine Zeitlang stand ich am Fenster und witzelte mit Smiles in der Zelle nebenan.

Als das Sprechen zu kompliziert wurde, legte ich mich aufs Bett und ließ die Welt in mich eindringen. Ich lachte und schrie und ließ meinen Geist an der frischen Luft auslüften. Mein kleiner Zellenwürfel füllte sich mit einem Tornado aus Gedanken.

„Ich bin hier drin wegen Acid, aber ich bin hier drin auf Acid. Moment. Kann das stimmen?" Ich verwirrte mich selbst. Besser noch mal von vorn. „Ich nehme hier drin Acid und ich bin hier fürs Acidnehmen. Warte mal. Ich nehme Acid." Okay. Ja, dieses Acid ist okay, ziemlich gut sogar. Aber ich bin hier drin wegen Acid. Meine Gedanken drehten sich immer schneller im Kreis und während ich drauf war, war das gar nicht lustig. Ich brauchte frische Luft, aber spazieren gehen konnte ich nicht. Und wenn man keinen Spaziergang machen kann, wenn man will, hat es wenig Sinn, einen Trip zu nehmen.

„Okay, jetzt hast du's probiert", sagte ich und tat so, als wäre ich sauer auf mich selbst, „aber jetzt reicht's wieder. Kein Acid mehr im Knast."

Der Türspion ging auf. Ein Wärter schlich in Hausschuhen durch die Korridore in der Hoffnung, jemanden beim Wichsen, beim Kiffen oder Tunnelgraben zu erwischen. Er konnte nicht sehen, dass ich auf einem Trip war. Ich lächelte ihn an. Du kannst den Körper einsperren, aber nicht den Kopf. Unsere Gedanken sind frei.

An den meisten Abenden bastelte ich mir aus einem Fetzen Silberpapier und einer Streichholzschachtel eine kleine Pfeife und rauchte ein paar reiskorngroße Krümel Dope. Ich hatte fast immer was da. Schließlich hatte ich genügend Zeit, mir Möglichkeiten auszudenken, wie man Hasch in den Knast schmuggeln und es verbergen konnte, sobald man welches hatte.

Russ hatte einen hübschen Trick, der hervorragend funktionierte. Bei seiner Stelle als Bibliotheksleiter war ihm ein blinder Punkt im

Sicherheitssystem des Gefängnisses aufgefallen: Der Bibliothekswärter brachte die gesamte Post für den Knast vom Eingangstor zu seinem Büro. Dort sah er sich jede Sendung an und ordnete sie dem jeweiligen Flügel zu. Dann ging die Post an die Zensoren, die alles öffneten und überprüften. Schließlich wurde die Post den Insassen überreicht. Idiotensicher.

Nicht ganz.

Der Bibliothekswärter nahm ein Bündel aus dem Sack, schaute auf den obersten Brief und rief: „Fielding. 1465."

„B-Flügel", antwortete Russ mit Blick auf den Belegungsplan.

Der Wärter warf die Sendung in den Wagen für den B-Flügel und las den nächsten Namen mit Nummer vor. Gelegentlich sagte Russ: „In die Krankenstation verlegt" oder „Nach Moor verlegt."

Häftlinge wurden permanent von einem Knast in einen anderen gebracht. Ihre Post reiste hinterher. Diese Briefe und Päckchen landeten auf einem Haufen in der Ecke, damit sie irgendwann in den richtigen Knast weitergeleitet wurden. Um den Haufen kümmerte man sich erst, wenn er zu groß wurde, also alle zwei oder drei Wochen. War ja nicht dringend, war ja nur Post für Knackis.

Russ schickte seinem Komplizen draußen eine Botschaft mit Namen und Nummer eines frisch verlegten Sexverbrechers. Ein paar Tage später kam eine zusammengerollte Sonntagszeitung für den Mann an, der gerade verlegt worden war.

„Ist jetzt in Strangeways", sagte Russ dann und die Zeitung wanderte auf den Nachsendestapel.

Der Bibliothekswärter, ein ehemaliger Mechaniker, verbrachte jeden Nachmittag ein paar Stunden in der Gefängnisgarage und verdiente sich ein kleines Extra, indem er an den Wagen der Belegschaft herumschraubte. Wenn er weg war, nahm Russ die dünnen Bögen Hasch heraus, die zwischen den Zeitungsseiten versteckt waren.

Das war nur einer von vielen Wegen, wie Dope in den B-Flügel gelangte. Keiner, der gerne kiffte, hatte Mangel. Ich bin mir sicher, dass der Oberaufseher wusste, dass hier genügend Hasch kursierte, und es tolerierte, solange es diskret geschah. Die Wärter hatten wenig dagegen, wenn die Knackis stoned waren. Dann war der Flügel ruhig und beschaulich und das machte ihnen das Leben leichter. Braute jemand irgendeinen Fusel zusammen, kam es zu betrunkenen Raufereien und Klingen wurden gezückt. Aber wenn ein paar Gramm Hasch im

Umlauf waren, entspannten sich die harten Knochen und selbst die schweren Fälle waren ganz relaxt.

Von einem meiner Besucher erfuhr ich, dass Henry und Brian eingewilligt hatten, das übrige Acid – eine Million Trips – der Polizei auszuhändigen, um unsere Chancen auf Bewährung zu verbessern. Aber es war so viel Zeit vergangen, Bäume waren gewachsen, das Unterholz hatte sich verändert … sie konnten das Versteck einfach nicht mehr finden. Natürlich war die Polizei misstrauisch, ließ sich aber doch überzeugen, dass es ein ernsthafter Versuch gewesen war. Sie willigten ein, Brian und Henry mit nach Ampthill Woods zu nehmen, um es noch mal zu versuchen. Diesmal fanden sie das Zeug.

Die Zeit für den zweiten Antrag auf Bewährung rückte näher und alles Acid war ausghändigt. Unter diesen Umständen war es schwierig, nicht zumindest ein klein wenig hoffnungsvoll zu sein.

Man muss sich um Bewährung bewerben und begründen, warum man sie bekommen sollte. Ich machte mich völlig verrückt wegen meines Antrags. Ich war mir sicher, dass ich meine Aussichten auf Freiheit verbessern konnte, wenn ich nur die richtigen Worte fand.

Und es gab innerhalb des Gefängnissystems Leute, die Berichte für den Bewährungsausschuss verfassten. Der psychologische Bericht beispielsweise ist für zwei Kategorien von Gefangenen besonders wichtig: Mörder und Junkies. Ich wurde ebenfalls zu einem Gespräch mit einem Psychologen gerufen, einem langhaarigen jungen Mann Mitte zwanzig.

Er hatte den krassesten Tic, den ich je gesehen hatte. Immer wieder zuckte die eine Seite seines Gesichts unter einem schlimmen Krampf zusammen. Dieser Typ sollte einen Bericht über meine geistige Verfassung abliefern?! Ich wusste nicht, wo ich hinsehen sollte. Alles, was ich tat, konnte falsch sein. Ich hielt meine Augen gesenkt, während wir seine Fragen zur Einschätzung meines psychologischen Profils durcharbeiteten. Nach diesem Gespräch blieb mir nichts weiter, als an dem Wortlaut meiner Bewerbung zu feilen. Ich sprach mit Dave Solomon darüber, der ebenfalls zur Julie-Bande gehörte und im B-Flügel einsaß. Später versuchte ich es zu Papier zu bringen.

Ich fragte meinen traurigen alten Freund um Rat,
als wir gemeinsam beim Direktor warteten.
„Was sag ich nur, um meinen Kopf
aus der Schlinge zu ziehn?"
„Ruhe!", schrie der Wärter.

Nach einer schlaflosen Nacht
in einem lebendigen Bett
stand ich beim Frühstück mit Dave
und flüsterte ihm zu:

„Was ist Zeit? Was Gerechtigkeit?
Und wie schnell ist das Leben?
Wie viel falsch ergibt ein richtig?
Und wer ist mit meiner Frau auf- und davon?

Und wann kann ich so frei sein,
um nach Reading zu reisen oder nach Rom?
Wie viele Jahre muss das noch sein?
Wann kann ich heim?"

Dave sagte:
„Um den Kerkern und Ketten zu entfliehen
und den Türen aus Stahl
musst du bereuen, bis ans bittere Ende,
was du nicht fühlst."

Natürlich brachte ich mein Anliegen vor.
Sollte mir unnütz eine Chance auf Freiheit entgehen?
Sorgfältig schrieb ich meinen Antrag,
hoffend auf das richtige Wort –
die Worte, um meine Zelle zu öffnen,
und mir die Freiheit zu holen, die fehlt ...
Und stürzte tief, tief in die Hölle,
denn die Schweine ließen mich nicht gehn.

Nach diesem zweiten Rückschlag schrieb ich ans Innenministerium:

15.3.81

Sehr geehrte Damen und Herren,
meine Bewährungsentscheidung R1/RLP/M1946 betreffend,
richte ich mich mit der Bitte einer unmittelbaren,
erneuten Prüfung meines Bewährungsantrags an Sie.
Im Informationsbericht des Unterhauses vom Juni 1980 heißt es:
„Niemand sollte länger als nötig im Gefängnis bleiben."
Ist es denn unbedingt nötig, dass ich im Gefängnis bleibe?
Ich habe mittlerweile fast vier Jahre hier verbracht, habe über 4000 Gefängnismahlzeiten gegessen, nach dieser meiner ersten Straftat.
Ich sehe keinerlei Gewinn für niemanden, wenn ich weiterhin im Gefängnis bleibe. Wenn ich das ganze nächste Jahr oder gar länger absitzen muss, kann das nur dazu führen, dass ich physische und mentale Schäden davontrage, die meine Chancen verringen, anschließend ein lebenswertes Leben zu führen.

Verehrte Damen und Herren, die Entscheidung liegt bei Ihnen.

Nach so langer Zeit im Knast erwartete ich von den Behörden keine Gnade mehr. Trotzdem hatte ich das Gefühl, dass ich es versuchen musste. Was konnte ich schon sagen? Weil ich nicht katzbuckeln oder lügen wollte, hatte ich keine großen Möglichkeiten. Und mein Pessimismus wurde bestätigt. Obwohl mein Fall „gewissenhaft und mitfühlend" erneut überdacht wurde, bekam ich einen negativen Bescheid. Aber diese Absage wurde mir ein wenig versüßt – ich wurde für den letzten Teil meiner Strafe in die offene Vollzugsanstalt Leyhill verlegt.

Vor meinem Umzug ging es gewaltig bergab in Flügel B. Roberto, der einzige Italiener im Flügel, war ein junger, gut vernetzter Mafioso. Er war erwischt worden, als er in England Heroin auslieferte. Er hatte einen Diener, einen Junkie namens Billy, der seine Schuhe putzte, ihm Tee brachte und generell alles tat, was sein Boss verlangte. Roberto bezahlte den Jungen für gewöhnlich mit Tabak. Eines Nachts gab er ihm ein bisschen Dynamit-Dope.

Haschisch ist ein Verstärker, der Sinne und Stimmung intensiviert. Man kann sich fantastisch fühlen damit… oder man kriegt Paranoia. Billy kiffte nach dem Türenschließen in seiner Zelle und kriegte Panik. Er stürzte sich auf die Notfallklingel und bettelte den Wärter an, dass er ihn in den Krankentrakt bringen solle, weil er sterben würde.

In dieser Nacht hatten die Sicherheitswärter Dienst, die dafür verantwortlich waren, dass die Knackis an nichts rankamen, was sie nicht haben durften – Waffen, Alkohol, Drogen … Als sie kapierten, dass Billy bekifft war, nahmen sie ihn hart ran und horchten ihn aus, wo er das Gras herhatte, und erfuhren von ihm alles über den Grashandel im Flügel.

Roberto und Russ wurden sofort in den sogenannten Block verlegt. Die Sicherheitswärter kamen mit Spürhunden und durchsuchten den gesamten Flügel von oben bis unten. Die Wärter bearbeiteten Russ, um von ihm rauszukriegen, wie das Gras in den Knast gelangt war. Er sagte es ihnen, und dann war er weg. Plötzlich verschwand auch Smiles im Block. Ich ging mit meiner Schubkarre hin, um mit ihm zu sprechen. Ein Wärter erwischte mich, ehe wir mehr als ein paar Worte hatten wechseln können. Als Nächstes wurde er nach Dartmoor verfrachtet. Ein paar Tage später bekam ich eine Nachricht von ihm.

„Alles okay. Sehe dich draußen, wenn das alles vorbei ist."

Ich war zum Glück den Folgen von Billys Zusammenbruch entgangen. Meine Überführung nach Leyhill war nach wie vor geplant. Mir stand nach vier Jahren im Horfield Prison ein Tapetenwechsel zu.

Die letzten paar Abende in Bristol verbrachte ich mit Dave. In der letzten Nacht sagte er: „Weißt du, ich hab nie kapiert, warum du dich Henrys Gang wieder angeschlossen hast. Du warst schon weg gewesen, warst draußen, hast mit einer fantastischen Frau gelebt … Wieso bist du wieder zurück?"

„Ich weiß nicht genau", sagte ich. „Ich hab Geld gebraucht, glaub ich. Weißt du was? Damals klang es einfach wie eine gute Idee."

Dave hatte das Thema auf den Tisch gebracht, das ich nach monatelangem Kopfzermartern in Untersuchungshaft begraben hatte. Was war ich für ein Idiot gewesen, wieder bei Intertrans einzusteigen.

VERTRIEBSCHEF

1975

Das Vertriebsnetzwerk zu leiten schien ein ehrlicher Job zu sein. Ich musste nur eine einzige Person beliefern, den Hauptdealer, und das war mein alter Freund Russ. Im Prinzip war ich die Schnittstelle zwischen den Herstellern und dem Dealernetzwerk.

Als Allererstes musste ich ein gutes Versteck für die 200 000 Trips finden, die ich von Brian bekommen würde. Das war gar nicht so einfach. Südengland ist keine verlassene Gegend. Meine Vorratskammer durfte nicht zu nah an irgendwelchen Städten und Dörfern sein, ich musste in der Nähe unauffällig parken können, mich unerkannt nähern können und brauchte einen Beobachtungspunkt, von dem aus ich guten Überblick über die ganze Gegend hatte. Was das eigentliche Versteck anging, musste der Boden entwässert sein und das Blattwerk so dicht, dass ich nicht gesehen werden konnte. In meiner Wohnung in Farley Hill verbrachte ich Wochen über Generalstabskarten gebeugt, fuhr vielversprechende Orte ab, schnüffelte dort herum und kehrte enttäuscht wieder heim.

Schließlich fand ich genau, was ich suchte, in Caesar's Camp, einem ansehnlichen Wald bei Nine Mile Ride nahe Bracknell. Als Mary wieder nach L.A. geflogen war, kehrte ich mit dem nötigen Gerät nach Caesar's Camp zurück und machte mich an einer Anhöhe in der Nähe eines Rhododendrongestrüpps an die Arbeit. Eine Viertelstunde lang saß ich mit dem Rücken an einen Baum gelehnt, hörte dem Gesang der Vögel zu und schlängelte mich dann schließlich durch das Unterholz, suchte mir eine geeignete Stelle und stach das erste Stück Erde heraus, etwa einen halben Meter im Quadrat und zehn Zentimeter dick. Vorsichtig legte ich die Grasnarbe beiseite und begann zu buddeln, wobei ich den Aushub in eine Mülltüte schaufelte. Nach den ersten Zentimetern wurde es schwieriger. Die Erde war voller Wurzeln und Steine. Es ist unmöglich, still in steinigem Boden zu graben; jeder in der Nähe musste mich hören. Ich hielt immer wieder inne und lauschte – das einzige Geräusch war das raue Keuchen meines Atems.

„Muss das Rauchen runterfahren", keuchte ich.

Ich wartete, bis mein rasselnder Atem wieder langsamer ging und ich besser hören konnte, machte dann eine Pause, ehe ich weiter grub. Nach mehreren Verschnaufpausen, jede ein bisschen länger als die vorherige, war das Loch endlich so tief, wie es mir Henry empfohlen hatte – einen Meter. Ich war erledigt, völlig verschwitzt und dreckig.

In meine Grube wanderte eine Mülltüte mit zwei großen luftdichten Plastikzylindern. Noch waren sie leer. Ich füllte das Loch mit Erde, trat sie fest, legte die Grasnarbe wieder drauf und räumte auf. Ein paar Blätter verbargen den Rand des Verstecks und ließen es mit der Umgebung verschmelzen. Sorgfältig sammelte ich alles zusammen, kennzeichnete den Baum daneben mit einer Kerbe über Kopfhöhe, packte mein Zeug und ging.

Nach dem nächsten starken Regen kehrte ich zurück und kontrollierte das Versteck. War es durchnässt, konnte ich wieder von vorne anfangen. Es war trocken. Ich rief Brian an.

„Hey. Wie läuft's?", fragte ich.

„Super. Und bei dir?"

„Gut. Hör mal, hast du Lust, dass wir uns auf ein Spiel treffen?"

„Klingt gut. Wann hast du Zeit?"

„Wie wär's Samstag?"

„Gut."

„Ich schaue, dass ich's bis eins schaffe."

Unser Code hatte sich nicht geändert, was bedeutete, dass ich Brian Freitagvormittag um elf Uhr sehen würde. Den Ort hatten wir verlegt und trafen uns jetzt immer in einem schmierigen Café in Notting Hill. Wir aßen ein Eiersandwich und tranken Tee und nahmen jeweils die Sainsburys-Einkaufstüte des anderen mit.

Alles war ruhig, als ich in Caesar's Camp ankam. Ich ging zur Anhöhe und wartete eine Weile. Dann schlüpfte ich zwischen die Rhododendren und suchte meinen markierten Baum, konnte ihn aber einfach nicht finden. Ich suchte und suchte und war mir dabei peinlich bewusst, dass es nicht besonders clever war, mit zwei Tüten im Wald herumzustolpern, in denen genug LSD war, um die gesamte Bevölkerung von Reading in den Orbit zu schießen.

Ich verfluchte die ganze Versteckerei. Es war ein Riesending, überhaupt einen guten Ort zu finden und die Trips zu vergraben und sie dann wieder auszugraben, aber wir hatten uns von Anfang an darauf verständigt, dass keiner von uns Acid zu Hause haben sollte. So liefen wir jedenfalls nicht Gefahr, dass eine ganz normale Dope-Razzia Intertrans auffliegen ließ.

Ich ging zurück zum Hügel und begann von vorne. Es nutzte nichts. Ich konnte diese verdammte Markierung einfach nicht mehr finden. Alle Bäume sahen gleich aus. Ich musste gegen Henrys Regel handeln und mit den Microdots wieder nach Hause fahren – ich konnte ja schließlich nicht ewig hier rumhängen. Gerade als ich umkehren wollte, entdeckte ich meinen eingekerbten Baum, fand das Versteck und vergrub das Acid.

Ein paar Tage vor der ersten Übergabe traf ich mich mit Russ. Beim Essen in einem Restaurant in Oxford schwelgten wir in Erinnerungen an Marokko und besprachen dann die Details unseres Deals. Russ war gut in Form, sah fitter aus als je zuvor, ein Witz jagte den anderen.

An diesem Tag wollte ich auf keinen Fall in Eile geraten und stand sehr früh auf, um nach Caesar's Camp zu fahren. Ich fand meinen eingekerbten Baum sofort, lehnte mich dagegen und wartete, bis ich sicher sein konnte, dass niemand im Wald war. Ich zog mir ein Paar Gummihandschuhe an, grub das Acid aus und zählte vierzig Pakete mit je 1000 Tabs ab. Die Trips kamen in eine Plastiktüte. Ich stellte sie beiseite und vergrub den Container wieder. Mein Herz raste. Vor zwei Minuten war ich noch clean gewesen: Jetzt hatte ich genug Zeug bei mir, um für Jahre hinter Gitter zu wandern. Ich hielt inne und lauschte auf die beruhigende Stille.

„Okay", flüsterte ich. „An die Arbeit. Besser das Zeug verstauen." Wie viele Leute, die lang allein gelebt haben, sprach ich oft mit mir selbst. Mit einem Messer trennte ich vorsichtig die Klappen einer Schachtel Hundekekse auf. Den Großteil des Inhalts schüttete ich in eine Tüte, legte das Acid in die Schachtel, packte dann die Hundekekse obendrauf und klebte sie wieder zu. Ich drehte die Schachtel auf den Kopf und stellte sie auf dem gebundenen Buch ab, das ich mitgebracht hatte.

Ich atmete tief und konzentriert, um mich zu beruhigen, und wartete, bis der Kleber getrocknet war. Dann räumte ich auf und verteilte Blätter, um das Versteck und alle Spuren meines Besuchs zu verwischen. Auf dem Weg zum Auto warf ich die übrigen Hundekekse in einen Graben. Nach einem langen, ausgedehnten Frühstück in einem Café an der Straße nach Wallingford las ich den *Guardian* von vorne bis hinten und fuhr dann auf Umwegen zum Treffpunkt. Dabei hatte ich ständig den Rückspiegel im Blick und hielt immer wieder an, um sicherzugehen, dass mir niemand folgte.

Ich war eine halbe Stunde zu früh in Wantage, parkte in einer Seitenstraße und ging mit einer Zeitung unter meinen zitternden Arm geklemmt Richtung Marktplatz. Alles Mögliche konnte als Nächstes passieren. Meine Antennen schwenkten in alle Richtungen aus und versuchten jeden falschen Ton zu erhaschen, jeden Hinweis darauf, dass ich in eine Falle tappte. Ich überquerte den Platz, ging in ein Teehaus, bestellte Kaffee und Kuchen und setzte mich an den Tisch am Fenster, wo ich das Pub im Blick hatte, in dem wir uns treffen wollten. Ich tat so, als wäre ich mit dem Kreuzworträtsel beschäftigt, während ich argwöhnisch Ausschau hielt. Die ganze Stadt schien tief im Schlaf versunken. Ich füllte wahllos irgendwo ein Wort aus und nahm einen Bissen von meinem Kuchen. Beim Versuch zu schlucken streikte mein Gaumen und mein Mund war voller trockener Krümel. Ich nahm einen Schluck Kaffee, schob den Kuchen beiseite, verbrannte mir aber die Zunge. Mein Hustenanfall machte die Kellnerin auf mich aufmerksam und ein paar ältere Damen, die dort ihren Tee tranken. Sie würden sich an mich erinnern, falls jemand danach fragte.

Russ erschien überpünktlich. Er parkte vor dem Pub und ging hinein. Niemanden schien seine Ankunft auch nur im Geringsten zu interessieren. Ich wartete noch fünf Minuten – nichts geschah.

Die Stadt sah immer noch ruhig aus, als ich wieder zu meinem Auto ging. Ich fuhr auf den Platz, parkte und ging ins Pub. Russ saß allein an einem Tisch. Bei seinen Füßen stand eine Tragetasche von *Sainsbury's*, die genauso aussah wie meine. In seiner Tasche würde noch kein Geld sein – diese erste Lieferung bekam er so. Ich würde von ihm erst bezahlt werden, wenn ich ihm die nächste Lieferung brachte. Für die Trips zahlte er sechzehn Pence pro Stück. Ich bekam einen Penny pro Trip, was mir 400 Pfund für die Arbeit eines Morgens einbrachte. Das entsprach etwa drei Monatslöhnen eines Landwirtschaftsarbeiters.

„Ich hab mich schon gefragt, wo du wohl gelandet bist", sagte Russ, als ich mich zu ihm setzte. „Alles okay?"

„Klar. Und bei dir?"

„Ja, alles gut." Trotzdem wirkte Russ ziemlich zapplig. Er war genauso angespannt wie ich, zum Kampf bereit. Adrenalin pumpte durch unsere Adern. Nachdem wir angestrengt ein paar belanglose Sätze miteinander gewechselt hatten, stürzten wir unsere Drinks runter und gingen getrennter Wege. Er hatte meine Einkaufstüte. Ich hatte seine. Niemand hielt uns auf dem Weg nach draußen auf.

Erst als ich aus der Stadt raus war, begann ich zu zittern. Eine Übergabe durchzuziehen, zehrte viel mehr an meinen Nerven als Tabletten herzustellen – das kapierte ich jetzt.

Bei unserer zweiten Übergabe lag in Russ' Tüte ein Päckchen mit Schokoriegeln, die er mit Zehner-Noten gespickt hatte. Ich legte das Geld in eine Pausenbrotbox und vergrub es in einem Waldstück bei unserem Haus in Farley Hill, um es Brian zu geben, wenn ich ihn das nächste Mal traf.

Parallel dazu entwickelte sich Reading Wholefoods prächtig. Als Martin und ich überzeugt davon waren, dass nachhaltiges Interesse an unseren Waren bestand, suchten wir nach einem günstigen Ladenlokal. Für acht Pfund die Woche mieteten wir schließlich Räume im *Emporium*, einer Markthalle bei der Friar Street.

Wir statteten unseren Stand mit Regalen aus und hängten das schöne, von Martin gemalte Reading-Wholefoods-Schild auf. An einem Frühlingsmorgen 1975 bestückten wir die Regale und warteten auf die ersten Kunden.

Viel zu tun hatten wir am Eröffnungstag nicht. Die Einnahmen lagen bei 4 Pfund 50. Am nächsten Tag verdoppelte sich der Umsatz und stieg dann immer weiter. Nach drei Monaten annektierten wir den Nachbarstand, damit wir genug Platz für unsere Waren hatten. Zu diesem Zeitpunkt verkauften wir bereits Unmengen von unseren beiden Topsellern – Vollkornmehl und unsere eigene Müslimischung.

Obwohl wachsendes Interesse an gesunder Kost und vegetarischer Ernährung bestand, wussten nur wenige, wie man sich ein Essen zubereitete, das sowohl nahrhaft als auch geschmackvoll ist. Das wollten wir ändern und erstellten ein „Rezept des Tages", das Martin jeden Morgen auf die Tafel schrieb – eine hervorragende Idee, wie sich zeigte. Wir verkauften die Zutaten für unsere Tagesgerichte enorm gut.

Ich war kein Aussteiger mehr und arbeitete hart in einem ehrlichen Geschäft. Meistens verbrachte ich einen Tag pro Woche damit, Waren abzuholen. Die übrige Zeit war ich entweder im Lager, mixte Müsli, verpackte und wog ab oder ich war im Emporium und verkaufte und plauderte mit unseren Kunden.

Unser Stand wurde zu einem Treffpunkt, die Leute blieben gerne bei uns stehen und unterhielten sich. Wir hatten klein angefangen,

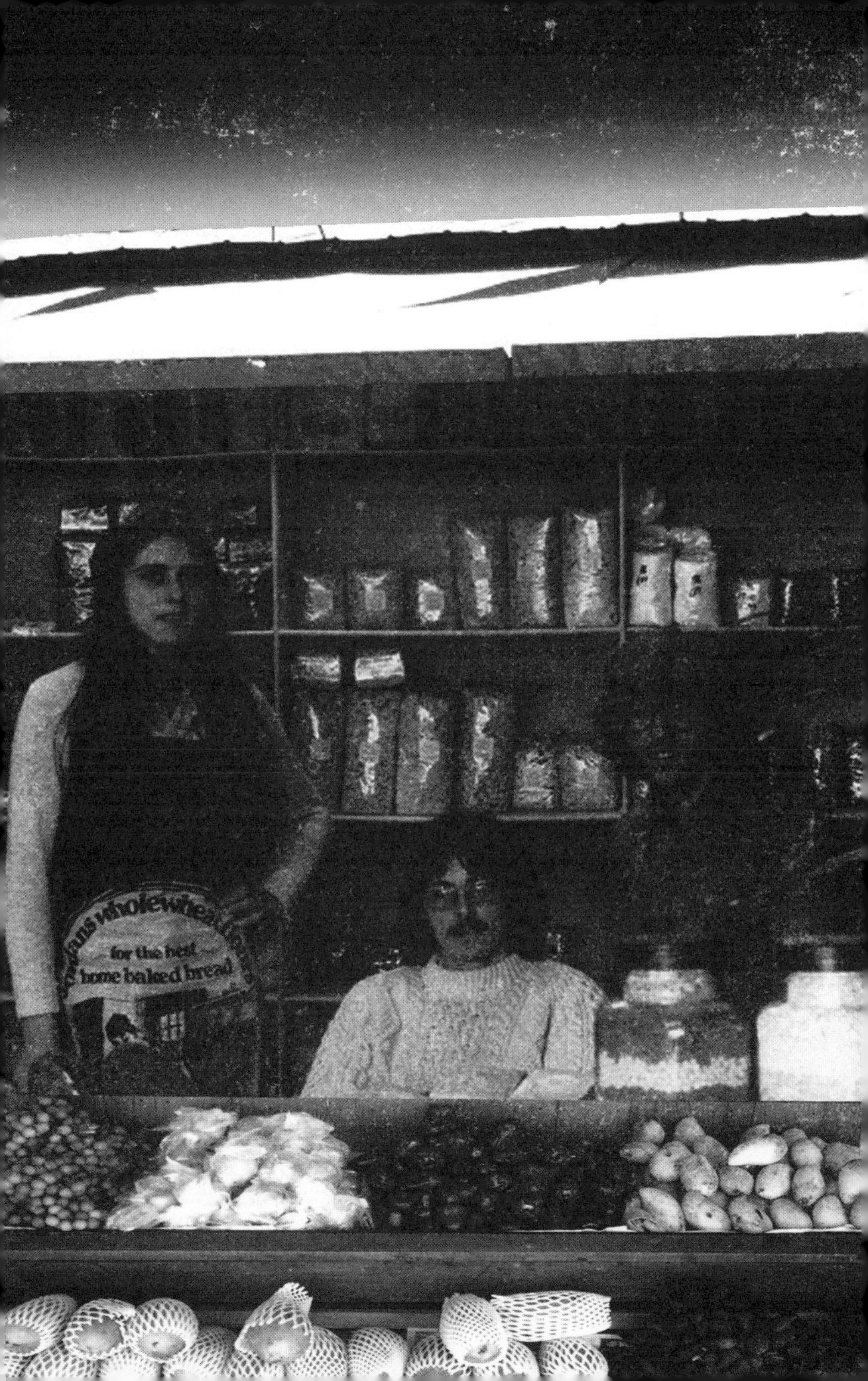
wholewheat
for the best
home baked bread

aber seit auch die Ärzte bei jeder Gelegenheit ballaststoffreiche Ernährung empfahlen, waren wir auf einmal total gefragt. Plötzlich war es cool, auf seine Ernährung zu achten, Bioprodukte zu essen und zu recyceln, was man konnte.

Ausstaffiert mit meinem Krämerhut war ich eine von vielen geachtete Person des öffentlichen Lebens, die die Arbeitswoche damit verbrachte, der Gemeinschaft einen nützlichen Dienst zu erweisen. Das war gleichzeitig die bestmögliche Tarnung für mein Geheimleben. Alle paar Wochen düste ich nach Caesar's Camp, grub 40 000 Trips aus und übergab sie Russ.

Im Herbst rief mich Brian zu einem Treffen ins Café. Nur ein paar Augenblicke später erschien Henry, forsch und businessmäßig.

„Hi Leaf. Wie geht's dir?" Er sah mir direkt in die Augen, als wir uns die Hände schüttelten. Dann fiel er mit der Tür ins Haus. „Wir wollen einen zweiten Vertriebsstrang aufbauen, einen, der direkt auf den Kontinent führt."

„Was? Ihr wollt, dass ich nach Europa fahre?"

„Langsam, langsam." Brian hatte die Hände gehoben. „Und wir sollten hier nicht so laut reden. Nein, wir wollen nicht, dass du das Land verlässt, du sollst nur noch eine zweite Übergabe machen, genau wie mit Russ. Den Typen kennst du auch. Es ist Eric."

„Du verdienst doppelt so viel Geld", fügte Henry hinzu.

„Und hab das doppelte Risiko", gab ich zurück. „Wie ist Eric denn mittlerweile drauf?"

„Er ist cool und schwer in Ordnung, Mann", sagte Brian. „Meinst du vielleicht, wir würden mit ihm Geschäfte machen, wenn er es nicht wäre?"

„Nein, natürlich nicht."

„Und", fuhr Brian fort, „du musst dich nicht ums Geld kümmern. Das läuft über einen anderen Kanal. Was noch? Oh ja. Erics Acid sieht anders aus – Vulkane. Wird dir gefallen."

Eric und ich hatten uns immer gut verstanden. Ich mochte ihn, seit ich Anfang der Siebziger in London bei ihm mein Dope gekauft hatte. Eric war gern unter Leuten und man konnte schon immer prima mit ihm abhängen. Aber wenn wir uns jetzt trafen, dann nicht mehr, um miteinander Spaß zu haben – ein Getränk, ein kurzes Schwätzchen und dann bekam er Hummeln im Hintern, um das zu verstecken, was ich ihm gegeben hatte.

Mein ganzes Leben lang konnte ich Probleme, über die ich nicht nachdenken wollte, gut ignorieren. Normalerweise verschwinden sie, aber manchmal bleiben sie über einem hängen und werfen ihre Schatten. Anfang 1976 wurde meine alte Freundin Ursula verhaftet mit 1000 Trips von unserem Acid. Sie hatte sie von jemandem ganz am Ende der Vertriebskette gekauft, also war ich nicht direkt involviert, aber es traf mich ziemlich. Ursulas Verhaftung, Verurteilung und Inhaftierung erschütterte mich mehr, als ich mir eingestehen wollte.

Bald darauf wachte ich mitten in der Nacht auf, stand zitternd auf unserem Bett, schwitzte wie wild und fürchtete mich zu Tode.

„Was ist los?", fragte Mary verschlafen.

„Nichts. Hatte nur einen schlimmen Traum. Schlaf weiter." Ich ging in die Küche und machte mir zittrig eine Tasse Tee. Die Einzelheiten des Traums hatte ich noch deutlich vor Augen: Ich saß in einem Sessel im Fernsehraum eines Knasts, als die Tür aufgerissen wurde und die Lichter angingen. Ich blickte mich um, um nachzusehen, was los war. Drei Gestalten standen in der Tür – ein Riese, flankiert von zwei hageren Begleitern. Der Muskelmann in der Mitte trug die ärmellose Lederweste eines Kohlenmanns; er hatte lockiges schwarzes Haar und einen dicken schwarzen Bart. Ich starrte ihn fasziniert an. Er verströmte Bösartigkeit, sah sich im Raum um und fing meinen Blick auf. Er lächelte, fuhr sich mit der Zunge über die Lippen und deutete auf mich. „Du", knurrte er. „Dich krieg ich!"

Angsterfüllt floh ich ins Erwachen.

„Es war nur ein Traum", sagte ich mir, als ich immer noch zitternd meinen Tee trank. „Alles ist gut." Aber das stimmte nicht. Ich wollte nicht wieder schlafen gehen, damit der grauenhafte Alptraum nicht weiterging. War das eine Vorahnung – ein Vorgeschmack auf das, was mich noch erwartete? Tagelang konnte ich diesen Traum nicht aus meinem Kopf verbannen.

„Was erwartest du denn?", sagte ich mir immer wieder selbst. „Ursulas Verhaftung hat dir Angst gemacht. Deine Angst hat sich im Schlaf gezeigt – das ist völlig normal. Es war nur ein schlechter Traum."

Ich sprach damals viel mit mir selbst. Es gab niemanden, dem ich mich hätte anvertrauen können. Mein Doppelleben halbierte mich, es fühlte sich falsch an und zermürbte mich.

Mary flog wieder über den Ozean. Ich versank in mein geheimes Leben und tat, was ich konnte, um mich sicherer zu fühlen. Um das Risiko zu minimieren, holte ich bei Brian und Henry 700 000 Trips ab – so musste ich für einige Zeit nicht mehr hin – und gab Russ und Eric immer 50 000 auf einmal –, das reduzierte die Übergaben; ich lief nur ein paar Stunden im Monat Gefahr, mit den Trips erwischt zu werden. Aber das Geschäft wuchs und die Abstände zwischen den Lieferungen wurden immer kürzer.

Ich rechnete mir aus, dass es an der Zeit war, mein Versteck zu wechseln. Früher oder später musste ich von irgendeinem neugierigen Anwohner eins auf die Glocke kriegen. Selbst die besten Verstecke muss man irgendwann aufgeben; sucht man ein Versteck regelmäßig auf, hinterlässt das Spuren – und die kann jeder neugierige Mensch entdecken. Ich machte mich wieder auf die Suche und fand eine prima Stelle bei Fleet, nahe der M3.

Nur vier Menschen wussten, was ich tat. Ich war mir sicher, dass Henry, Brian und Russ vorsichtig und diskret waren. Bei Eric, diesem Schauspieler, war das anders. Einmal kam ich zum Pub zu einer Übergabe und sah einige Menschen, die sich um einen alten schoko- und sahnefarbenen Bentley auf dem Parkplatz versammelt hatten.

Eric hatte einen Drink in der Hand und wartete an seinem Tisch auf mich. Ich setzte mich zu ihm.

„Hast du mein neues Auto gesehen?“, schnurrte er.

„Das ist DEIN Bentley?“, zischte ich. „Du musst verdammt noch mal verrückt sein! Alle hier werden sich an dein Auto erinnern. Ein paar könnten wahrscheinlich auch den Fahrer beschreiben.“

„Hey, ganz ruhig, Mann.“ Eric lachte mich aus wegen meiner Nervosität. „Ich bin Besitzer einer schicken Cocktailbar, vergiss das nicht. Ich muss extravagant, profiliert und auffällig sein. Der sicherste Weg, auf mich aufmerksam zu machen, ist auszusehen, als hätte ich was zu verbergen.“

Ich stieß ihm meine Tüte mit den Füßen rüber, stand auf und ging.

„Eric findet es cool, uncool zu sein“, sagte ich Brian bei unserem nächsten Treffen. In mir glühte jene Wut, die sich häufig der Angst an die Fersen heftet. „Hör mal, Brian. Ich werde ihn nur noch ein einziges Mal treffen. Ich sage ihm dann, wo er zukünftig das Acid findet, und beobachte ihn von einem Versteck aus, damit klar ist, dass alles sauber läuft. Der Ort ist gut gewählt. Er kann an der Tanke in Fleet haltmachen, mit seinem Hund Gassi gehen, das Acid holen und über den Motorway abdüsen.“

„Klingt nach einer guten Idee", sagte Brian beruhigend.

Die Stelle lag in demselben Wald, in dem auch mein Vorrat versteckt war. Jetzt musste ich das Acid nicht mehr mit dem Auto rumkarren und Gefahr laufen, einen Unfall zu bauen oder von der Polizei aufgehalten zu werden. Und ich hatte die Tabletten nur ein paar Minuten lang bei mir – so lange, wie es dauerte, sie auszugraben, sie in die Hundekekspackung zu stecken und sie zur großen Plastikbox in seinem Versteck zu bringen.

Die viele Arbeit für Reading Wholefoods lenkte mich ab und oft gelang es mir, meine Ängste beiseite zu schieben. Eines Tages erhielten wir die Möglichkeit, umsonst einen Ladenmietvertrag zu übernehmen. Wir schlugen zu und arbeiteten Tag und Nacht, um unser Geschäft in die 7 London Road zu verlegen und die Räume unseren Ansprüchen entsprechend zu gestalten. Zum Laden gehörte ein Büro, ein großes Lager und eine Wohnung.

Nach dem Umzug wurde Reading Wholefoods mehr denn je zum sozialen Treffpunkt. Das Geschäft boomte. Neben unseren getrockneten Waren begannen wir nun auch, Sesamkekse, Haferriegel und Karottenkuchen zu backen und zu verkaufen. Bald wurden wir mit der Nachfrage nicht mehr fertig und waren glücklich, als eine unserer Kundinnen anbot, das Backen zu Hause zu übernehmen. Hilarys köstliches Brot, ihre Quiches, Kuchen und Kekse zogen immer mehr Kunden in den Laden. Dann machte sie auch noch Sandwiche und Veggieburger. Ihre Produkte verkauften sich so gut, dass wir sogar überlegten, mit Hilary als Köchin Readings erstes vegetarisches Restaurant zu eröffnen. Martin und ich wollten uns das näher ansehen, wenn ich von meinen Flitterwochen zurück war.

Mary und ich hatten schon seit einiger Zeit darüber gesprochen, zu heiraten. Die Sonne schien bei unserer Hochzeit im Frühsommer 1976, einem der allerschönsten Tage meines Lebens. Normalerweise bin ich ein Spaßvogel und zieh mich kunterbunt an, aber an diesem Tag legte ich einen grünen Anzug an und trug einen eleganten breitkrempigen Hut. Mary sah in Weiß umwerfend aus. Martin war mein Trauzeuge.

Mein Vater und Katie waren da, und auch mein Bruder und meine Schwestern. Marys Familie erschien vollzählig und sehr viele unserer Freunde. Ich genoss es so sehr, dass ich die Feier gar nicht verlassen wollte. Aber wir wurden zum Wagen eskortiert und anschließend nach Heathrow gebracht.

Als Stewardess bezahlte Mary nur zehn Prozent der eigentlichen Flugkosten. Und ich als ihr Mann ebenfalls. Wir wählten Kaschmir als Reiseziel aus – eine geniale Wahl.

Nach unseren Flitterwochen im Himalaya nahmen wir eine Hypothek für ein Cottage in Binfield Heath auf, zwischen Reading und Henley. Wir kauften ein halbes Dutzend Hühner und Bienenstämme und zogen in dem großen Garten Gemüse. Im Oktober pflanzten wir einen Walnussbaum und legten einen kleinen Obstgarten an mit Äpfeln, Birnen und Pflaumen. Dann jetteten wir nach Peru.

Mary hatte bei BOAC ihre Kündigung eingereicht; wir hatten noch fünf Wochen preiswertes Reisevergnügen vor uns, ehe die Vergünstigungen wegfielen. Nach unserer Rückkehr würde sie bei Reading Wholefoods einsteigen und ich würde meinen Geheimjob an den Nagel hängen.

Von Lima aus flogen wir nach Cuzco, der alten Inka-Hauptstadt weit oben in den Bergen. Sachsuaman, die Festung über der Stadt, bestand aus behauenen Steinblöcken, die bis zu 250 Tonnen wogen. Die Erbauer hatten keinen Mörtel benutzt – die Steine fügten sich ineinander wie ein dreidimensionales Puzzle. Ich fand kaum eine Stelle, wo ich ein Zigarettenpapierchen zwischen die Steine hätte schieben können, so perfekt war alles gemacht. Das Unglaubliche an Sachsuaman und all den anderen ungewöhnlichen Bauten in und um Cuzco war, dass die Quecha sie gemacht hatten, ein Volk, das das Rad noch nicht kannte.

Wir überquerten den Titicaca-See, landeten in dem bitterarmen Bolivien und fuhren entlang der höchsten Zugstrecke, um in die Hauptstadt zu gelangen. La Paz liegt in einem Canyon der Hochebene Altiplano. Die Einheimischen, stämmige Indios mit breiter Brust, leben am Rande des Canyons auf einer Höhe von 4000 Metern. Es gibt kaum genug Luft zum Atmen. Die Reicheren wohnen direkt im Stadtzentrum, ganz unten im Canyon, wo die Luft am dicksten ist.

In der Stadt waren Truppen stationiert, Panzer rollten durch die Straßen von La Paz. Die Luft mochte dünn sein, aber die Stimmung war explosiv. Ein neuer General hatte die Regierung übernommen, es war der nächste Wechsel im bolivianischen Machtspiel um den Stuhl des Präsidenten. Putschversuche gehörten fast zum Alltag. Diesmal hatte er unter der Leitung von General Hugo Banzer gestanden. Er hatte die Macht nun zum zweiten Mal an sich gerissen. Das Land hatte in seiner einhundertfünfzigjährigen Geschichte als unabhängiger

Staat fast 200 verschiedene Regierungen erlebt. Ein Cafébesitzer machte uns auf eine Kuriosität aufmerksam: ein Laternenpfahl, der ständig von zwei Soldaten bewacht wurde. Ein Schild erklärte, dass das der improvisierte Galgen war, an dem einer der vielen Tyrannen des Landes einstmals gehängt worden war.

Wir verließen die besetzte Stadt und fuhren wieder nach Peru. Am Rückreisetag blieb der Zug gegen Mitternacht mitten in der Altiplano liegen. Irgendwann kam ein Schaffner vorbei, der uns erklärte, dass in fünf Stunden eine neue Lokomotive angehängt würde. Mary und ich spazierten weg von den Lichtern des Zugs über einen Hügel in die Dunkelheit. Ich breitete einen Poncho auf dem Boden aus. Wir legten uns darauf und sahen nach oben.

In der südlichen Hemisphäre sehen viele Sterne anders aus. Auf 4000 Meter Höhe ist die Luft so dünn, dass in mondlosen Nächten, weit entfernt von irgendeiner Stadt, die Sterne um ein Vielfaches heller erscheinen. So etwas hatte ich noch nie gesehen. Noch nie war ich so direkt mit dem Weltall in Berührung gekommen, wie in dieser Nacht in einen Poncho gewickelt, weit oben in den Anden.

In den Bergen spürte ich, wie die Anspannung von mir wich. Ein Ortswechsel ist der einfachste Weg, um eine neue Perspektive auf die eigene Situation zu bekommen. Ich weiß, dass es mir so großartig ging, weil ich ein paar Wochen lang kein doppeltes Spiel spielen musste.

„Was hast du dir nur gedacht, bei diesem Leben unter dem Damoklesschwert?", fragte ich mich selbst. „Es ist ja nicht so, als ob du an dem großen Durchbruch der Acid-Revolution gearbeitet hättest."

Warum hatten sich die großen Erwartungen der Hippies nicht verwirklicht? In den Anden dachte ich viel darüber nach. Als ich mit achtzehn zum ersten Mal LSD genommen hatte, war ich unglaublich jung, und die Erfahrung war überwältigend gewesen, transformierend.

Fast alle Erfahrungen, die ich damals in meinem neuen, selbstbestimmten Leben gemacht hatte, waren positiv, was mich in dem Glauben bestärkt hatte, dass ich auf der richtigen Spur war. Zu Beginn wuchs und wuchs die Hippie-Bewegung, alles schien ganz wunderbar zu laufen. Aber eine Droge zu nehmen, die das Bewusstsein erweitert, änderte noch nicht das eigene Leben. Man kehrt in seinen Alltag zurück. Man hat sich verändert, weil man gesehen hat, wie das Leben sein könnte, aber wenn die Wirkung nachlässt, ist man wieder in seinem eigenen Bewusstsein und Alltag gefangen und hält sich an Kleinigkeiten auf.

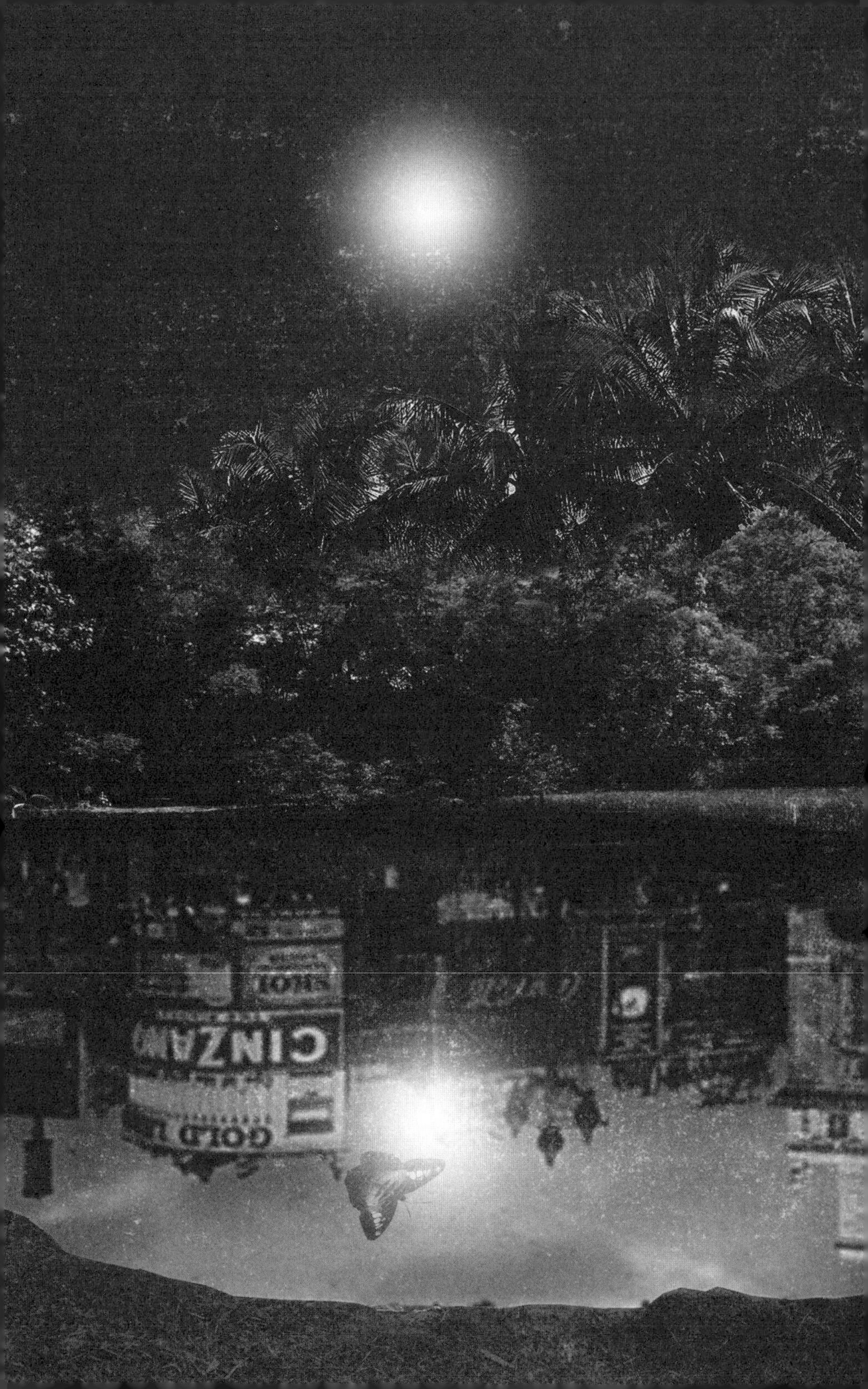

Im einen Augenblick schwebt man weise über den Dingen, die Schöpfung in all ihren Facetten verstehend, als sei man selbst ihr Herr oder Herrin, dann findet man sich abrupt in seiner dunklen Bude wieder und fragt sich, wovon man die Miete zahlen soll. Ein Blick in den Himmel kann inspirierend sein, aber wenn er in so krassem Kontrast zum wirklichen Leben steht, kann er auch entmutigen. Und es bringt nichts, noch mehr bewusstseinserweiterndes Zeug einzuwerfen, um sich rauszuziehen, denn Acid funktioniert nach dem Gesetz des abnehmenden Nutzen: Je mehr man nimmt, umso weniger Wirkung zeigt es.

Fast das ganze Genussspektrum psychedelischer Drogen erlebt man bei den ersten paar Trips; danach folgen in erster Linie Variationen eines Themas und dahinter das nagende Gefühl, dass sich das eigene Leben nicht messen kann mit diesen wunderbaren Visionen. Und das ist die Crux: Die Droge kann einem Möglichkeiten zeigen, aber es liegt an einem selbst, sie umzusetzen. Das eigene Bewusstsein zu verändern ist ein anspruchsvoller Prozess, an dem man sein Leben lang arbeiten muss. Zur Erleuchtung gibt es keine Abkürzungen.

Wir bestiegen ein kleines Flugzeug und flogen durch ein schlimmes Gewitter bis zu den oberen Ausläufern des Amazonas. Der warme, erdige Geruch des Dschungels schlug mir entgegen, dem ich zum ersten Mal in Kuala Lumpur begegnet war. Einmal gerochen, nie mehr vergessen. In der verfallenden Kautschukstadt Iquitos, 200 Meilen vom Meer entfernt, ist der Fluss eine Meile breit. Wir kämpften uns eine Woche lang mit einem rostigen Dampfer den Fluss hinauf, und saßen im Bootshäuschen zwischen Regenwald und Fluss herum.

Der Dschungel war erfüllt vom Gebrumm der Insekten und den Schreien der Papageien und Affen. Bäume erstreckten sich lianenbehangen bis in den Himmel. Permanent zeigten wir uns gegenseitig immer wieder neue Wunder der Fauna und Flora. Riesige Schmetterlinge flatterten gemächlich über kleine Lichtungen. Insekten krabbelten über alles, manche so groß wie meine Hand.

In einem kleinen Indiodorf, in dem alle in Hängematten lagen, kaufte ich ein zwei Meter langes Blasrohr von einem steinalten Mann mit Beatles-Haarschnitt. Er gab mir einen Köcher voller Pfeile dazu und einen Piranha-Kiefer, um sie zu schärfen. Wir übten damit und er zeigte mir, wie ich die Pfeile mit einem lungenleerenden Husten abschoss. Die Waffe war über kurze Distanzen unglaublich präzise. Ich spielte mit der Idee, mich auf die Lauer zu legen und den

Fuchsjägern, die gelegentlich durch Binfield Heath streiften, Pfeile in die dicken Hintern zu schießen – und mal zu sehen, wie es den lustigen Jägern gefällt, selbst mal die Beute zu sein.

Ich saß am Flussufer und beobachtete einen schimmernden Schmetterling, so groß wie ein Teller, der sich ans andere Ufer aufmachte. Er setzte mit starken, zielstrebigen Flügelschlägen an. Ich war wie dieser Schmetterling gewesen, musste ich nun denken. Leuchtend bunt, optimistisch, ohne eine Ahnung, wie weit und gefährlich die Reise ist, hatte ich versucht, mich aufzuschwingen.

Als ich wieder aus meinen Träumereien erwachte, suchte ich den Fluss mit den Augen nach dem Schmetterling ab. Er war aus meinem Blickfeld verschwunden. Mein eigenes Leben hatte an Glanz verloren, ich schob Paranoia und die ganze negative Energie, die mein illegales Leben mit sich brachte, drohte mich zu zerstören.

Ich fragte mich, wohin mich meine psychedelischen Erfahrungen geführt hätten, wenn sie innerhalb einer Stammesgesellschaft stattgefunden hätten, die sie als normales Unterfangen betrachtete. Ich würde es nie herausfinden, aber ich wusste, dass ich nicht mehr mit Acid dealen musste. Ich lebte mit einer wunderbaren Frau in einem glücklichen Zuhause. Ich hatte einen befriedigenden Weg gefunden, meinen Lebensunterhalt zu verdienen, interessante Herausforderungen lagen vor mir. Was könnte ich mir mehr wünschen?

Wieder zurück im britischen Winter rief ich Brian an und verabredete mich mit ihm.

„Ich will aussteigen", sagte ich ihm und Henry. „Es zermürbt mich immer mehr und es ist an der Zeit, aufzuhören."

„Ich versteh dich gut", sagte Brian mitfühlend. „Ich hab den Druck auch ganz schön zu spüren gekriegt."

„Wir spüren ihn alle, Herrgott noch mal", warf Henry ein, „nur sitzen wir leider auf ein paar Millionen Trips. Die Vertriebskette funktioniert hervorragend, und wenn wir sie unterbrechen, kriegen wir sie wahrscheinlich nie wieder so hin. So wie wir momentan verkaufen, sind diese Trips in ein paar Monaten weg und dann können wir aufhören. So lange halten wir es ja wohl auf jeden Fall noch aus."

Ich ließ mich überreden, meinen Rückzug eine Weile zu verschieben.

Warum tun wir, was wir tun? Hauptsächlich folgen wir unseren Gefühlen und Instinkten, wir beziehen zurückliegende Erfahrungen mit ein und unsere Entscheidungen werden stark von der Loyalität mitbestimmt, die wir denen gegenüber spüren, die uns nahestehen. Und haben wir uns einmal für etwas entschieden und uns darin eingerichtet, bedarf es einiger Anstrengungen, um die Richtung zu wechseln.

„Du hast dich nie von deiner Feigheit leiten lassen“, sagte ich mir selbst aufmunternd. „Dann fang jetzt nicht damit an.“

Aber alle diese Beschwichtigungen waren Selbstbetrug. Das wusste ich spätestens, als ich das Versteck wieder aufsuchen musste. Es war fürchterlich. Jede folgende Übergabe war noch schlimmer. Ich kämpfte mit meinen blankliegenden Nerven, bis zu einem kalten Februarmorgen. Als ich gerade die Schachtel Hundekekse zukleben wollte, hörte ich ein Geräusch im Gebüsch und konnte mich nicht mehr bewegen. Hilflos kniete ich im fauligen Geschmack meiner eigenen Angst und wartete darauf, dass sich die Büsche auseinanderschoben und Horden uniformierter Männer mich auf den Boden pressen würden. Nichts geschah. Ich war allein mit meiner Paranoia.

Nach dieser grauenhaften Erfahrung sprach ich nochmal mit Brian und Henry über meinen Geisteszustand. Wir alle spürten den Druck und waren uns einig, dass wir es bald beenden würden. Bis dahin wollten wir die Übergaben halbieren, indem wir die Mengen verdoppelten: Russ und Eric bekämen nun jeweils 100 000 Stück auf einmal.

Ende Februar legte ich eine Pause ein und traf mich mit meiner Schwester Judy. Wir sahen uns selten, und es war toll, Zeit miteinander zu verbringen. Wir fuhren nach Deutschland, um die Taufe der Tochter meines Bruders Roger zu feiern. Die nächste Generation betrat die Bühne und durch sie würde die Geschichte der Fieldings fortgeschrieben werden. Wir schwelgten die ganze Zeit über in Erinnerungen.

Auf dem Rückweg hatten wir es eilig, wir mussten die Fähre erwischen. Judy und ich rasten mit 130 km/h die Autobahn runter. Es war fünf Uhr früh, noch dunkel. In der Ferne war irgendetwas zu sehen, das seitlich über der Straße lag. Es war ein Sattelschlepper, erkannte ich plötzlich mit Schrecken. Sofort trat ich auf die Bremse und schlidderte auf einem Stück Eis, wahrscheinlich demselben, das den Laster aus der Bahn geworfen hatte. Völlig unkontrolliert drehten wir uns und rutschten immer weiter. In einem schwebenden Augenblick fiel mir ein, dass meine Mutter bei einem Autounfall ums Leben gekommen war.

Wir kamen wacklig und verkehrt herum zum Stehen – einen halben Meter vor dem Sattelschlepper. Ich kämpfte mit meinem Gurt, taumelte aus dem Auto, sank auf die Knie und übergab mich.

Im März kam Henry mit ein bisschen mehr als 300 000 Trips zu mir nach Binfield Heath runter – er hatte eins der Verstecke aufgelöst. In der Nähe meines Hauses gruben Straßenarbeiter die Straße auf.

„Was machen diese Bauarbeiter da?", fragte Henry argwöhnisch.

„Ach, die flicken die Abwasserleitungen oder so was."

„Ist das dein Ernst? Was, wenn das ein Überwachungsteam der Bullen ist? Komm, wir schauen uns das mal an. Man kann nicht vorsichtig genug sein."

Wir gingen rüber und unterhielten uns mit ihnen. Sie schienen in Ordnung zu sein.

Ich war gerade dabei, eine meiner Ballonflaschen voll mit unserem eigenen Wein ins Regal zu stellen, als Eric anrief. „Hey, wie geht's?"

„Gut, und dir?"

„Super. Hey, was denkst du, wer letzte Nacht hier war? Johnny Rotten. Er war völlig daneben, brüllte rum und suchte Streit. Aber super Publicity fürs *Last Resort.* Man muss mit der Zeit gehen. Wir wollen ja nicht am alten Hippie-Image hängen bleiben …"

Eric redete noch eine Weile weiter. Die Tatsache, dass er anrief, bedeutete, dass er am nächsten Tag wieder etwas abholen wollte. Ich fuhr zur M3, parkte am Rastplatz und ging in den Wald. Es waren noch 200 000 Volcanos übrig. Ich nahm sie alle mit und verteilte sie auf zwei Packungen Hundekekse. Eine legte ich in die Pansenbrotbox an Erics Abholstelle. Ein paar Minuten später spazierte Eric mit seinem Hund Sugar vorbei und holte die Trips. Als er weg war, ging ich wieder zum Versteck und stellte die zweite Packung Hundekekse rein. Das sparte mir ein bisschen Arbeit. Beim nächsten Mal hatte ich überhaupt nichts mehr mit Acid zu tun. Ich musste Eric lediglich dabei beobachten, wie er seine letzte Lieferung abholte.

Am nächsten Tag rief Russ an und erzählte mir, dass er sein liegen gebliebenes Auto in High Wickham abholte, und fragte, ob er bei mir übernachten könnte. Das bedeutete, dass auch er was abholen wollte. Am frühen Morgen verpackte ich die 112 000 Microdots, die noch übrig waren. Ich gab sie ihm, ehe er ging.

Zwei Tage später rief ich Russ an. Ich hatte gerade ein sehr beunruhigendes Gerücht gehört. Llanddewi Brefi, das kleine Dorf, in dem sein Hauptkunde wohnte, schien vor Zivilbullen nur so zu wimmeln. Ich wollte es ihm nicht am Telefon sagen und schlug Mary vor, über das Wochenende nach Mid-Wales zu fahren.

„Super“, sagte Russ. „Ich mache ein Curry. Wir haben was zu feiern. Ich sag's euch, wenn ihr da seid.“

Also packten wir unser Zeug, warfen es in den Kofferraum und düsten los.

Ich fuhr aus dem Schlaf hoch. Der Lichtstrahl einer Taschenlampe durchbohrte die Dunkelheit und blieb auf meinem Gesicht hängen. Ich hob die Hand vor die Augen und wurde von einem Oktopus aufs Bett gepresst – Hände überall.

„Hab ihn!“, rief eine triumphierende Stimme.

ABGELAUFEN

1981–1982

Als ich in der offenen Vollzugsanstalt Leyhill ankam, hatte ich noch sechzehn Monate abzusitzen. Es konnten auch nur noch acht Monate auf Bewährung sein oder vier Jahre, wenn der Straferlass völlig abgeschmettert wurde. Ich trug keine Handschellen mehr, wurde im Knast aufgenommen, bekam meine Hütten- und Zellennummer und kriegte gesagt, dass ich gehen konnte. Ich stand an der Tür und wartete darauf, dass ein Wärter aufschloss.

„Ist offen", rief der Wärter am Empfang.

Einen Augenblick lang kapierte ich nicht, was das zu bedeuten hatte. Die einzigen Türen, die ich in den letzten vier Jahren selbst öffnen durfte, waren die dünnwandigen Toilettentüren. Ich hatte gedacht, ich hätte mich in meiner Zeit in Horfield ganz gut gehalten, aber plötzlich merkte ich, wie ich in dieser Haft verkümmert war. Die Denkweise der Gefangenen hatte sich klammheimlich meiner bemächtigt, wie Efeu, der über eine alte Scheune wuchs.

Der Wärter musste diese Szene schon oft beobachtet haben.

„Moment mal", sagte er. „Jones bringt dich gleich nach oben."

Jones, der Einweisungswärter, war freundlich und redselig.

„Bist einer von der Julie-Truppe, oder? Hab gehört, dass du zu uns verlegt wirst. Zum ersten Mal im offenen Vollzug? Ist anders hier. Wird dir gefallen, wenn du dich mal dran gewöhnt hast. Zum einen ist das Essen schon mal um einiges besser. Und hier kann man echt so einiges machen, wenn du weißt, was ich meine. Musst nur vorsichtig sein. Leyhill ist voller Gewächse, weißt du? Behalt deine Angelegenheiten für dich und alles ist okay."

Ich sah mich um und nahm Witterung mit dem ersten neuen Ort auf, den ich seit ein paar Jahren zu Gesicht bekam.

„Siehst du die Häuser da …", Jones zeigte nach rechts, „das sind die Werkstätten. Das links ist das Büro des Direktors. Geradeaus ist der Fernsehraum."

Während er sprach, erschienen drei Männer hinter dem Gebäude. Ich sah, dass der mittlere der Riese aus meinem Traum vor fünf Jahren war. Er war flankiert von zwei hageren Begleitern – eindeutig dasselbe Trio. Der Riese hatte lockiges schwarzes Haar, einen dicken schwarzen

Bart und trug die ärmellose Lederweste eines Kohlenmanns. Jedes Detail stimmte. Die drei Männer aus meinem Alptraum warteten auf uns vor der Tür zum Fernsehraum. Ich zwang meine Gummibeine, weiterzugehen. Als wir vorbeigingen, grüßte Goliath.

Er meinte mich. Im krassen Gegensatz zum Traum war seine Stimme freundlich.

„Du warst bei der Julie-Bande dabei, oder? Hab schon gehört, dass du kommst. Wollte dich schon immer mal treffen. Hey, ich hab gerade zu tun, aber vielleicht können wir uns nachher unterhalten."

Ich konnte nicht sprechen, sondern nickte nur und ging weiter. In meinem Kopf tobte ein Bienenschwarm. Ich bekam nicht mit, was Jones mir erzählte, als wir durch die Wellblechhütten spazierten. Ich schaffte es zu meinem Zellenwürfel und legte mich hin. Ein großes Loch war in meine Realität geschlagen. Was ging da vor? Mir blieb nicht viel Zeit, mir darüber den Kopf zu zerbrechen, denn draußen sagte jemand: „Hi Leaf, kann ich reinkommen?"

Ich kannte diese Stimme, konnte sie aber nicht sofort zuordnen. „Ja, komm rein", rief ich.

Der Vorhang ging auf. Es war Nick von der Pokerrunde in Horfield.

„Dachte, du freust dich über den Tabak", sagte er freundlich.

„Welcher Tabak?"

„Unter deinem Kissen."

Ich sah nach. Da lagen fünfzehn Gramm Old Holborn.

„Hab auch ein paar Joghurts gekauft. Hatte schon seit Jahren keinen Joghurt mehr. Du?"

Mein Alarmsystem funktionierte noch. Obwohl die Zeit gerade Amok gelaufen war, musste ich unter meinen Mithäftlingen immer noch entweder untergehen oder schwimmen lernen. Und Nick war definitiv ein Hai, bei dem Vorsicht geboten war.

Ich dankte ihm für den Tabak und ließ ihn wissen, dass er den Rest nicht sofort zu liefern brauchte. Ich ließ ihn nicht vom Haken, das wäre als Schwäche gewertet worden, aber ich drängte ihn auch nicht in die Ecke. Ich war nicht bereit, etwas zu essen, das er mir gegeben hatte, also gab ich ihm den Joghurt zurück.

Nach Nick folgte noch eine Reihe von Besuchern. Der Flurfunk im Gefängnis verbreitet Nachrichten in Schallgeschwindigkeit. Dave Robertson, einer der Acid-Dealer, die mit uns hochgenommen wurden, schaute auf ein Schwätzchen vorbei. Männer, die ich aus Bristol kannte, und Zellennachbarn kamen vorbei, um Hallo zu sagen.

Dave und ich trafen uns beim Essen in der Häftlingskantine. Über einem üppigen Mahl aus zwei Spiegeleiern, einer guten Portion Bohnen, einem Berg frisch gemachter Pommes, starkem Tee, einem Stück Kuchen und einem Joghurt, sah ich, wie die vegetarische Mahlzeit eigentlich aussehen sollte. Dave weihte mich ein in die Vor- und Nachteile des offenen Vollzugs. Obwohl ich wusste, dass er mir wichtige Dinge erzählte, konnte ich ihm kaum zuhören. Ich war vollkommen damit beschäftigt, die ganzen neuen Gesichter einzuordnen, nach Bekannten zu suchen und die Ausgänge zu kontrollieren. Meine Augen hatten seit Jahren nicht mehr so viel Neues geboten gekriegt.

In dieser Nacht in meinem Würfel ging ich die Ereignisse dieses außergewöhnlichen Tages durch. Es gibt ein paar Schlüsselmomente im Leben, nach denen nichts mehr ist, wie es war. Der Tod meiner Mutter, mein erster LSD-Trip, meine Verhaftung ... heute, so war ich mir sicher, war wieder einer dieser Tage, die das Leben verändern. Jetzt war ich auf das gestoßen, was ich fünf Jahre zuvor als Warnung erhalten hatte. Wie war das möglich? Ich klammerte mich an mein bisschen Verstand fest und drehte mich rasend schnell in einem Strudel aus Fragen.

Was ist die Zeit? Es ist nicht einfach nur eine Linie, die von der Vergangenheit über die Gegenwart in die Zukunft führt, anscheinend kann sie auch die eine oder andere Schleife drehen. Ist alle Zeit immer jetzt, wie Eliot sagte? Oder ist nichts real, wie Lennon es ausdrückte? Was ist die Zeit? Wie kann man etwas sehen, fünf Jahre, ehe es geschieht?

Am nächsten Tag kam der Riese beim Mittagessen an meinen Tisch und stellte sich vor.

„Hi. Ich bin Danny Fellows. Schön, einen ordentlichen Verbrecher kennenzulernen. Dieser Ort hier ist voller verrückter Killer und korrupter Bullen und Regierungsmitglieder.“

„Na ja, Danny“, sagte ich, „ich sehe mich selbst eher als politischen Häftling, nicht als Verbrecher, aber was soll's.“ Ich stand auf, nahm mein Tablett und ging. Ich hatte nicht das hilflose Gefühl wie in meinem Alptraum oder als ich ihn zum ersten Mal in Fleisch und Blut gesehen hatte. Es hatte sich herausgestellt, dass ich eine ganze Menge Leute in Leyhill kannte und im Notfall genügend Freunde auf meiner Seite hatte.

Später fand ich heraus, dass Fellows als Spitzel für eine investigative Untersuchung über Polizeikorruption namens Operation Countryman gearbeitet hatte. Kein einziger Polizist wurde je angeklagt, aber viele Langzeitler wurden für bis dahin ungelöste Verbrechen schuldig gesprochen, dank der Arbeit von Spitzeln wie mein Albtraummann einer war.

An diesem zweiten Tag in Leyhill hätte ich das Ganze beinah vergeigt. Die Häftlinge wurden mehrmals am Tag durchgezählt und dreimal nachts, um zu kontrollieren, ob jemand abgehauen war. Ich erkundete das ganze Anwesen, roch an Pflanzen, die ich vollkommen vergessen hatte, und überhörte darüber das Klingeln zum Zählappell. Ich kam zu spät zur Nachmittagszählung. Von hinten erschien ich in der Tür zur Wellblechhütte bei einem rothaarigen Wärter, der gerade seine Strichliste abhakte. Alle Kästchen auf seiner Liste waren abgehakt – außer meinem.

„Fielding. Nummer fünf“, sagte ich von hinten und zeigte auf das leere Kästchen. Ich ging zu meinem Würfel rüber und stellte mich davor, wie alle anderen Häftlinge.

„Du entschuldigst dich besser für die Verspätung, Fielding“, krächzte er. „Und nenn mich Sir. Klar?“

Mein Mund war trocken von dem Gras, das ich geraucht hatte, und ich blieb stumm.

„Hast du mich gehört, Fielding?“

„Ja.“

Das Schweigen wurde länger. Am hinteren Ende der Reihe begann jemand zu kichern. Andere fielen ein. Der Wärter wurde immer roter. Abrupt machte er auf dem Absatz kehrt und marschierte davon. Jubeln und Klatschen folgten ihm.

„Verpiss dich!“

„Auf dein Rädchen, Rotfuchs.“

„Besser so, Junge.“

Alle scharten sich um mich und feierten mich. Ich war drin. Diese ganzen Tests, die man bestehen musste, waren absurd, aber hätte ich mich entschuldigt oder „Sir“ gesagt, wäre es mit mir vorbei gewesen.

Nach diesem Vorfall zitterte ich. Konfrontationen machen mich schwach und wütend – eine schlechte Kombination. Was würde mich dieser temporäre Ruhm kosten? Ich hatte öffentlich einen der Wärter beleidigt. Wenn er sich rächen wollte, hatte er alle Fäden in der Hand.

Leyhill war während des Zweiten Weltkriegs erbaut worden als Feldlazarett für die kanadische Armee und sollte drei Jahre lang genutzt werden. Das hieß, wir waren in 40 Jahre alten, zerfallenden

Wellblechhütten untergebracht. Es gab acht Stück und in jeder wohnten etwas mehr als 40 Häftlinge. Es waren sehr einfache Unterkünfte. Wenn man es nicht mochte, konnte man gehen. Leyhill war eine offene Vollzugsanstalt, es gab keine Sicherheitseingrenzung.

Dieser Umstand machte es einem aber auch nicht unbedingt leichter. Es wäre natürlich saudumm, die Beine in die Hand zu nehmen und zu verschwinden, aber man konnte es auch als Beleidigung empfinden, als so zahm zu gelten, dass alle sich darauf verließen, dass man quasi freiwillig im Knast blieb. Freiwillig im Knast bleiben? Das taten doch nur Verrückte oder Kranke.

Manchmal starteten Knackis Fluchtversuche, fast immer weil es zu Hause Ärger gab. Die meisten aber standen es durch, in der Gewissheit ohnehin bald freizukommen – falls nichts schiefging.

Allerdings ging schnell mal was schief. Es gab genügend Möglichkeiten, irgendwas in den Knast zu schmuggeln oder sich für ein Rendezvous davonzustehlen. Für Männer, die lange sehr eingeschränkt gelebt hatten, waren diese Versuchungen unwiderstehlich. Der Knast war voller Drogen und Alkohol. Sex konnte man ein paar Felder weiter haben, wenn man dafür zahlen konnte, oder wenn die eigene Frau, Freundin oder Freund die Mühe auf sich nahm, zur verabredeten Zeit dort zu erscheinen.

Ein Viertel der Knackis in Leyhill waren Lebenslängliche, die hier das letzte Jahr ihrer Strafe absaßen. Für gewöhnlich hatten sie schon mehr als zehn Jahre gesessen. Manchen von ihnen ging es gut, andere waren ziemlich durch im Kopf. Die wenigsten hatten Geld oder Freunde draußen, die ihnen helfen konnten. Feuerrote und schwarze Ströme von Neid und Eifersucht kursierten in Leyhill. Regelverstöße gab es zahlreiche und genauso viele, die sie ausposaunten. Die Stimmung war giftig.

Der offene Vollzug bot erschreckend viele Möglichkeiten. Es gab eine Töpferei, wo ich einige schöne Abende verbrachte und mich an meine Zeit in Cornwall zwölf Jahre zuvor erinnerte. Ich wurde zum Arbeiten in die Druckerei geschickt, konnte aber dem ekelhaften Geruch der Druckerfarbe entkommen, indem ich an einem Kurs für Computerprogrammierung der City and Guilds Universität teilnahm. Ich spielte Cricket und Tennis. Mit dem Beitritt ins Tennisteam sorgte ich für eine kuriose Randnotiz: Alle vier Spieler waren Linkshänder und vom Sternzeichen Waage: Die Chancen dafür stehen 200 Millionen zu eins.

Cricket war im Sommer 1981 in aller Munde. Es war das Jahr, in dem Botham und Willis den Australiern den Schneid abgekauft hatten. Als Einwechselspieler der Feldmannschaft verfolgte ich sehr interessiert die meisten der unglaublichen Innings von Botham. Mein Ehrgeiz war wieder angeheizt, und ich merkte, dass ich nicht vergessen hatte, wie man mit einem Schläger umgeht, obwohl ich jahrelang nicht gespielt hatte. In meinem ersten Spiel gelangen mir ein paar Runs, und ich wurde direkt ins Team aufgenommen.

Nach einer sechswöchigen Probezeit war es Sträflingen erlaubt, unter bestimmten Umständen die offene Vollzugsanstalt zu verlassen. Mein erster Freigang führte mich zu einem Cricketspiel, ein Auswärtsspiel auf einem Dorfplatz an einem wunderschönen Sommertag. Es war wie eine Art Wiedereinführung ins Leben.

Ich überwachte die Auslinie beim dritten Mann. Der Batsman schlug am Stab vorbei und bekam eine Ecke. Der Ball schoss an mir vorbei und fiel in einen Bach. Ich fischte ihn heraus. Dort am Wasser wuchsen Sumpfdotterblumen und Brunnenkresse und in den Büschen gab es Libellen, Nesseln und Grünfinken. Ich wurde nass und kriegte ein paar Kratzer ab, aber erwischte den Ball. Das Jucken der Brennnesseln und das Jubeln der Menge gaben mir zweifach das Gefühl, am Leben zu sein. Zum Mittagessen gab es starkes Bier im Pavillon. Nachmittags, als wir mit unseren Innings dran waren, scherte ich mich nicht mehr um Sicherheit, sondern schlug freudig zu, bis ich einen direkten Pass verpasste.

Etwas später schloss ich mich einer kleinen Gruppe Knackis an, die Sonntagnachmittags beim Home Farm Trust mithalfen, einem Wohnzentrum, in dem geistig behinderte Erwachsene bei vielen einfachen landwirtschaftlichen Arbeiten mithalfen. Fachkräfte kümmerten sich um das Haus und das Vieh. Aufgabe der drei oder vier Knackis war es, die Mahlzeiten vorzubereiten oder abzutragen und die Bewohner zu unterhalten. Ich wusch ab, spielte Tischtennis oder trank mit ihnen Tee. Manchmal gab es Wutanfälle und Krokodilstränen, aber die meiste Zeit über Gelächter und unkomplizierten Spaß, eine Gelegenheit, um zu entspannen und zu spielen. Und es war schwierig, meine Rüstung wieder anzulegen, wenn ich in die aufgeladene Atmosphäre des Knasts zurückkehrte.

Aus dem Sommer wurde Herbst. Es war an der Zeit für mein jährliches Bewährungsgesuch. Ich dachte darüber nach, meine dritte und letzte Bewerbung gar nicht erst einzureichen, sondern meine Zeit abzusitzen, ohne irgendjemanden um irgendwelche Gefallen zu bitten. Natürlich bewarb ich mich schließlich trotzdem. Einen Weg in die Freiheit kann man nicht einfach ignorieren.

An der winzigen Schrift erkannte ich sofort, dass es ein Brief von meinem Vater war. Briefe waren ihm noch nie leichtgefallen. Manchmal bestanden sie nur aus drei Zeilen. Diesen hatte er auf eine Seite ausgedehnt.

> Hallo Junge,
> uns geht es gut, dir hoffentlich auch.
> Mir wurde gesagt, dass du mich mit einer sogenannten
> Besuchsanweisung ausstatten musst, wenn ich dich besuchen will.
> Nun, die Zeit vergeht und Roger hat mir gesagt, dass du bald wieder
> bei uns sein wirst, also dachte ich, es wäre eine gute Zeit,
> um dich besuchen zu kommen – wenn du das willst.
> Sehr gute Apfelernte dieses Jahr, aber die weicheren Sorten
> sind ein Totalausfall. Aber ich erzähl dir alle unsere Neuigkeiten,
> wenn du mir die Besuchsanweisung schickst.
> In Liebe,
> Pa

Wie erstaunlich, dass er Zweifel zuließ – wie konnte er nur denken, dass ich ihn nicht sehen wollte? Ich hatte ihn immer geliebt und immer gewusst, dass er ebenso fühlte – selbst wenn wir das nie sagten; und sogar in den Jahren, als wir uns bis aufs Blut gegenseitig gereizt hatten, war das nicht anders gewesen. Ich schickte ihm sofort eine Besuchsanweisung.

Wir Häftlinge saßen alle an Tischen, wenn die Besucher eingelassen wurden. Ich stand auf und winkte, als ich ihn sah. Er sah kleiner aus, unbehaglich. Ich wusste, wie fehl am Platz er sich im Besucherzimmer des Knasts fühlen musste. Zunächst setzte er sich gar nicht hin, sondern ergriff meine Hand, sah mir in die Augen und sagte: „Nun, du bist ein richtig dummer Trottel gewesen, nicht wahr?"

„Ich weiß. Das stimmt. Komm Dad, setz dich. Danke, dass du gekommen bist. Schön, dich zu sehen."

„Deine Mutter lässt dich herzlich grüßen – sie lässt dir ausrichten, dass du uns besuchen sollst, wenn du – du weißt schon, wenn du…"

„Wenn ich draußen bin. Werd ich machen, Dad. Warte mal – bringst du uns Tee, Jacko“, rief ich dem Besucherwärter zu. „Und wie geht's Susi?“

„Sie fragt schon immer ganz aufgeregt, wann sie dich sehen wird. Sie kapiert noch nicht ganz, warum es noch nicht klar ist, wann es so weit ist. Äh, wir haben ihr deine Situation noch nicht ganz erklärt. Weißt du denn schon mehr?“

„Noch nicht. Es sind entweder noch vier Monate oder ein Jahr, das hängt von meinem Bewährungsergebnis ab.“

„Du führst dich ja sicher ordentlich auf ...“

Ich wollte ihm gerade versichern, dass ich das tat, als ich das Blinzeln in seinen Augen entdeckte.

„Oh Dad, ich kann dir gar nicht sagen, wie sehr ich mich freue, dich zu sehen.“

Anfang 1982 nach meinem fünften Weihnachten im Knast wurde es kalt und schneite und dann wurde es noch kälter. Die große Kälte umschloss uns mit ihren riesigen Klauen und drückte zu. Die Zentralheizung fror ein. Das Eis wuchs zentimeterdick auf unseren uralten Baracken. Zum Schlafen hatte ich alle meine Klamotten an und konnte trotzdem nicht aufhören zu zittern. Die Wärter trugen Handschuhe; wir Häftlinge ließen ganze Hautschichten zurück auf den Metallflächen, die wir berührten. Kleine Vögel fielen von den Bäumen und lagen erfroren am Boden. Fahrzeuge schafften es nicht mehr den Hügel zum Gefängnis hinauf. Wir waren abgeschnitten.

Die Küche funktionierte noch und gab heißes Essen aus, das gefror, wenn man es sich nicht sofort in den Mund schaufelte. Wir sollten mit dem Hubschrauber evakuiert werden, hieß es, als endlich Tauwetter einsetzte. Mit ihm kam auch mein Bewährungsschreiben. Meine Hände zitterten, als ich es öffnete. Zuerst dachte ich, sie hätten die Papiere durcheinandergebracht, dann wurde mir klar, dass der Grund, warum ich diesmal nicht den üblichen kleinen Zettel bekam, der war, dass es nicht abgelehnt wurde. Ich las den wichtigsten Satz wieder und wieder: Bewährung bewilligt. Und dann las ich noch mal das Datum für die Haftentlassung: 1. März.

Die folgenden Wochen vergingen in Zeitlupe. Der Februar war der längste Monat in der Geschichte der Welt. Ich bremste mich und erlaubte mir nicht, meine Bewährung als gegeben zu betrachten. Ich hatte genügend Leute gesehen, die kurz vor dem Termin Mist gebaut hatten.

So viele Dinge konnten einen die Bewährung kosten. Ein Feind konnte dir etwas ins Zimmer legen und dich dann anschwärzen, man konnte in einen Kampf geraten, sich mit einem Wärter anlegen ... so vieles konnte schiefgehen.

Die verbleibenden Tage wurden einstellig. Ich war versucht, in aufgeregtes Geplapper auszubrechen, aber immer wieder fiel mir der rothaarige Wärter ein, mit dem ich mich zu Beginn in Leyhill angelegt hatte, und ich bekam Angst vor seiner Rache in der letzten Minute. Dann traf mich ein Schlag von hinten, ich fiel auf die Knie, übermannt von der panischen Angst vor der Freilassung. „Damit kommst du doch gar nicht klar", jammerte der hysterische Feigling in mir. „Du weißt doch gar nicht mehr, wie es draußen ist. Es hat sich sowieso alles geändert. Du musst wieder ganz von vorne anfangen."

Für viele Häftlinge ist Institutionalisierung das längste Wort, das sie kennen. Mir war die Natur der Ängste, mit denen ich zu kämpfen hatte, bewusst. Ich wusste auch, dass ich viel Rückhalt hatte in der Welt. Ich hatte eine Wohnung und einen Job: Reading Wholefoods lief immer noch gut. „Es wird schon alles gut", redete ich meinem zitternden Selbst gut zu, „du findest deinen Platz schon."

Ich sah mir meinen letzten Film an. Am nächsten Sonntag war ich schon draußen, dachte ich, und schimpfte dann gleich mit mir, weil ich mein Schicksal herausforderte. Aber ich konnte die Gedanken in meinem Kopf nicht aufhalten: der letzte Tag in der Knastwerkstatt, die letzte Dusche, das letzte Frühstück, Mittagessen, Tee, das letzte Abzählen, die letzte Nacht.

In dieser letzten Nacht versuchte ich gar nicht erst zu schlafen, sondern unterhielt mich mit ein paar Freunden bis nachts um drei. Dann legte ich mich komplett bekleidet aufs Bett und genoss den Augenblick. Ich erwischte mich dabei, wie ich wieder eine innere Diskussion führte, und lachte laut auf. Erdachte Dialoge säumten den Pfad meines wechselhaften Lebens. Die nächsten Schritte zu planen ist eine nützliche Gewohnheit im Gefängnis, wo man jederzeit zur Rechenschaft oder zu Erklärungen herangezogen werden kann. Würde es mir gelingen, diese verbale Kriegsführung abzulegen, wenn ich aus dem Tor trat? Wahrscheinlich nicht. Dr. Johnson sagte: „Die Fesseln der Gewohnheit sind zu schwach, um sie zu bemerken, bis sie zu stark sind, um gebrochen werden zu können." Wie wahr das ist.

Jeder gedachte Satz verkürzte meine verbleibende Zeit um ein paar Sekunden oder Minuten. Jetzt waren es nur noch ein paar Stunden.

Ich hatte es geschafft. Ich hatte eintausendsiebenhundertvierundachtzig Knastigel geschluckt und nicht nur überlebt, sondern war sogar stärker geworden.

Um fünf Uhr früh ging ich den dunklen Flur zum Empfang hinab. Ich zog meine Sträflingskleidung aus und warf sie auf den Boden. Meine alten Klamotten waren faltig und muffig, aber sie passten noch und fühlten sich gut an – es waren meine, kein Knastzeug. Ich leerte die Kiste mit den Dingen, die ich bei mir gehabt hatte, als ich vor fünf Jahren verhaftet worden war: ein bisschen Geld, eine Uhr mit einem schäbigen Armband und eine Brieftasche mit meinem Führerschein und einem Foto von Mary, das eine Flut an Erinnerungen hervorrief und das juckende Gefühl in den Augen, das Tränen ankündigte. Mittlerweile weinte ich nicht mehr so schnell. Ich steckte die Münzen in die Hosentasche. Ihr Gewicht zog an meiner Hose und fühlte sich seltsam an, aber trotzdem vertraut. Nachdem ich unterzeichnet hatte, dass ich alles bekommen hatte, setzte ich mich zu den Männern auf die Bank gegenüber der Uhr.

Wir warteten, bis es sieben wurde. Die angestrengte Stille wurde unterbrochen von nervösem Geplauder und steifem Lachen. Keiner von uns wollte den Zorn der Götter auf sich ziehen, indem er etwas Endgültiges sagte. Wir warteten auf den entscheidenden Anruf, weil wir wussten, wenn in der Nacht jemand ausgebrochen war, würde sich unsere Entlassung verzögern. Das Telefon klingelte.

„Gatehouse. Okay. Alles klar.“ Der Wärter legte sanft den Hörer auf.

„Alles klar, Jungs, ihr könnt gehen“, sagte er.

Es waren sieben, deren Zeit abgelaufen war, alle standen auf. Wir lächelten. Alle Spannung fiel von uns ab, wir schüttelten uns die Hände und traten durch das offene Tor.

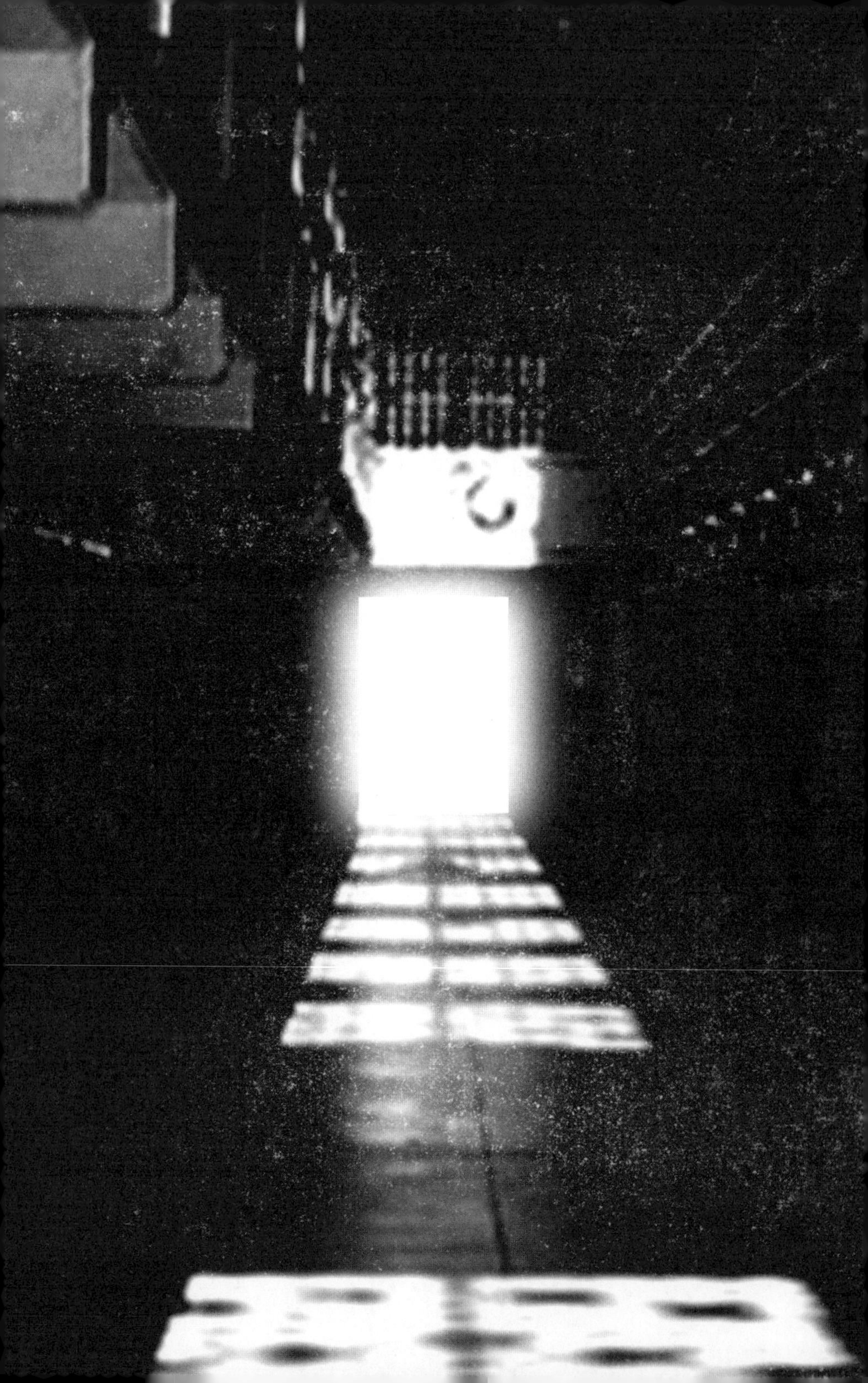

EPILOG

März 1982

An einem wunderbaren Märzmorgen 1982 fuhr ich die Landstraßen von Somerset in Richtung Norden. Auf den Dorfwiesen blühten die ersten Narzissen. Ein kurzer Frühlingsregen warf einen Regenbogen an den Himmel. Ich fuhr durch Chew Magna und Nortons, parkte so nah am Hügel wie möglich und ging durch das Wäldchen auf die Anhöhe. Der Sonnenschein ließ die regennassen Blätter wie Diamanten glitzern. Das Licht war von einer halluzinogenen Klarheit, genau wie meine Gedanken. Ich war frei, voller aufgestauter Energie, erfüllt von einer Kraft, die nur Menschen haben, die eine lange Gefangenschaft hinter sich haben. Es war ein unglaubliches Hoch. Ich hatte mein Leben zurück und würde das nie wieder als selbstverständlich ansehen. Niemals. Jeder Augenblick ist der beste meines Lebens.

„Hier bin ich endlich!", rief ich den Bäumen zu, die mir in meiner Zelle in Bristol so viel Trost gespendet hatten. Nach einem Blick auf die Stadt im Norden drehte ich mich nach Süden und setzte mich zwischen zwei große Wurzeln. Ich schloss die Augen und ließ mir die Sonne aufs Gesicht scheinen. Eine unglaubliche Möglichkeit hatte sich mir eröffnet, das erkannte ich jetzt. Genau jetzt – im zarten Alter von 33 begann ich mein Leben von Neuem.

WAS IST GEWORDEN AUS …

Den Kontakt zu den Freunden, mit denen ich rumgereist bin, habe ich verloren. Ich habe keine Ahnung, wo der Electric Eel ist oder John Amati, Tyrell und Myla oder Pete, der verrückte Amerikaner, sich rumtreiben … Unsere Wege kreuzten sich, wir gingen ein Stück zusammen und dann trennten sie sich wieder. Meine alten Freunde, ich wünsche euch alles Gute.

Mein Vater und Katie sind vor ein paar Jahren gestorben. Heute habe ich ein engeres Verhältnis zu meinem Bruder und meinen Schwestern, als direkt nach meiner Kindheit. Wir teilen noch immer etwas Besonderes mit den Ballards und werden das immer tun.

Mary hat ihren Jugendfreund geheiratet, den Nachbarsjungen. Jack hat sich in Irland selbstständig gemacht, wo er jetzt seit fast 40 Jahren lebt. Seine Firma beschäftigt sich mit regenerativer Energie. Rob und Duncan leben beide im West County. Viking John unterrichtet und studiert Buddhismus in Thailand. Martin ist Gärtner in Oxfordshire.

Smiles züchtet Biogemüse auf dem Land, Richard lebt in Spanien, Andy kümmert sich um seine Mutter in Irland. Zu den anderen aus der Julie-Bande habe ich keinen Kontakt mehr – nicht wegen irgendwelcher Zerwürfnisse, das ist einfach nur der Lauf der Zeit.

Ich habe ein paar Namen verändert. Scooter und Chip zum Beispiel setzten sich aus mehreren Freunden zusammen, um ihre Identitäten nicht preiszugeben.

Nach meiner Entlassung reiste ich ein Jahr lang durch Indien, schulte dann um und arbeitete dreizehn Jahre lang als Englischlehrer in Barcelona. Nach einer Reise nach Malawi beschlossen mein Reisegefährte und ich, dort ein Heim für Straßenkinder zu bauen. 2003 eröffneten wir ein Mädchenwaisenheim. Das ist eine lange Geschichte, die ich im zweiten Teil meiner Biographie erzählen werde.

Heute lebe ich mit meiner Partnerin Sue in den französischen Pyrenäen, wo ich schreibe und Bioprodukte verkaufe.

Ich habe versucht, meine Geschichte aus dem Moment heraus zu erzählen – so wie ich mich damals fühlte. Das ist nicht einfach, denn wie die Sonne über den Himmel des Lebens wandert, verändert sich auch das Licht. Als meine Schatten länger wurden, wechselte meine Perspektive. Im Rückblick kann ich den psychedelischen Blitzschlag kaum gutheißen, der meine Existenz ausleuchtete, aber meinen Horizont eindampfte. Jahrelang ging ich so sorglos mit mir selbst um wie mit dem Acid, das durch meine Hände in die Köpfe anderer floss.

Keiner von uns kann vor der Vergangenheit fliehen. Wir sind verantwortlich für alles, was wir getan haben, und die Konsequenzen unserer Taten durchströmen den Rest unseres Lebens.

Eine der Folgen meiner Lebensweise (der Nebensatz am Ende meines langen Satzes) ist, dass ich immer noch vom Gefängnis träume, ein oder zwei Mal im Monat. Auch letzte Nacht wieder. Wieder eingesperrt. Keine Ahnung, warum ... Ich erwachte mit bangem Herz und schweißgebadet.

Von dem Traum erlöst warf ich das feuchte Laken weg und dankte dem schönen Universum, dass ich nicht wirklich in einer Zelle eingeschlossen war, sondern sicher zu Hause im Bett lag; neben mir Sue.

Leaf Fielding wurde 1982 aus dem Gefängnis entlassen und arbeitete danach als Englischlehrer in Spanien und als Entwicklungshelfer in Malawi. Heute betreibt er gemeinsam mit seiner Lebensgefährtin im Südwesten Frankreichs einen Bioladen.

Patric Sandri, geboren in Uster, lebt und arbeitet in Zürich. Er studierte Visual Communication an der HGK FHZ in Luzern und Kunst am Royal College of Art, London. Zuletzt erschienen bei WALDE+GRAF drei von ihm illustrierte Tarzan-Romane.

S. 144

Die Seeinsel von Innisfree

Ich steh jetzt auf und gehe nach Innisfree sofort,
Aus Lehm und Reisig bau ich mir eine Hütte dort,
Und hab neun Reihen Bohnen,
ein Bienenvolk, das brummt,
Und leb allein im Wald, von Bienen umsummt.

Dort find ich etwas Frieden,
dort tröpfelt Frieden stille,
Tropft von des Morgens Schleiern ins Gras,
da singt die Grille;
Dort wird die Nacht ein Glitzern,
der Mittag Purpurschein,
Der Abend ein Geräusch von Hänflingsflügeln sein.

Ich steh jetzt auf und gehe,
denn ich hör Tag und Nacht
Den See ans Ufer plätschern,
die Wellen kräuseln sacht:
Gleich, ob ich auf dem Feldweg,
auf grauem Pflaster steh,
Ganz tief im Herzen hör ich den See.